DR. HANNA HEIKENWÄLDER

Krebs – Das Ende einer Angst

mosaik

Dr. Hanna Heikenwälder

KREBS – Das Ende einer Angst

Woran die Wissenschaft heute arbeitet,
damit wir morgen krebsfrei leben

mosaik

Alle Ratschläge in diesem Buch wurden von der Autorin und vom Verlag sorgfältig erwogen und geprüft. Eine Garantie kann dennoch nicht übernommen werden. Eine Haftung der Autorin beziehungsweise des Verlags und seiner Beauftragten für Personen-, Sach- und Vermögensschäden ist daher ausgeschlossen.

Wir haben uns bemüht, alle Rechteinhaber ausfindig zu machen, verlagsüblich zu nennen und zu honorieren. Sollte uns dies im Einzelfall aufgrund der schlechten Quellenlage bedauerlicherweise einmal nicht möglich gewesen sein, werden wir begründete Ansprüche selbstverständlich erfüllen.

MIX
Papier | Fördert gute Waldnutzung
FSC® C014496
FSC www.fsc.org

Penguin Random House Verlagsgruppe FSC® N001967

4. Auflage
Originalausgabe Februar 2025

Neumarkter Straße 28, 81673 München
produktsicherheit@penguinrandomhouse.de
(Vorstehende Angaben sind zugleich
Pflichtinformationen nach GPSR)

Redaktion: Birthe Vogelmann
Dieses Werk wurde vermittelt durch die
AVA international GmbH Autoren- und Verlagsagentur, München.
www.ava-international.de
Umschlag: UNO Werbeagentur GmbH
Umschlagmotiv: FinePic®, München
Satz: Satzwerk Huber, Germering
Druck und Bindung: GGP Media GmbH, Pößneck
Printed in Germany
GS · CB
ISBN 978-3-442-39443-2

www.mosaik-verlag.de

Für Leopold, Ferdinand, Theresa und Laurenz.

Und für Peter Prange,
ohne den dieses Buch nicht entstanden wäre.

»Die wahre Großzügigkeit der Zukunft gegenüber besteht darin, in der Gegenwart alles zu geben.«

ALBERT CAMUS

INHALT

EINLEITUNG

Ein französisches Wunder

Ein Hochsommertag im südfranzösischen Städtchen Arles. Die gelbverputzten Hausfassaden in der Avenue des Alyscamps werfen bereits das Gold der Mittagssonne in den tiefblauen Himmel zurück. Zikaden zirpen im Gras, und ein warmer Luftzug, erfüllt vom salzig-mineralischen Duft des nahen Meeres und der Marschlandschaft, weht durch das offene Fenster in die Schlafkammer der Maison du Lac, um sich dort mit dem süßlichen Geruch verbrannten Tabaks zu vermischen. Es ist der 4. August 1997, der Todestag von Jeanne Calment. In dem spartanisch nur mit ein paar Holzmöbeln eingerichteten Raum ruht ihr zierlicher kleiner Körper reglos auf einem übergroß wirkenden Bett. Ärzte und Wissenschaftler der ganzen Welt hatten seit Jahren mit ihrem Tod gerechnet – und doch kam er überraschend.

Mit 122 Jahren und 164 Tagen ist Jeanne Calment vermutlich der älteste Mensch, der jemals gelebt hat. Bestimmt aber ist sie der Mensch mit der längsten jemals verifizierten Lebensspanne. Als sie 1875 in Arles geboren wurde, gab es weder den Eiffelturm noch elektrisches Licht. Sie hat ihr ganzes Leben ausschließlich an diesem Ort verbracht. Jeanne überlebte Choleraepidemien, die spanische Grippe und zwei Weltkriege. Sie hat über 100 Jahre lang geraucht. Und sie ist nicht an Krebs gestorben.

Bevor Sie aufspringen, um sich eine Zigarette anzustecken, bleiben Sie bitte noch einen Moment sitzen und lesen Sie weiter. Die Geschichte von Jeanne Calment wirft nämlich eine sehr entscheidende Frage auf: Wenn man 100 Jahre lang rauchen kann, ohne an Krebs zu erkranken, wieso sollte man sich dann all die Warnhinweise und gutgemeinten Ratschläge überhaupt zu Herzen nehmen, mit denen Asketen und Gesundheitsapostel uns traktieren? Ist es am Ende nicht doch einfach nur Pech oder Glück, ob man an Krebs stirbt oder nicht?

Krebs hat noch immer den Ruf einer fatalen Lotterie, die niemand wirklich versteht. Jeder kennt irgendjemanden, der trotz Rauchens oder Trinkens uralt geworden ist, wie beispielsweise der ehemalige Bundeskanzler Helmut Schmidt. Gleichzeitig schreckt Krebs selbst vor kleinen Kindern nicht zurück, die niemals die Möglichkeit hatten, irgendetwas in ihrem Leben falsch zu machen. Mit diesem vermeintlichen Damoklesschwert über unseren Köpfen neigen wir dazu, uns schon früh und ganz bewusst für ein Leben ohne Angst zu entscheiden. Und das bedeutet meist: ohne Prävention.

Kaum jemandem fällt auf, dass Menschen, die rauchend oder trinkend uralt werden, eine verschwindend kleine Minderheit sind. Trotzdem gibt es sie. So wie Jeanne Calment, die scheinbar alle Regeln brach, die wir über die Krebsentstehung kennen. Wie sehr wir über ihre Raucher-Vergangenheit staunen, zeigt aber auch, wie konsequent wir noch immer andere Faktoren vernachlässigen, von denen wir inzwischen wissen, dass sie entscheidend für die Krebsentstehung sind.

Jeanne Calment ist mit Sicherheit nicht 122 Jahre alt geworden, *weil* sie rauchte, sondern *obwohl* sie rauchte. Wie alt wäre sie ohne das Rauchen geworden? Vielleicht hat sie auch, ganz ohne es zu wissen, einiges richtig gemacht. Vielleicht ist ihr extrem langes Leben gar kein so großes Wunder. Wir werden dieser Frage im Laufe des Buches auf den Grund gehen.

Die Vision, die keiner sah

Während Wissenschaftler an einer Wunderwaffe gegen Krebs forschten und Politiker seine Heilbarkeit diskutierten, geschah etwas Sonderbares. Niemand sah es kommen.

Je mehr man sich über die Frage stritt, ob und wann fortgeschrittene Krebserkrankungen jemals heilbar sein werden, desto einiger wurde man sich plötzlich in einem anderen Punkt: Ein Großteil aller Krebsfälle sind vermeidbar. Viele Millionen Menschenleben können jährlich gerettet werden, wenn es uns gelingt, über Krebs aufzuklären und eine sinnvolle Präventionsstrategie zu entwickeln. Das haben epidemiologische Studien und experimentelle Daten inzwischen unmissverständlich bestätigt.

Wir müssen gar nicht länger darauf warten, dass der »König aller Krankheiten« endlich stirbt. Wir können ihn stürzen und uns eigenhändig aus seiner Schreckensherrschaft befreien. Alles, was wir dafür brauchen, ist ein Putsch, eine Revolte von innen und eine ernsthafte Unterstützung von außen – sprich: durch eine Politik, die uns bei der Umsetzung einer Vision Zero unterstützt.

Das Ziel, Krebs zu besiegen, ist weder absurd noch unerreichbar. Etwa 50–70 Prozent aller Krebserkrankungen könnten verhindert werden, wenn der aktuelle Wissensstand der Forschung richtig umgesetzt würde. Diese Prozentzahl ist alarmierend angesichts einer Erkrankung, die jeden Zweiten von uns mindestens einmal im Leben trifft. Von ungefähr zehn Millionen Todesfällen jährlich könnten wir mindestens die Hälfte verhindern. Dafür bräuchten wir keine einzige neue Therapie und kein einziges neues Medikament.[1, 2, 3, 4]

Eine ähnliche Reduktion der Sterblichkeitsrate ist uns in den letzten 60 Jahren für Herz-Kreislauf-Erkrankungen bereits gelungen. Eine Kombination aus frühzeitiger Diagnose, langfristiger Überwachung und der vorbeugenden Behandlung von Risikofaktoren mit Blutverdünnern, Blutdruck- und Cholesterinsenkern hat das tödliche Ende von Herzinfarkten und Schlaganfällen um 68 Prozent reduziert[5]. Dieser Wert beinhaltet erstaunlicherweise noch nicht einmal die Vermeidung von primären Ursachen wie Übergewicht, Bewegungsmangel oder Rauchen. Nun ist es an der Zeit, dasselbe mit Krebs zu tun und das volle Potential der Prävention auszuschöpfen.

Die gewaltigen Fortschritte in der Molekularbiologie, Operations- und Bestrahlungstechnik haben uns vor allem eine wichtige Lektion gelehrt: dass wir ab einem gewissen Zeitpunkt vollkommen machtlos gegenüber bösartigen, metastasierten Krebserkrankungen sind, und es ist leider durchaus möglich, dass dies in 50 Jahren immer noch der Fall sein wird. Nur rechtzeitig verhinderte Krebserkrankungen können wirklich als geheilt gelten; spät erkannte bösartige Fälle können nur vorübergehend in Form einer als »Remission« bezeichneten Besserung abgemildert werden. Es sind die gefürchteten Metastasen, die Krebs so gefährlich machen und an denen letzten Endes etwa 90 Prozent aller Krebspatienten sterben.

Ausgerechnet ihnen stehen wir aber auch heute noch, in Zeiten der Hightech-Medizin, weitestgehend hilflos gegenüber. Für viele Krebserkrankungen gibt es inzwischen wirkungsvolle Therapien, insbesondere Immuntherapien, aber auch diese wirken immer nur bis zu einem gewissen Punkt – ist dieser überschritten, ist eine Heilung ausgeschlossen. Selbst die neusten zielgerichteten Therapien können fortgeschrittene Tumore immer nur vorübergehend zurückdrängen, weil sie bereits hunderte bis tausende Krebszellen enthalten, die resistent gegen die ausgewählten Therapien sind und nach Monaten, Jahren oder sogar Jahrzehnten Rückfälle verursachen können[4].

Die Wahrheit ist: *Nahezu alle Krebserkrankungen haben bei früher Erkennung schon heute sehr gute Heilungschancen.* Für spät erkannte, fortgeschrittene und insbesondere metastasierte Fälle jedoch gilt das nicht – im Gegenteil.

Eine Vision Zero bedeutet nicht, jede Form von Krebs zu eliminieren. Vielleicht wird das aufgrund seiner Natur niemals möglich sein. Ziel ist es vielmehr, dass niemand mehr an Krebs sterben und unerträgliche Qualen leiden muss. Dies wird dann der Fall sein, wenn es uns gelingt, die Entstehung von Krebserkrankungen durch Prävention so stark zu verlangsamen, dass diese im Laufe eines Menschenlebens gar nicht mehr als unheilbar auftreten oder erfolgreich, weil frühzeitig, behandelt werden können.

Krebs vollends zu verhindern, ist unrealistisch, und einen gänzlich von Metastasen durchwucherten Körper zu retten, ist bisher unmöglich. Aber Krebs frühzeitig zu verlangsamen und rechtzeitig zu stoppen, das ist absolut machbar.

Vieles von dem, was Wissenschaftler über Jeanne Calments Lebensweise herausfanden, passt musterhaft zu dem Bild, das wir heute über die Krebsentstehung und den Alterungsprozess haben. Ja, Jeanne Calment hat geraucht. Eine Zigarette täglich, nach dem Essen. Das ist nicht gut, aber auch nicht gerade viel. Und nun, Sie ahnen es vielleicht schon, kommt die Kehrseite der Medaille: In einer Zeit, als es für Frauen noch ungewöhnlich, ja geradezu verpönt war, Sport zu treiben, spielte sie Tennis, fuhr Fahrrad oder Rollschuh, schwamm und ging auf die Jagd. Wissenschaftlern und Journalisten erzählte sie, wie stolz sie auf ihre Sportlichkeit und ihre geradezu männliche Stärke war. Preisfrage: Was wiegt mehr? 100 Jahre moderates Rauchen oder 100 Jahre Sport?

Ebenso wie alle anderen bekannten »Superhundertjährigen« – Menschen, die die Grenze zum 115. Lebensjahr erfolgreich hinter sich gelassen haben – war sie niemals übergewichtig und hatte einen starken, zukunftsorientierten Charakter. Diese wenigen Merkmale haben sich erstaunlicherweise in epidemiologischen Studien auf der ganzen Welt immer wieder bei extrem langlebigen Menschen herauskristallisiert. Welchen Einfluss also haben unsere Ernährungs- und Lebensgewohnheiten auf die Krebsentstehung und den Alterungsprozess ganz allgemein? Welche Rolle spielen unsere Gene? Kann man sich mit Nahrungsergänzungsmitteln oder Medikamenten sogar vor Krebs schützen?

Nachdem wir Krebs jahrtausendelang gefürchtet haben, sind wir heute, nach mehr als einem Jahrhundert unermüdlicher Forschungsarbeit, nahe daran, Krebs erstmals wirklich zu verstehen. Trotzdem ist bis heute nur wenig von diesen neuen Erkenntnissen in die Öffentlichkeit gedrungen.

Darum vorab eine Klärung des Begriffs. Krebs ist keine rein genetische Erkrankung, wie wir lange Zeit dachten. Genetische Veränderungen im Tumorgewebe spielen für die Wahl der erfolgversprechendsten Therapie zwar eine wichtige Rolle, aber um die Krebsentstehung zu erklären, sind sie nicht ausreichend. Das Aufkommen des *Next-Generation-Sequencing*, einer stark verbesserten Form der DNA-Untersuchung, hat bestätigt, worauf experimentelle Daten schon lange hinweisen: Viele der genetischen Veränderungen, die jahrzehntelang als alleinige Ursache für die Krebsentstehung galten, sind auch in vollkommen unauffälligen und scheinbar gesunden Geweben in der Nachbarschaft von Tumoren vorhanden – und zwar in 80 Prozent aller untersuchten Proben. Ab einem Alter von etwa 65 Jahren ließen sich gefährliche Driver-Mutationen, wie man die genetischen Veränderungen nennt, die Zellen einen eindeutigen Überlebens- oder Wachstumsvorteil verschaffen und von denen man dachte, dass sie für das unkontrollierte Wachstum von Krebszellen verantwortlich sind, in nahezu 100 Prozent aller untersuchten menschlichen Blut- und Gewebeproben nachweisen, und zwar unabhängig davon, ob sich bei den untersuchten Personen bereits bösartige Gewebeveränderungen diagnostizieren ließen oder nicht[6].

Genetische Veränderungen gehen der Krebsentstehung zeitlich weit voraus. Ohne eine sogenannte permissive Umgebung, die das Überleben und Wachstum genetisch veränderter Zellen fördert, sind Mutationen nahezu machtlos. Wir können genetische Veränderungen nicht vollends verhindern, da sie größtenteils spontan entstehen und sich mit zunehmendem Alter unweigerlich in unserem Körper ansammeln, aber wir haben sehr viel Einfluss darauf, wie leicht und angenehm wir ihnen ihr Überleben und Wachstum gestalten. Die oft radikal neuen Erkenntnisse der Forschung, denen wir im Folgenden begegnen werden, sollten dabei von Krebspatienten nicht als Schuldzuweisungen missverstanden werden, sondern als Chance, zukünftig so viele bösartige Krebsfälle wie möglich zu verhindern oder zu verlangsamen. »Man braucht im Leben nichts zu fürchten, man muss nur alles verstehen«, sagte einst die zweifache Nobelpreisträgerin Marie Curie. Wissen soll keine Angst schüren, sondern Ängste nehmen. Es soll uns den Mut und die Kraft geben, aktiv in die Krebsentstehung einzugreifen, anstatt uns kampflos einem zufälligen oder erblichen Risiko zu ergeben. Um den Kampf zu gewinnen, werden wir uns von unserem alten Bild lösen und alles auf den Prüfstand stellen, was wir über Krebs zu wissen dachten, und das meiste über Bord werfen.

Krankheit oder Prozess: Eine neue Definition

»Name ist Schall und Rauch« – auch, wenn kein Geringerer als Goethe diesen Satz in seinem *Faust* niedergeschrieben hat, trifft er nicht immer zu. Wie wir die Dinge nennen, beeinflusst auch, wie wir sie sehen. Obwohl Krebs, einmal ausgebrochen, mit unermesslichem Leid verbunden ist, ist die Bezeichnung »Krankheit« eigentlich nicht korrekt. Wir müssten dem »König aller Krankheiten« seinen Titel entziehen. Weil er eine Mitschuld daran trägt, dass wir mit unseren Präventionsbemühungen noch immer so schwer vorankommen. Eine »Krankheit« betrifft schließlich nicht jeden Menschen, und man kann ihr, unter glücklichen Umständen, entkommen. Bei Krebs ist das aber nicht der Fall, denn er betrifft uns alle – und das meine ich hier nicht im übertragenen, sondern im wörtlichen Sinn.

Um zu erklären, worauf ich hinaus möchte, wende ich mich kurz einem anderen, ebenfalls sehr aktuellen Thema zu. Wir leben in einer Zeit, in der sogar alltägliche und scheinbar harmlose Dinge als Krankheit bezeichnet werden, so zum Beispiel das Altern. Es soll sogar behandelbar sein. Genau genommen muss es das dann auch sein, denn eine Krankheit ist definitionsgemäß »eine Störung der normalen Funktion oder Beschaffenheit eines oder mehrerer Organe oder Körperteile, die gelindert oder beseitigt werden kann«. Ist Altern also eine Krankheit? Oder liegt hier vielleicht wie in unserer landläufigen Auffassung von Krebs ein Denkfehler vor?

Man ist nicht ganz abgeneigt, Altern tatsächlich als Krankheit zu bezeichnen – spätestens dann, wenn man selbst davon betroffen ist. Das Älterwerden geht mit ganz erheblichen Abweichungen vom gesunden Normalzustand einher. In 100 Prozent der Fälle endet es sogar tödlich, und obwohl es momentan noch als unheilbar gilt, können wir Alterungsprozesse inzwischen zumindest lindern – beispielsweise, indem wir darauf verzichten, sie durch ungesunde Lebensweise und falsche Ernährung zu beschleunigen. Im Grunde scheint die Antwort auf die Frage, ob Altern eine Krankheit sei oder nicht, also davon abzuhängen, ob es heilbar ist. Aber entscheidet wirklich die Heilbarkeit darüber, was eine Krankheit ist und was nicht? Und was verraten uns solche Diskussionen über Krebs?

Metastasierte Tumorerkrankungen gelten ab einem gewissen Stadium als »austherapiert« und unheilbar, wären aber bei frühzeitiger Diagnose in nahezu allen Fällen therapier- und heilbar gewesen. Alzheimer ist in keinem Stadium heilbar – dennoch würde wohl niemand daran zweifeln, dass sowohl Alzheimer als auch Krebs Krankheiten sind. Anders als im Fall des Alterns meinen wir nur, dass diese Erkrankungen nicht jeden von uns treffen und deshalb eine Abweichung von der Norm darstellen. Doch dieser Schein trügt. Ebenso wie das Altern läuft auch die Krebsentstehung oder der Nervenzellabbau in jedem Menschen ab. Das, was wir klinisch als »ausgewachsenen« Krebs diagnostizieren, ist in Wahrheit nur die Spitze eines Eisbergs aus vorgeschädigten Zellen.

Beginnend mit den ersten zügigen Teilungen direkt nach der Befruchtung wächst dieser Eisberg in jedem von uns bis zu unserem Tode. Ob er im Laufe eines Menschenlebens so schnell größer wird und ausreichend viele genetische Veränderungen ansammelt, um die dünne Oberflächenschicht zu durchstoßen, die wir Gesundheit nennen, hängt von vielen unterschiedlichen Faktoren ab: unserer Lebensweise und Ernährung, bestimmten Vorerkrankungen oder Infektionen, und letztlich auch von angeborenen oder zufällig erworbenen genetischen Mutationen. In manchen Fällen hängt unsere Gesundheit sogar nur davon ab, ob und wie gründlich wir nach Krankheiten suchen, denn mit vielen von ihnen und einigen Krebsarten kann man über Jahre oder sogar Jahrzehnte problemlos leben.

Die Dunkelziffer von Krebserkrankungen ist beeindruckend: Bei 60 bis 70 Prozent aller Autopsien finden Pathologen in den Körpern der Verstorbenen Tumore, von deren Existenz diese zu Lebzeiten nichts wussten[7]. Manche Krebsarten wie Darm-, Brust- oder Prostatakrebs treten im Alter so häufig auf, dass sie beinahe die Norm bilden. Ungefähr fünf Prozent aller Männer, die vor dem 30. Lebensjahr an einer beliebigen Todesursache sterben, haben bereits Prostatatumore entwickelt, die nie auffällig oder entdeckt wurden. Bei Männern jenseits des 79. Lebensjahres sind es schon 59 Prozent[8]. Je präziser unsere Screeningmethoden in Zukunft werden, desto früher und öfter werden wir diese klinisch noch unauffälligen Krebsfälle entdecken. Wir müssen lernen, welche Tumore wann und wie behandelt werden müssen. Denn Krebs ist ein Teil unserer Biologie.

Aber ist das der Wissenschaft letzter Schluss? Es ist eine wundervolle Vorstellung, dass wir auch fortgeschrittene Krebserkrankungen vielleicht irgendwann endgültig besiegen werden. Diese Vision treibt uns an, immer weiter zu forschen, zu lernen und zu verstehen. Eine wundervolle Vision, doch bis sie Wirklichkeit wird, genügt es vorerst, den Krebs möglichst effizient zu zähmen. Auch wenn das jetzt vielleicht ein bisschen unromantisch klingt: Unser gemeinsames Ziel ist es, triumphierend an Altersschwäche zu sterben, was aus wissenschaftlicher Sicht übrigens nichts anderes ist als die allmähliche Erschöpfung unseres Stammzellreservoirs, die (momentan noch) allerspätestens um das 120. Lebensjahr herum eintritt – so wie im Fall von Jeanne Calment.

Krebs ist keine Frage des »Ob«, sondern des »Wann« und »Wo zuerst«. In jedem von uns, die wir hier schreibend oder lesend sitzen, sind die Prozesse der Krebsentstehung bereits in vollem Gange.

Kann man einen Prozess, der in allen bekannten Tier- und Pflanzenarten abläuft, als Krankheit bezeichnen? Sind notwendige Prozesse des Lebens, die schon in der frühesten Kindheit beginnen und evolutionär fest verankert sind, wirklich pathologisch, also krankhaft?

Vielleicht brauchen wir ein anderes Wort, womit wir sowohl das Altern als auch die Krebsentstehung oder den kognitiven Verfall im Alter treffender beschreiben können. Ich schlage deshalb vor, dass wir das Pferd noch einmal ganz von hinten aufzäumen und zwischen Krankheiten und normalen Prozessen unterscheiden. Das Wort »Prozess« beschreibt nämlich zweierlei Dinge auf vortreffliche Weise: Es impliziert, dass Krebs nicht plötzlich auftritt und enthebt uns unserer Ohnmacht, denn Prozesse können beschleunigt oder verlangsamt werden. Wie es zu Krebs im Kindesalter oder hochaggressiven

Krebsformen im jungen Erwachsenenalter kommen kann, erkläre ich in Teil I. In den allermeisten Fällen aber benötigt der Prozess der Krebsentstehung mehrere Jahrzehnte. Und ebenso lange haben wir auch Zeit, ihn rechtzeitig zu erkennen und in seine Entstehung und Entwicklung einzugreifen.

Ein Zweites kommt hinzu: Altern und Krebs haben einen gemeinsamen Ursprung. Altern ist der Preis, den wir bezahlen müssen, um etwas länger vor Krebs verschont zu bleiben, es ist ein evolutionärer Schutzmechanismus. Auch auf diesen wichtigen Punkt werde ich in Teil I noch gesondert eingehen.

Sowohl die Krebsentstehung als auch das Altern bieten uns, bei rechtzeitigem Beginn, einen großen Spielraum, um aktiv in die Entwicklung einzugreifen. Beide Prozesse können durch unsere Lebensweise entscheidend verlangsamt oder beschleunigt werden, und ja, möglicherweise können wir sie eines Tages mit einem einzigen universellen Ansatz verhindern oder sogar heilen. Diesen Optimismus teile ich mit Krebsforschern und Anti-Aging-Medizinern auf der ganzen Welt (beispielsweise durch die Eliminierung sogenannter seneszenter Zellen, dazu später mehr).

Dieses Wissen können wir für unsere Zwecke nutzen und den gewaltigen Imageschaden der Krebsprävention reparieren. Sie ist keineswegs so langweilig, wie sie klingt, und von höchster Relevanz. Denn sie ist die einzig rechtzeitige Therapie für eine in vielen Fällen unheilbare Krankheit, und zudem die beste und modernste Anti-Aging-Therapie unserer Zeit.

Die Anerkennung von Krebs als einen normalen Prozess, der ebenso wie das Altern in jedem Menschen abläuft, würde nicht dazu führen, dass wir unsere Bemühungen im Kampf gegen den Krebs einstellen. Ganz im Gegenteil – es würde die Umsetzung vieler dringend notwendiger Präventionsmaßnahmen beschleunigen und schmerzhafte Stigmen und Tabus mit einem einzigen lauten Knall in tausend Scherben brechen. Zumindest wären wir dann endlich alle wach.

Eine klar definierte Grenze, wann Krebs beginnt, existiert aus wissenschaftlicher Sicht also gar nicht. Diesen Grenzstrich ziehen wir erst von Hand in der Klinik, wenn der Krebs bereits so weit fortgeschritten ist, dass wir ihn erkennen können.

Krebs und Krebserkrankung

Krebs ist ein latenter Prozess im Körper eines jeden Menschen. Zur Krankheit wird dieser Prozess, wenn er die Schwelle zur Bösartigkeit überschreitet. Mit diesem Übergang wird alles anders. Ab diesem Punkt seiner Entwicklung hat Krebs die Macht, unabhängig von inneren und äußeren Wachstumssignalen zu überleben und zu wachsen. Er hat nun die wichtigsten Meilensteine seiner Entwicklung erreicht. Er verlässt seinen Ursprungsort als gefährliche Invasionsfront und beginnt seinen tödlichen Eroberungszug durch unseren Körper.

Bösartige Tumore wachsen nicht nur unkontrolliert in gesundes Gewebe hinein, sie über- und durchwuchern alles, was ihnen dabei in die Quere kommt. Sie wachsen in benachbarte Organe, Blut- oder Lymphgefäße ein und lassen sich mit dem Blut oder mit der in den Lymphbahnen gesammelten Gewebeflüssigkeit forttragen, bis sie irgendwo in den feinen Verästelungen der Kapillaren hängen bleiben. Dort warten sie geduldig, manchmal viele Jahre, auf günstige Wachstumsbedingungen oder zusätzliche genetische Veränderungen, die es ihnen erlauben, das neue Gewebe zu besiedeln. Manchmal genügt eine kurzzeitige Schwächung des Immunsystems, damit es zum Ausbruch kommt. Ein trauriges Beispiel sind Organempfänger, deren Spenderorgan mikroskopisch kleine Metastasen enthielt. Nach der Transplantation und der üblichen Verabreichung von Medikamenten zur Unterdrückung des Immunsystems, um eine lebensbedrohliche Abstoßungsreaktion zu verhindern, beginnen die Krebszellen im Empfänger ihr gefährliches Wachstum[7].

Der Prozess der Krebsentstehung dauert immer bis zum Ende unseres Lebens an, und oft ist er auch der Grund dafür. Wenn der Krebs kurz davor ist, das finale Rennen zu gewinnen, wird er zu dem, was Ärzte oder Wissenschaftler meinen, wenn sie von Krebserkrankungen sprechen. In unserem alltäglichen Sprachgebrauch benennen wir damit jene Krebsstufen, von denen wir wissen oder denken, dass sie sofortige Maßnahmen erfordern, um das Weiterleben eines Patienten zu ermöglichen. Wir greifen also meist erst dann ein, wenn es beinahe oder schon zu spät ist.

Ich habe kurzzeitig überlegt, das Wort »Krebserkrankung« ganz aus diesem Buch zu verbannen, aber zum einen würde das im Text oftmals für Verwirrung sorgen, und andererseits denke ich, dass Sie verstehen, worum es mir geht. Aber es ist eine notwendige wissenschaftliche und sprachliche Neuregelung, zwischen dem Prozess der Krebsentstehung selbst und seinem In-Erscheinung-Treten als Krankheit zu unterscheiden. Der Prozess findet immer statt; seine Geschwindigkeit hingegen bestimmt, wie schnell er als Krankheit in Erscheinung tritt.

Das Imperium schlägt zurück

Wir alle kennen die Predigten von gesunder Ernährung und mehr Bewegung. Beinahe haben wir inzwischen so etwas wie eine Resistenz gegen all die gutgemeinten Tipps und Ratschläge entwickelt, die wir täglich von Gesundheitsgurus über uns ergehen lassen müssen. Allesamt haben sie den einzig wahren Weg zur Gesundheit gepachtet, der meist über irgendein »Superfood« oder online erhältliche Kapseln oder Pulver verläuft. Mit den Erklärungen sieht es zwar eher mau aus, was aber erschreckend wenige davon abhält, sich ihnen anzuschließen und viel Zeit und Geld in fragwürdige Diäten und Produkte zu investieren. Das Problem sitzt tief: Gesundheit, die man kaufen kann, ließ sich schon immer einfacher vermarkten als der Ratschlag, weniger oder bewusster zu konsumieren.

Um den soliden Fels der wissenschaftlichen Erkenntnis aus einem tosenden Meer von Halbwahrheiten herausragen zu lassen, müssen wir vielleicht einen anderen Ansatz ausprobieren. Predigen allein ist offensichtlich nicht genug; für Wissenschaftler ebenso wenig wie für Politiker oder Ärzte. Vielleicht ist die Zeit wirklich reif für

Erklärungen, denn auch ganz ohne wundersame Heilmittel und -methoden ist unser derzeitiges Wissen ausreichend, um einen Großteil aller Krebsfälle zu verhindern – noch dazu vollkommen gratis. Manche Empfehlungen mögen altmodisch klingen, aber die Erläuterungen und Gründe sind neu und von ungeahnter Brisanz.

Mit der seltenen Ausnahme einiger weniger genetisch-bedingter Fälle werden alle großen bekannten »Zivilisationskrankheiten« wie Diabetes, Bluthochdruck oder Arteriosklerose durch einen gemeinsamen Katalog an Risikofaktoren verursacht. Bei all diesen Zivilisationskrankheiten handelt es sich ebenso wie bei den meisten Krebsarten um normale Prozesse, deren Geschwindigkeit wir ein Leben lang beeinflussen könnten. Anstatt auf Wundertherapien zu hoffen und dafür einen bunten Katalog an Nebenwirkungen zu riskieren, wird es noch eine ganze Weile sicherer, günstiger und sogar effektiver sein, das eigene Krebsrisiko durch einen einfachen, wissenschaftlich erprobten Maßnahmenkatalog zu reduzieren. Solange wir aber immer noch diskutieren müssen, welche Methoden sinnvoll sind, kommen wir nicht weiter, uns angemessen um deren Umsetzung zu kümmern.

Leider blasen Ärzte und Wissenschaftler nicht immer in dasselbe Horn, wenn es darum geht, Krankheiten möglichst effizient zu verhindern. Mediziner sind darauf spezialisiert, sie zu erkennen und für jeden Patienten die beste verfügbare Behandlungsoption auszuwählen. Ihr Beruf ist: Diagnose und Therapie. Wissenschaftler werden ausgebildet, um Fragen zu stellen, Krankheiten zu verstehen und Wege zu finden, diese in der gesamten Bevölkerung auszumerzen. Man könnte sagen, der Arzt löscht, wo es schon brennt, der Wissenschaftler verhindert Brände und entwickelt Feuerlöscher, indem er versucht, die Ursachen und das Verhalten von Feuer besser zu verstehen. Diese Feuerlöscher können dann idealerweise von Ärzten genutzt werden.

Und nun kommt eine unbequeme Wahrheit: Nicht jeder niedergelassene Hausarzt ist ein Experte für alle wissenschaftlichen Themen. (Ärzte in der Wissenschaft und universitären Forschung lasse ich hier natürlich außer Acht – Sie wissen, wie ich das meine.) Trotzdem sind

Allgemeinmediziner häufig unsere erste Anlaufstelle in wichtigen Gesundheitsfragen, selbst wenn es um die Entstehung und Prävention von Krankheiten geht. Dasselbe gilt auch für viele Journalisten. Nur wenige kommen auf die Idee, einen Epidemiologen oder Tumorbiologen zu befragen, wenn es um das Thema Krebs geht. Vielleicht liegt das aber auch nur daran, dass niemand weiß, wo man uns eigentlich findet, wir haben schließlich keine Sprechstunden.

Zu jeder professionellen Metaanalyse und jedem Umbrella-Review, also Studien der höchsten wissenschaftlichen Beweisstufe, findet sich irgendein Mediziner, der sich bereit erklärt, diese in einem Interview zu relativieren: »Zucker ist eigentlich gar nicht so schädlich, Intervallfasten muss man sich nicht antun und Sport ist ok, aber übertreiben Sie es bloß nicht.« Keine Sorge, dazu neigen nur die wenigsten.

In Wahrheit erfüllen fast nur Spitzensportler die Empfehlungen der Wissenschaftler und der WHO, was das tägliche Bewegungspensum betrifft, und Zucker ist nicht deshalb gefährlich, weil er selbst oder seine Abbauprodukte gefährlich sind, es sei denn, man ist ein Zahn, sondern weil er Alterungsprozesse beschleunigt und zur Entstehung von Diabetes Typ II, Übergewicht, dem metabolischen Syndrom, Fettlebererkrankungen, Bluthochdruck, Schlaganfällen, Herzinfarkten, der koronaren Herzkrankheit, Gicht, Depressionen und vielen Krebsarten beiträgt und schlicht und ergreifend in Zusammenhang mit einer erhöhten Gesamtsterblichkeit steht[9].

In Kombination mit der Infotainment-Kultur vieler Medien, die ein neues Wundermittel nach dem anderen anpreisen, versprühen solche relativierenden Meldungen einen gefährlichen Optimismus, der unsere Bequemlichkeit bestärkt, einfach weiterzumachen wie bisher, weil sie uns unserer Eigenverantwortung entheben. Wir müssen so schnell wie möglich weg von einer Medizin, die immer nur mit dem Feuerlöscher hinterherrennt, wo es schon lange nichts mehr zu löschen gibt. Aktuell fließen nicht einmal zwei Prozent aller Ausgaben im Gesundheitssystem in die Früherkennung von Krankheiten und in die Gesundheitsförderung, das heißt, in den Erhalt unserer Gesundheit und in Aufklärungsarbeit[10]. Der große Rest wird in kurative

Maßnahmen investiert, also in die Behandlung und Heilung bereits existierender Schäden. Wir müssen weg von einer »Konsum-Medizin«, in der man sich Gesundheit scheinbar zurückkaufen kann, nachdem man sie jahrzehntelang aufs Spiel gesetzt hat. Was wir brauchen, ist eine Emanzipation der Gesundheit, eine *Me-too*-Debatte der Entstehung von Krankheiten, um Menschen zu mehr Verständnis und Eigenverantwortung für ihre Gesundheit zu bewegen. Anstatt die zehntausendste großangelegte Studie zum Thema Zucker, Übergewicht oder Bewegungsmangel zu produzieren, müssen wir erklären, wie groß der eigene Wirkungsbereich tatsächlich ist.

Damit Präventionsmaßnahmen wirklich umgesetzt werden, müssen sie einen klar erkennbaren Sinn oder Nutzen haben, weil dies immer notwendig ist, um Disziplin aufzubringen – vor allem langfristig. Ansonsten können sie mit den vielen anderen scheinbar sinnvolleren Dingen in unseren Terminkalendern nicht konkurrieren. Ein nachvollziehbarer Zweck verschafft uns die notwendige Motivation, um unsere Bequemlichkeiten zu überwinden und aus gewohnten Verhaltensmustern auszubrechen.

Unser möglicher Gewinn ist mehr als nur ein krebsfreies Leben. Was auf den ersten Blick nach großen Entbehrungen aussieht, kostet im Grunde nichts weiter als etwas anfängliche Disziplin. Dafür erhalten wir schon nach kürzester Zeit einen enormen Gewinn an Lebensqualität, Schmerzfreiheit und geistiger Fitness.

Wie Überlebende einer Krebserkrankung müssen wir begreifen, wie nahe wir unser Leben am Abgrund verbringen: Anstatt unbekümmert auf einem brüchigen Felsvorsprung über diesem Abgrund herumzuhüpfen, könnten wir auch einfach ein paar Schritte von der Abbruchkante zurücktreten. In gewisser Weise ist Prävention eine neue Form der Krebstherapie – und zwar die einzig rechtzeitige.

In Teil I werde ich Sie auf den neusten Stand der Forschung bringen. Warum ist echte Unsterblichkeit in Wahrheit tödlich, und warum können die größten Säugetiere uralt werden und erkranken trotzdem nicht häufiger an Krebs als ein Mensch? Teil II beschäftigt sich mit der Frage, wie wir verlangsamend in die Krebsentstehung eingreifen können. Und in Teil III schließlich schlagen wir unsere Thesen an die Tür. Wir fordern eine Umsetzung dieses Wissens und das Ende eines Gesundheitssystems, das von einer »Reparatur-Medizin« lebt, die erst eingreift, wenn die Schäden größtenteils irreparabel geworden sind.

Wir fordern das Ende ungezielter Krebstherapien und die deutschlandweite Einführung einer personalisierten Krebsmedizin, verbesserte Früherkennungs-Screenings, Präventions-Sprechstunden und Unterstützung bei der Etablierung neuer zielgerichteter Therapien, inklusive personalisierter Immuntherapien. Nur dann können wir die Heilungschancen verbessern und eine Ära verlassen, in der wir Krebstherapien oft ebenso sehr fürchten mussten wie die Krankheit selbst. Dazu benötigen wir eine Politik, die uns bei der Umsetzung unserer Pläne unterstützt. Um gemeinsam eine neue Ära einzuleiten – eine Ära ohne Krebs, das Ende einer Angst.

TEIL I

Krebs verstehen

RAKETENWISSENSCHAFT

Haben Sie schon einmal die Redewendung »Das ist keine Raketenwissenschaft« gehört? Sie besagt, dass sich etwas eher einfach gestaltet. Umgekehrt bedeutet sie, dass Raketenforschung ziemlich komplex und schwierig ist und die Entwicklung einer Rakete eine ganze Armada von Physikern, Ingenieuren, Mechanikern, Mathematikern und Softwareingenieuren benötigt – also Experten aus unterschiedlichsten Berufsgruppen. Tatsächlich kann man sagen: Krebsforschung ist Raketenforschung. Denn Krebs ist die komplizierteste Krankheit, die wir kennen.

Ich habe Molekularbiologie studiert und mich während meines Masterstudiums auf molekulare Immunologie und Mikrobiologie spezialisiert. Von außen betrachtet mag es von diesem Gebiet in die Krebsforschung nach einem großen Sprung aussehen – was es jedoch keineswegs ist, denn schon während meiner anschließenden Promotion untersuchte ich, wie Kommunikationswege innerhalb von Immunzellen die Entstehung von Darmkrebs beeinflussen, der häufig als Komplikation bei Patienten mit chronisch-entzündlichen Darmerkrankungen wie Morbus Crohn oder Ulcerativer Colitis auftritt, und zwar genau dort, wo die Entzündung wütet. Mein Mann, Mathias Heikenwälder, der 2022 den Deutschen Krebspreis der Deutschen Krebsgesellschaft und Deutschen Krebsstiftung in der Kategorie »Experimentelle Krebsforschung« erhielt, hat Mikrobiologie und Genetik studiert und sich erst nach seiner Habilitation in experimenteller Pathologie der Krebsforschung gewidmet. Heute ist er der wissenschaftliche Direktor des interdisziplinären Forschungszentrums M3 der Universität Tübingen, in dem über 250 Wissenschaftler und Ärzte untersuchen, wie sich Stoffwechselprozesse und bestimmte Mikroben auf das Wachstum von bösartigen Tumoren auswirken (M3 steht für Malignom, Metabolom und Mikrobiom). Informatiker und Bioinformatiker sind ebenfalls in dieses Zentrum integriert und helfen Wissenschaftlern und Ärzten dabei, die gewaltigen Mengen an genetischen, metabolischen und mikrobiellen Daten zu sammeln, zu interpretieren und zu teilen.

Vor meiner Promotion kam ich privat nur wenig mit dem Thema Krebs in Berührung. Obwohl der Gedanke, Menschen mit der eigenen Arbeit möglicherweise irgendwann helfen zu können, natürlich eine große Motivation ist, waren meine Beweggründe anfangs rein wissenschaftlicher Natur – ich konnte mir schlichtweg kein spannenderes und interessanteres Promotionsthema als Krebs vorstellen. Ich hoffe, dass ich Ihnen, unabhängig davon, ob Sie bereits mit Krebs in Berührung gekommen sind oder nicht, etwas von dieser Faszination vermitteln kann. Das Wort »Faszination« mag in diesem Zusammenhang unangebracht erscheinen, aber ich empfinde es nicht als Widerspruch, etwas zu bekämpfen, von dessen Komplexität und »Erfindungsreichtum« man gleichzeitig fasziniert ist. Nicht immer können wir Dinge, unter denen wir leiden, sofort ändern oder beenden. Manchmal hilft es aber schon, sie einfach nur zu verstehen. Denn Verständnis ist oft der erste Schritt in Richtung der Lösung.

Die Krebsentstehung ist ein universales Prinzip, das in allen höheren komplexen Lebewesen wie Säugetieren, Vögeln, Fischen, Reptilien und sogar Pflanzen abläuft. Wenn wir Krebs erforschen, erforschen wir nicht nur eine von vielen menschlichen Krankheiten, sondern die wichtigste lebenslimitierende Pathologie der allermeisten Tierarten, also die Erkrankung, die maßgeblich die Lebensspanne vieler Tierarten begrenzt. Gleichzeitig können wir von besonders langlebigen oder krebsresistenten Tierarten einiges darüber lernen, wie sich seine Entstehung bei uns Menschen möglicherweise verhindern oder verlangsamen lässt.

Krebs tritt aber nicht nur in allen Tier- und Pflanzenarten auf, sondern auch in allen Organsystemen und Geweben. Anders als Arteriosklerose, Demenz, Asthma oder Gicht verlangt Krebs von uns, dass wir je nach Organ unterschiedliche Entstehungsmechanismen, Zelltypen, Metastasierungsmuster und Therapiemöglichkeiten berücksichtigen. Ein Gehirntumor ist etwas völlig anderes als Leukämie oder

Hautkrebs. Manche Krebsarten treten wesentlich häufiger auf als andere, und jede von ihnen hat ihre bevorzugten, den anatomischen Gegebenheiten folgenden Metastasierungsgebiete. Bösartige Darmtumore streuen beispielsweise mit dem Blutfluss über das Pfortadersystem bevorzugt in die Leber oder in die Lunge, Lungenkrebszellen hingegen werden gemeinsam mit dem frischen und sauerstoffreichen Blut aus der Lunge zuerst in das Gehirn transportiert.

Der wahre Grund, warum Krebsforschung in puncto Komplexität einer Raketenwissenschaft gleichkommt, ist aber ein anderer: Ein Tumor ist nicht einfach nur ein festes Gebilde aus identischen Krebszellen, wie es leider immer noch viel zu häufig dargestellt wird, sondern die Krebszellen innerhalb eines Tumors können sich untereinander in vielen hunderten bis tausenden Mutationen unterscheiden. Als wäre das nicht kompliziert genug, enthalten Tumore neben Blutgefäßen auch noch eine Vielzahl anderer Körperzellen wie Immun-, Fett- und Bindegewebszellen[11]. Von manchen Krebsarten wie Darm-, Leber- und Pankreas-, also Bauchspeicheldrüsenkrebs, ist bekannt, dass sie außerdem beachtliche Mengen an Darmmikroben enthalten, deren Anzahl und Komposition das Krebswachstum und den Therapieerfolg beeinflussen.

Die unterschiedlichen Zelltypen, Gewebe und Mikroben, die gemeinsam die nähere Wachstumsumgebung eines Tumors bilden, werden fachsprachlich als *Tumormicroenvironment* bezeichnet und entscheiden maßgeblich über das Krebswachstum und den Therapieerfolg. Obwohl sie innerlich und äußerlich vollkommen gesund beziehungsweise normal sind, können sie auf molekularer Ebene mit den Krebszellen interagieren und kommunizieren. Dasselbe gilt für Nährstoffe, Stoffwechselprodukte, Hormone, Stress und unser Verhalten. Jede kleinste Manipulation eines Tumors hat weitreichende Konsequenzen. Deshalb müssen wir wirklich ganz genau abwägen, wie, wann und wo wir zuschlagen.

Das fatale Durcheinander innerhalb eines Tumors und die genetische Vielfalt der krankhaft wuchernden Tumorzellen nennt man

Tumorheterogenität. Sie ist die Ursache für Rückfälle nach einer Krebstherapie und der Hauptgrund, weshalb wir fortgeschrittene Krebserkrankungen bis heute nur verlangsamen, aber nicht aufhalten können. Je fortgeschrittener ein Tumor ist, desto mehr genetische Veränderungen lassen sich insgesamt in seinen Zellen nachweisen und desto mehr unterscheiden sich die Krebszellen auch untereinander. Man kann sich einen Tumor vielleicht am besten als ein buntes Mosaik vorstellen, in dem die Farben die unterschiedlichen genetischen Veränderungen der Krebszellen widerspiegeln und das Muster deren Ausbreitungsgebiet. Mit jeder weiteren genetischen Veränderung wächst die farbliche Komplexität des Mosaiks und damit die Wahrscheinlichkeit, dass einer (oder mehrere) der Mosaikbausteine – beziehungsweise Krebszellen – einer Therapie entkommt, die meist von vornherein nur für einen bestimmten Steinchentyp des Mosaiks geeignet war. Die Kunst besteht nicht darin, einzelne Farbtypen aus dem Mosaik herauszuschlagen, sondern darin, das gesamte Mosaik zu zerstören oder zumindest den Mörtel aufzulösen. Wir müssen etwas finden und angreifen, auf das alle Steinchen gleichermaßen angewiesen sind und das sie von allen anderen gesunden Körperzellen und Strukturen unterscheidet.

Um Krebs die Stirn zu bieten, ist ein Team vonnöten, das genauso interdisziplinär und integrativ zusammenarbeitet und alle Einzelelemente in ihrem Zusammenspiel berücksichtigt wie das Team aus Wissenschaftlern beim Bau einer Rakete. Und ebenso zielgenau wie die Flugbahn einer Rakete, die wir zum Mond oder zum Mars schicken, müssen auch unsere Entwicklungen an ihren Bestimmungsort gelangen. Krebsmedikamente, deren milliardenschwere Entwicklungskosten sich durchaus mit dem Budget der NASA messen können, sollten idealerweise nur Krebszellen treffen und alle anderen gesunden Körperzellen unberührt lassen.

Das Tempo, mit dem unser Wissensstand wächst, zieht immer weiter an. Die Krebsforschung ist zu einem gewaltigen, weltweit vernetzen Apparat geworden, der allein in den letzten zehn Jahren über zwei Millionen wissenschaftliche Publikationen hervorgebracht hat – das sind über 200 000 neue Publikationen pro Jahr oder 550 pro Tag. Die Krebsforschung ist ein offenes Forschungsgebiet, und der in diesem Buch vermittelte Kenntnisstand ist *work in progress*. Aber unsere jetzigen Erkenntnisse und die daraus resultierenden Handlungsempfehlungen gründen nicht auf blinder Selbstüberschätzung oder unbelegbaren Annahmen, sondern auf den Ergebnissen hunderttausendfacher Versuche und Irrtümer.

Wir haben endlich verstanden, wo wir bisher falschlagen. Wir haben gesehen, dass es tatsächlich funktionieren kann. Nun ist es an der Zeit, alle Beteiligten mit ins Boot zu holen und unsere Kräfte für die letzte Schlacht zu mobilisieren.

Teil I bildet die notwendige Grundlage einer erfolgreichen Vision Zero. Je besser wir Krebs verstehen, desto gezielter und erfolgreicher werden wir ihm das Handwerk legen. Wir beginnen mit der Frage, warum sich gesundheitsschädliche Prozesse wie Krebs oder das Altern überhaupt erst entwickelt haben. Warum können wir Menschen nicht einfach steinalt werden und trotzdem gesund bleiben, so wie es uns langlebige und krebsresistente Tierarten scheinbar vormachen?

ALTERN UND KREBS

Die Entdeckung des Anti-Aging – oder etwa nicht?

Jahrtausendelang sah die Menschheit ihrem körperlichen Zerfall zu – wie der niederländische Künstler Rembrandt, der seinen Alterungsprozess in 80 Selbstportraits dokumentierte –, ohne dass wir jemals auf den Gedanken gekommen wären, die Motive des Alterns in Frage zu stellen. Das änderte sich erst vor knapp hundert Jahren: Kurz nach der Weltwirtschaftskrise stolperten Wissenschaftler mehr oder weniger zufällig über eine erstaunliche Entdeckung.

Der amerikanische Börsencrash 1929 trieb Millionen Menschen in Amerika und Europa in die Massenarbeitslosigkeit, Armut und Not. Es bestand berechtigter Grund zur Sorge, dass sich diese Missstände in den darauffolgenden Jahrzehnten auf die Gesundheit und Lebenserwartung der Bevölkerung auswirken würden. In Untersuchungen an Ratten sollte daher geklärt werden, wie sich lebenslanges Hungern ab der Geburt oder nach der Aufzucht auf das Wachstum und die Lebenserwartung der Tiere auswirkte. Mit den daraus resultierenden Ergebnissen hatte allerdings niemand gerechnet.

Wie die Wissenschaftler vermutet hatten, verzögerte die stark kalorienreduzierte Ernährung die Entwicklung der Tiere, was sowohl am eingeschränkten Größenwachstum als auch am verringerten Durchmesser der Fellhaare nachweisbar war. Eine andere Beobachtung jedoch entsprach ganz und gar nicht ihren Vermutungen. Überraschenderweise lebten die Ratten mit begrenztem Nahrungszugang wesentlich länger und gesünder als ihre Artgenossen ohne Essenslimit (*ad-libitum*-Fütterung). Die Wissenschaftler beobachteten bei ihnen sowohl eine höhere durchschnittliche als auch eine gestiegene maximale Lebenserwartung – wobei Letztere das durchschnittliche Alter der langlebigsten zehn Prozent der Ratten angibt. Das bedeutet, die Tiere wurden nicht nur älter, weil sie insgesamt gesünder waren, wie es normalerweise der Fall ist, wenn die durchschnittliche Lebenserwartung steigt, die ältesten Tiere lebten auch deutlich länger, als es Laborratten normalerweise tun. Der Effekt war beinahe genauso stark, wenn die Kalorienrestriktion erst nach der Aufzucht einsetzte, und zeigte sich in männlichen Tieren stärker als in weiblichen[12].

Bei der Durchführung dieser Experimente vor 90 Jahren ließen die Wissenschaftler bereits eine beeindruckende methodische Klugheit erkennen, denn sie beschränkten lediglich die Kalorien in der Nahrung, also die zugeführte Energie, ohne zugleich lebenswichtige Mikronährstoffe wie Vitamine und Mineralien zu reduzieren. Denn ein verkürztes Leben durch Mangelversorgung mit einzelnen Mikronährstoffen lässt kaum Aussagen über normale Wachstums- und Alterungsprozesse zu.

Es war das erste Mal, dass ein wissenschaftliches Experiment die Möglichkeit offenbarte, die Lebensspanne durch einfache Umstellungen alltäglicher Gewohnheiten zu verändern. Plötzlich betrachtete sich die Menschheit nicht mehr mit den Augen eines alternden Malers. Sie warf ihren Pinsel fort und griff zu ihrem schärfsten Instrument, der wissenschaftlichen Methode, um durch alle Ölschichten und Leinwände hindurch ihr alterndes Selbst zu sezieren und nachzusehen, was sich wirklich dahinter verbirgt.

Inzwischen wurde die Kalorienrestriktion tausendfach in Experimenten an Ratten, Mäusen und anderen Tierarten, einschließlich Primaten, wiederholt. Die Ergebnisse dieser Studien und eine Vielzahl an Wirkstoffen, denen eine lebensverlängernde Wirkung nachgewiesen wurde, sind zum Motor einer milliardenschweren globalen Anti-Aging-Industrie geworden. Allerdings fallen viele dieser Studien, ebenso wie die daraus hervorgegangenen Bücher und Industriezweige, einer fundamentalen Wissenslücke zum Opfer.

Die natürliche Haupttodesursache von Mäusen und Ratten, die als Labortiere leben und nicht von Raubtieren verspeist werden, ist Krebs. Bei bis zu 95 Prozent aller verstorbenen Mäuse lässt sich nach dem Tod Krebs feststellen und bei 70–90 Prozent dieser Tiere ist Krebs auch nachweislich die Todesursache. Einige Rattenstämme, die in der Forschung eingesetzt werden, sind sogar noch anfälliger für Krebs als Mäuse. F344-Ratten beispielsweise lassen sich für manche Experimente gar nicht verwenden, weil sie früh und fast ausnahmslos an Leukämien und Hodentumoren erkranken. Man kann also zweifelsfrei sagen, dass Krebs bei diesen Tierarten, die auch heute noch als Goldstandard biomedizinischer Forschungsarbeiten gelten, die lebenslimitierende Pathologie ist. Alle experimentellen Maßnahmen, die in wissenschaftlichen Studien nachweislich die Lebensspanne von Mäusen oder Ratten verlängern, erzielen ihre Wirkung mit hoher Wahrscheinlichkeit ausschließlich durch verbesserte Krebsabwehr[13].

Was lernen wir daraus? Die Lebensdauer allein ist in Wahrheit kein sonderlich aussagekräftiger Indikator für das Altern. Wenn wir von Altern sprechen, meinen wir die Gesamtheit aller Veränderungen, die im Laufe der Jahre zwischen jungen und alten Individuen einer Art in Erscheinung treten. Inzwischen haben wir hunderte dieser altersbedingten Veränderungen identifiziert, die man beobachten oder zumindest messen kann, aber nur ein sehr geringer Bruchteil von ihnen ist wirklich tödlich[14]. Alterserscheinungen wie graue Haare, Hautalterung, Osteoporose, nachlassende Muskelmasse oder grauer Star mögen lästig sein, aber sie bringen uns nicht um. Krebs oder Nierenversagen hingegen werden durch lebenslange Prozesse in unseren Körpern verursacht, die äußerlich lange unsichtbar bleiben. Und dennoch sind sie die lebenslimitierende Pathologie bei vielen natürlich gealterten Säugetieren.

Wer länger lebt, muss nicht automatisch länger jung bleiben. Er muss krebsfrei bleiben. Aus experimentellen und epidemiologischen Anti-Aging-Studien, die als Endergebnis nur die Lebensspanne auswerten, lässt sich in Wahrheit nur wenig über das Altern herauslesen. Ebenso wenig verraten uns diese Studien, ob die untersuchten Wirkstoffe oder Methoden die Krebsentstehung tatsächlich eindämmen, also ursächlich verhindern, oder ob sie das Krebswachstum nur symptomatisch behandeln, also verlangsamen oder im besten Fall stoppen[13].

Auch aus dem wegweisenden Experiment zu Zeiten der Weltwirtschaftskrise lässt sich nicht ableiten, ob die kalorienreduzierte Ernährung der Ratten die Entstehung neuer Tumore hemmt oder ob sie das Wachstum bereits etablierter Tumore lediglich verlangsamt. Solche Aussagen sind ohne geeignete Kontrollexperimente mit jungen Tieren überhaupt nicht möglich. Einige dieser Experimente wurden inzwischen jedoch durchgeführt, und ihre Ergebnisse legen nahe, dass bestimmte Ernährungsformen die Krebsentstehung symptomatisch und möglicherweise sogar ursächlich hemmen. Wie genau das funktioniert, ist Thema von Teil II.

Trotzdem ist nicht jede Form von Anti-Aging eine Farce. Manche Maßnahmen verlangsamen die Krebsentstehung und das Auftreten von Alterserscheinungen gleichermaßen.

Identische Alterungsprozesse laufen in verschiedenen Tierarten mit unterschiedlichen Geschwindigkeiten ab. Dies spricht dafür, dass es möglich ist, sowohl lebenslimitierende Alterserscheinungen wie die Krebsentstehung als auch diejenigen, die zwar lästig, aber weniger bedrohlich sind, enorm zu verlangsamen oder zu beschleunigen. Sogar Prozesse, die wir ohne Zögern dem Verschleiß zuschreiben würden, wie die Abnutzung von Gelenken und Bändern oder der Elastizitätsverlust von Bandscheiben und Augenlinsen, werden in Wahrheit durch genetische Schalter reguliert, an denen die Evolution und theoretisch auch Wissenschaftler im Labor drehen können[15]. Was uns im Alter den Ruhestand vermiest und eindeutig nach jahrelangem Verschleiß aussieht, geschieht in Mäusekörpern schon nach zwei Jahren – ein Alter, in dem menschliche Knorpel noch nicht einmal bis fünf zählen können.

In den letzten zehn Jahren wurden mehr Studien über das Altern publiziert als im gesamten Jahrhundert davor[438]. Anders als die Krebsforschung ist die Anti-Aging-Forschung momentan überfinanziert von privaten und kommerziellen Investoren, die sich das Patent der ewigen Jugend sichern möchten. Die Folge sind verfrühte Start-up-Gründungen, die in die Entwicklung von Wirkstoffen investieren, deren Wirksamkeit noch nicht einmal ausreichend wissenschaftlich bestätigt wurde.

Wir sollten positive Forschungsergebnisse ebenso kritisch hinterfragen wie negative, denn sonst übersehen wir vielleicht die viel wichtigeren und einfacheren Lektionen, die es noch zu entdecken gibt. Manchmal ist auch nur der Blickwinkel entscheidend. Vielleicht verlängert eine Unterversorgung mit Kalorien die Lebensspanne gar nicht durch die Wirkung irgendwelcher mysteriösen und unerforschten »Anti-Aging-Moleküle«, vielleicht liegt der Grund dafür vielmehr darin, dass ein uneingeschränkter Zugang zu hochkalorischer und somit energiereicher Nahrung, über den auch Labortiere gewöhnlich verfügen, unnatürlich und daher gesundheitsschädigend für Tiere ist, die im Laufe der Evolution unter realen Bedingungen niemals einem solchem Überfluss ausgesetzt waren. Eine hochkalorische Ernährung erhöht die Menge an Nährstoffen und wachstumsfördernden Hormonen im Blut. Gleichzeitig behindert langjährige Überernährung aber auch die Arbeit des Immunsystems und somit auch dessen lebenswichtige Überwachungsfunktion auf Krankheitserreger oder Krebszellen. Mit diesen Themen werden wir uns später noch genauer beschäftigen.

Das Immunsystem spielt eine zentrale Rolle, um die Krebsentstehung und viele Präventionsmaßnahmen richtig zu verstehen, weshalb das Thema Krebs in diesem Buch auch erstmals von einem immunozentrischen Blickwinkel aus betrachtet wird und nicht mehr von einem rein genetischen. Wir holen unseren stärksten und abwechslungsreichsten Spieler, das Immunsystem, endlich von der Bank und platzieren ihn mitten im Zentrum, wo er den Wettkampf kontrollieren kann. Wir haben gesehen, zu welchen Leistungen er fähig ist – nicht nur in der Abwehr, sondern auch im Sturm: Kein Angreifer ist so ausdauernd und so zielgenau.

Fruchtfliegen und Fadenwürmer, die aufgrund ihres kurzen Lebenszyklus' häufig als Versuchstiere in der biomedizinischen Forschung verwendet werden, reagieren auf Kalorienrestriktion ebenfalls mit einer beeindruckenden Lebensverlängerung. Auch bei ihnen lassen sich im Alter krebsähnliche Wucherungen im Magen-Darm-Trakt beobachten. Allerdings scheinen bei diesen Tieren meist Infektionen, Entzündungen und Barrieredefekte des Magen-Darm-Traktes die Todesursache zu sein. Interessanterweise beruhen aber auch diese Pathologien auf einer nachlassenden Immunfunktion im Alter, denn das Immunsystem schützt uns nicht nur vor Infektionen und Krebs, sondern koordiniert auch die Wundheilung und wichtige Regenerationsprozesse.

Möglicherweise ist das Nachlassen der Immunfunktion über alle Arten im Tierreich hinweg die wichtigste lebenslimitierende Pathologie. Auch andere Alterungsprozesse in unseren Körpern wie nachlassende Muskel- oder Knochenmasse, Alzheimer und Arteriosklerose werden durch eine Fehlregulation des Immunsystems angetrieben oder verstärkt. Mit dem Alter intensiviert sich diese Fehlregulation, außerdem geht sie mit einer gefährlichen Entzündungsreaktion einher. Diese Form des Alterns wird deshalb auch als *Inflammaging* bezeichnet[16]. Ein gesundes Immunsystem ist also unverzichtbar für ein gesundes, langes und vor allem krebsfreies Leben.

Wenn man nur Lebensspannen misst, Krebs ignoriert und alle wissenschaftlichen Studien wie Spaghetti in einem großen Anti-Aging-Topf miteinander vermengt, wird man nie etwas wirklich Neues oder Nützliches lernen. Um Krebs und das Altern wirklich zu verstehen und aufzuhalten – oder zumindest zu verlangsamen –, müssen wir mit der Entwirrung eines gewaltigen Spaghettihaufens beginnen.

Das Wichtigste in Kürze

- Krebs ist die wichtigste lebenslimitierende Pathologie der meisten Tierarten.
- Maßnahmen, die in Studien das Leben von Mäusen, Ratten oder Menschen verlängern, erzielen ihre Wirkung meistens nicht durch eine allgemeine Anti-Aging-Wirkung, sondern hauptsächlich durch eine Verbesserung der Krebsabwehr.

- Das Immunsystem spielt eine wichtige übergeordnete Rolle bei der Krebsabwehr und bei bestimmten Alterungsprozessen, die es nutzbar zu machen gilt.
- Sowohl tödliche Alterungsprozesse wie die Krebsentstehung als auch nicht-tödliche Alterungsprozesse wie das Ergrauen der Haare oder der Verlust der Sehschärfe laufen in unterschiedlichen Tierarten mit sehr verschiedenen Geschwindigkeiten ab.
- Dies weist darauf hin, dass es möglich ist, all diese Prozesse erheblich zu beschleunigen oder zu verlangsamen.

---

* * *

Der Grundzustand: Das ewige Leben

Alle Tiere und Pflanzen auf dieser Welt altern. Manche Lebensformen halten dem nagenden Zahn der Zeit länger stand als andere, aber irgendwann sterben sie alle.

Oder etwa nicht?

Extreme Langlebigkeit und sogar Unsterblichkeit sind aus biologischer Sicht gar nicht so selten oder außergewöhnlich, wie man denkt. Grönlandhaie und Islandmuscheln werden im kühlen Wasser des Nordatlantiks bis zu 500 Jahre alt. Einige Baumarten wie die Borstenkiefer erreichen ein geradezu biblisches Alter von bis zu 5000 Jahren, und das Rhizom der Zitterpappel, ein weitläufiges unterirdisches Sprossachsensystem, aus dem immer wieder neue und genetisch identische Triebe zu ganzen Bäumen emporwachsen, kann sogar mehr als 14 000 Jahre lang leben.

Echte Unsterblichkeit hingegen ist in der Natur etwas schwieriger zu finden als extreme Langlebigkeit – nicht, weil sie selten ist, sondern weil sie klein ist. Man benötigt zumindest ein Lichtmikroskop. Tief unten im Durcheinander des Mikrokosmos, wie man die geheimnisvolle Welt der Zellen und Mikroben nennt, die sich unter dem Objektiv eines Mikroskops erstreckt, wird man dafür fündig – und zwar massenhaft.

Es gibt keine erwachsenen Bakterien und keine Bakterienkinder. Die Grenzen zwischen alt und jung existieren nicht. Frei von lästigen Alterserscheinungen wie schrumpeligen Membranen, verlangsamter Beweglichkeit oder fehlgefalteten Proteinen, bringen Bakterien seit der Entstehung des Lebens vor mehr als 3,7 Milliarden Jahren durch wiederholte Zweiteilungen stets identische Klone aus sich selbst hervor. Unter optimalen Bedingungen vermehren sie sich exponentiell, ohne jemals etwas von ihrer Teilungsfähigkeit einzubüßen, und drehen mit jeder Teilung einfach fröhlich ihre innere Uhr zurück auf null, als wäre es das Einfachste und Natürlichste auf dieser Welt.

Alterserscheinungen sind also offenbar zumindest für Bakterien vollkommen reversibel, sprich: umkehrbar, denn wäre dem nicht so, würden Bakterien mit jedem Vermehrungszyklus ein kleines bisschen kränker werden, bis sie irgendwann zu krank oder degeneriert sind, um zu überleben oder sich zu vermehren. Sogar ungünstigste Lebensbedingungen wie Austrocknung, Hitze oder Gifte sind für Bakterien kein Grund zum Sterben, sondern ein guter Grund zur Sporulation – also zur Bildung neuer Sporen. Im sicheren Wissen, dass sich die Zeiten eines Tages wieder ändern werden, überdauern sie geduldig die Jahrtausende.

In Wahrheit sind also nicht Altern und Sterben das Natürlichste und Selbstverständlichste auf dieser Welt – sondern ewige Jugend und Unsterblichkeit. Altern kam später. So unfair es auch klingt: Die Evolution hat uns nicht mit ewiger Jugend oder der Fähigkeit zur Sporulation bedacht. Dabei sind selbst komplexe, vielzellige Lebewesen wie wir Menschen in Wahrheit gar nicht so weit von der Unsterblichkeit entfernt. Ich spreche hier noch nicht von Krebs. Unsterblichkeit existiert auch auf eine vollkommen gesunde und wundervolle Weise in uns Menschen. Sie macht uns nicht krank – ganz im Gegenteil, sie ist das Geheimnis jedes neuen Lebens.

Was aber ist der Schlüssel zu diesem Geheimnis?

Direkt nach der Befruchtung wird ein Teil der embryonalen Stammzellen in sogenannte Keimzellen umgewandelt, aus denen unsere Eizellen und Spermien gebildet werden. Auch unsere menschliche DNA wird nicht bei jeder Befruchtung frisch »gedruckt«, sondern wir reichen unser genetisches Material von Generation zu Generation lediglich weiter. Die Unsterblichkeit unserer Keimzellen ist so selbstverständlich, dass man sie allzu leicht übersehen kann; dabei ist es zwingend notwendig, dass auch höher entwickelte Lebewesen wie wir Menschen unsere biologische Uhr bei jeder Befruchtung zurückdrehen, damit das Spiel des Lebens von vorn beginnen kann.

Wie sonst ließe sich erklären, dass wir nicht mit jeder Generation schneller alt und krank werden, wie es eigentlich der Fall sein müsste, wenn wir DNA aus einem älteren in einen jüngeren Organismus vererben? Kinder kommen offensichtlich jung und allergrößtenteils gesund zur Welt – was nahelegt, dass auch wir oder zumindest ein Teil unserer Zellen das Potential besitzt, ewig zu leben.

Interessanterweise altern nicht-befruchtete Eizellen, die keinen neuen Organismus und keine neue Generation an Keimzellen bilden, genauso wie alle anderen Körperzellen einfach weiter. Mäuse, die genetisch so manipuliert wurden, dass sie ihre Eizellen nicht verjüngen können, weil ihnen ein Enzym namens Telomerase fehlt (hiervon später mehr), werden tatsächlich Generation für Generation immer schneller alt und krank, bis sie irgendwann zu krank werden, um Nachkommen zu zeugen und die Linie nach wenigen Generationen ausstirbt. Eizellen entstammen aber nicht nur einer unsterblichen Linie von Keimzellen, sie haben auch die einzigartige Fähigkeit, ein ganzes Lebewesen mit all seinen über 200 unterschiedlichen Zelltypen und Geweben zu produzieren. Das macht sie zu allmächtigen (omnipotenten) Stammzellen, die sogar in der Lage sind, genetisches Material erwachsener Körperzellen zu verjüngen. Genau dieses Prinzip nutzt man beim Klonen, wenn man den DNA-haltigen Kern einer erwachsenen Körperzelle, beispielsweise einer Nervenzelle, in eine zuvor entkernte Eizelle injiziert. Die im Plasma der Eizelle vorhandenen Substanzen sind ausreichend, um die DNA einer erwachsenen

Körperzelle zu resetten und für die Produktion eines vollständigen Organismus zu reprogrammieren.

Heute leben Klontiere, hauptsächlich Hunde, genauso lange und gesund wie ihre Eltern, aus deren erwachsenen Körperzellen sie produziert wurden[17]. Vorbei sind die Zeiten, in denen Tiere wie das erste Klonschaf Dolly, das aus einer entkernten Eizelle und dem genetischen Material einer erwachsenen Euterzelle gezeugt wurde, früh erkrankten und eingeschläfert werden mussten[18-20].

Was auf den ersten Blick aussieht wie der heilige Gral aller Lebenswissenschaften, hat nicht wenige Forscher und Ärzte zu der Annahme verleitet, dass Alterserscheinungen allesamt umkehrbar sein müssen. Aber wie immer im Leben, wenn etwas zu gut klingt, um wirklich wahr zu sein, hat auch die Unsterblichkeit einen entscheidenden Haken: Bakterien, Keimzellen und Klontiere kommen nicht ganz so unbescholten davon, wie es scheint; sie altern zwar nicht so wie wir, zahlen aber einen anderen, nicht minder hohen Preis. Dass sie ewig leben, liegt nicht daran, dass sich im Laufe des Lebens keine Mutationen in ihrem Erbgut ansammeln oder dass Mutationen für Alterungsprozesse in Wahrheit vollkommen irrelevant sind, wie gelegentlich behauptet wird[21]. Bakterien, Keimzellen und Klontiere verdanken ihr ewiges Leben vielmehr der Tatsache, dass man geschädigte DNA anderweitig loswerden kann.

Bakterien und die ebenfalls einzelligen Hefen können ihr defektes genetisches Material in asymmetrischen Zellteilungen einfach abkapseln. Somit ist nur die Abstammungslinie mit dem zufälligerweise intakt gebliebenen genetischen Material unsterblich. Bei Eizellen verhält es sich ähnlich: Nur ein sehr geringer Anteil aller Keimzellen reift überhaupt zu einer befruchtungsfähigen Eizelle heran, und auch nur ein kleiner Prozentsatz aller erfolgreich befruchteten Eizellen kann einen lebensfähigen Embryo bilden – nämlich genau jene, die zufälligerweise weitestgehend intakt geblieben sind. Reproduktionsmediziner in Kinderwunschkliniken können ein Lied davon singen.

Auch das Klonen funktioniert bei weitem nicht immer. Man muss das genetische Material von etwa hundert erwachsenen Körperzellen in ebenso viele befruchtungsfähige Eizellen transferieren, um nur eine einzige teilungsfähige Eizelle zu generieren, die zu einem Klon heranwachsen kann. Auch von diesen erfolgreich produzierten Klonembryos entwickelt sich nur ungefähr jeder hundertste zu einem gesunden, ausgewachsenen Lebewesen[18, 19]. Eine Tatsache übrigens, die das Klonen, ließe man alle moralischen und ethischen Bedenken außer Acht, nach derzeitigem Status noch immer zu einer großen Herausforderung machen würde – immerhin müssten Sie mehrere tausend Frauen zur Eizellspende und zur Leihmutterschaft überreden, um einen einzigen Klon ihrer Selbst zu generieren.

Die Tatsache, dass Klonen prinzipiell funktioniert, zeigt nicht, dass alle Alterserscheinungen generell umkehrbar sind, sondern nur, dass zumindest ein geringer Teil unserer Körperzellen auch im Erwachsenenalter noch ausreichend intakt ist, um neues Leben hervorzubringen.

Ein kleiner, aber feiner Unterschied, den man leicht übersieht, wenn man noch nie selbst ein Lebewesen geklont hat: Die wahllose Verjüngung gealterter Zellen, die im Laufe des Lebens bereits genetische Defekte angesammelt haben, ist kein Kinderspiel und auch kein Anti-Aging, sondern birgt große gesundheitliche Risiken. Ich komme gegen Ende von Teil I noch einmal auf dieses Thema zurück, wenn wir dem Preis der Unsterblichkeit nachspüren und vielleicht sogar auf die Schliche kommen. An dieser Stelle möchte ich vorerst nur festhalten, dass »nicht altern« und »ewig leben« biologisch durchaus mögliche Lebensentwürfe darstellen. Unsterblichkeit ist kein Privileg von Krebszellen. Sie ist die Grundform allen Lebens.

Warum aber, so dann die logische Frage, müssen ausgerechnet wir Menschen altern und an Krebs erkranken?

Das Wichtigste in Kürze

- Altern und Krebs sind, evolutionär gesehen, neuere Phänomene.
- Bakterien, Keimzellen oder Klontiere gelten als Beweis für das ewige Leben und als Schlüssel zur ewigen Jugend.
- Die »Alterslosigkeit« von Bakterien, Keimzellen und Klontieren fordert ihren Tribut. Echte Unsterblichkeit unterliegt einem rigorosen Auswahlverfahren.
- Nur ein sehr geringer Anteil der Bakterien oder unserer Körperzellen besitzt das wahrhaftige Potential, ewig zu leben.

* * *

Warum gibt es überhaupt Krebs? Oder: Anpassung ist wichtiger als Perfektion

Welche Gründe hat die Evolution, uns in regelmäßigen Abständen unseres Lebens zu berauben? Und welchen Nutzen können gesundheitsschädliche Prozesse wie das Altern und die Krebsentstehung haben? Warum können wir nicht einfach ewig leben oder zumindest 150, 300 oder 500 Jahre alt werden wie einige Haiarten oder die Islandmuschel?

Gewiss, es ist stets Vorsicht angezeigt, wenn wir evolutionären Entwicklungen, die sich vor hunderten Millionen Jahren ereignet haben, im Nachhinein bestimmte Intentionen unterstellen. Andererseits lohnt es sich gerade bei komplexen Prozessen wie der Krebsentstehung oder dem Altern nach dem *Warum* zu fragen. Die Antwort kann uns nämlich dabei helfen, effektive und gleichzeitig mit möglichst geringen Risiken behaftete Angriffspunkte für erfolgreiche Therapien zu identifizieren.

Ein beliebter Erklärungsansatz ist, dass wir altern und sterben, um nachkommenden Generationen Platz zu machen und ihnen nicht die Nahrung wegzunehmen. Das klingt zunächst vielleicht logisch, ist es bei genauerem Hinhören aber nicht: zum einen, weil Tiere in der

Wildnis fast nie an Altersschwäche sterben, und zum anderen, weil man davon ausgehen kann, dass die Natur Langlebigkeit bevorzugt. Dies aus einem einfachen Grund: Wer länger lebt, hat theoretisch mehr Zeit, Nachkommen zu zeugen, die wiederum ihre besonders langlebigen Gene an zahlreiche Nachkommen weitergeben können. Was also bestimmt wirklich, wie alt wir werden können und zu welchem Zeitpunkt wir an Krebs erkranken?

Die überraschend anmutende Antwort auf diese Frage lautet: weil wir Fehler brauchen. Fehler sind sogar überlebenswichtig. Unsere Gene mutieren nicht, weil wir die Leiter der Evolution auf dem Weg zur vollkommenen Perfektion noch nicht hoch genug bestiegen haben und unsere DNA-Vervielfältigungs- und Reparaturmechanismen einfach noch zu fehlerhaft arbeiten, sondern weil die Evolution den Schutz unserer Gene mit der Anpassungsfähigkeit von Lebewesen an wandelnde Lebensräume abwägen muss. Altern und Krebs sind keine unglücklichen Zufälle des Lebens – sie sind Absicht. Der ultimative Schutz unserer Gene würde bedeuten, dass Lebewesen sich im Laufe der Evolution niemals verändern und an wandelnde Umweltbedingungen anpassen könnten.

Alle Lebewesen sind deshalb auf minimale Veränderungen angewiesen, und mit Ausnahme besonders schwerwiegender genetischer Schäden entscheidet allein die Umwelt darüber, ob diese kleinen Veränderungen nachteilig, neutral oder sogar vorteilhaft für das Überleben und die Vermehrung eines Organismus sind. Dabei sind es nicht die großen und gravierenden Mutationen, die zum Sprießen von kräftigen neuen Ästen am Baum des Lebens führen, sondern die kleinen, zahlreichen und unauffälligen Veränderungen. Hilfreicher, als sich die Evolution als Äste an einem Baum des Lebens vorzustellen, ist es aber vielleicht, sie wie einen Flusslauf zu betrachten. Hier sind die Mutationen das Gefälle, das den sprudelnden Strom des Lebens durch ein von der Umwelt vorgegebenes Flussbett leitet. Evolutionäre Anpassungen sind keine Äste, die gen Himmel und damit in eine bestimmte vorprogrammierte Richtung treiben, sondern Stromschnellen, die sich stets den einfachsten Weg durch ihren Lebensraum bahnen und deren weit verzweigte Gabelungen in einem Meer der unbegrenzten Möglichkeiten münden.

Anders als Bakterien können mehrzellige Organismen dabei nicht ganz so freizügig vor sich »hinmutieren«, um sich an ihren Lebensraum anzupassen, denn eine Schädigung einzelner Zellen und Gewebe kann das Leben des gesamten Organismus gefährden. Komplexe Lebewesen haben deshalb im Laufe der Evolution bessere und zuverlässigere Schutz- und Reparaturmechanismen entwickelt. Um trotzdem eine ausreichende Variation an Merkmalen zu ermöglichen, mit der sie auf wandelnde Umweltbedingungen reagieren können, hat die Evolution quasi als Kompromiss die sexuelle Fortpflanzung hervorgebracht. Denn sie ermöglicht, dass genetische Merkmale zwischen Individuen einer Art gemischt und neu kombiniert werden – aber eben nur solche, die ihre Lebensfähigkeit bereits unter Beweis gestellt haben. Es ist also sinnvoll, dass Lebewesen nicht ewig leben, denn dafür müssten ihre Gene perfekt ein- und dieselben bleiben, worunter jedoch ihre Anpassungsfähigkeit an unterschiedliche Lebensräume zwangsläufig leiden würde. Aber was bestimmt eigentlich, wie alt genau Lebewesen werden können?

Das Wichtigste in Kürze

- Alle Organismen müssen den Schutz ihrer Gene mit ihrer Anpassungsfähigkeit an wandelnde Lebensräume und Umweltbedingungen abwiegen.
- Ein gewisses Maß an Fehlern ist notwendig, damit sich Lebewesen im Laufe der Evolution verändern und anpassen können.
- Einzellige Bakterien besitzen höhere Mutationsraten als vielzellige Lebewesen und können sich an nahezu jeden erdenklichen Lebensraum anpassen.
- Nur Organismen, die in einer stabilen Umwelt ohne Fressfeinde leben, können sich einen sehr hohen oder gar perfekten Schutz ihrer Gene erlauben.

Timing ist alles: Die Evolution von Lebensspannen

Ist Ihnen beim Spaziergang im Wald oder Park schon mal eine alte graue Maus über den Weg gehumpelt? Wenn nicht, ist das kein Wunder, denn Altersschwäche ist in der freien Natur ein Luxus, den sich kaum eine Tierart leisten kann. Es wird geschätzt, dass nicht einmal zehn Prozent aller wildlebenden Mäuse das erste Lebensjahr überstehen[22]. Über 90 Prozent werden schon nach wenigen Monaten von Raubtieren verspeist oder sie verhungern oder erfrieren.

In einer warmen Umgebung, ohne Fressfeinde und mit ausreichend Nahrung, währt ein durchschnittliches Mäuseleben etwa 2,5 Jahre und somit deutlich länger als in der Wildnis. Spätestens nach Ablauf dieser Zeit, die man auch die intrinsische Lebenserwartung nennt, versterben die Tiere – wie wir inzwischen wissen, hauptsächlich an Krebs, insbesondere an Lymphomen. Umgangssprachlich werden Lymphome auch als Lymphknoten- oder Lymphdrüsenkrebs bezeichnet, weil diese Krebserkrankungen von Immunzellen in den Lymphknoten ausgehen.

Da Mäuse in der Wildnis kaum älter als ein Jahr werden, wäre ein aufwendiger Schutz der Mausgene über diese Zeit hinaus reine Verschwendung – die Reparatur und Wartung von Genen benötigt schließlich sehr viel Energie. Es müssen Milliarden von Enzymen produziert werden, die Unmengen an chemischen Bausteinen und wertvollen Energielieferanten verbrauchen. Diese Energie ginge für andere lebenswichtige Prozesse wie die Fortpflanzung verloren und müsste über die Nahrung gedeckt werden. Und das alles zum Schutz vor einer Krankheit, die wildlebende Mäuse sowieso nicht mehr erleben? Nein, manchmal kann es günstiger sein, Schäden in Kauf zu nehmen, anstatt sie zu reparieren.

Die Umwelt eines Lebewesens bestimmt also, welche Investitionen und Schutzmaßnahmen überhaupt sinnvoll sind. Die unter optimalen Bedingungen beobachtbare intrinsische Lebenserwartung einer Art wird im Laufe der Evolution durch ihre extrinsische Mortalität, also die Summe aller äußeren Risikofaktoren, bestimmt. Mit anderen Worten: Tiere sterben, weil sie sowieso nicht länger leben würden.

In einer stabilen Umwelt, ohne Fressfeinde und mit reichlich Nahrung, sollte die maximale Lebenserwartung einer Tierart über Generationen hinweg ansteigen. Dieser Effekt lässt sich auch in der freien Natur beobachten: Bewohner der Tiefsee leben seit Jahrmillionen in einer unveränderten Umgebung, in der es so gut wie keine Fressfeinde gibt. Dadurch können sie sich niedrige Mutationsraten erlauben und länger leben als verwandte Arten in Oberflächennähe. Opossums auf dem Festland leben kürzer als Opossum-Populationen auf Inseln ohne Raubtiere. Vögel können Gefahren einfach davonfliegen und größere Lebensräume erschließen als flugunfähige Landtiere. Im Schnitt leben Vögel daher etwa dreimal so lang wie nicht-fliegende Säugetiere ähnlicher Größe. Auch Fledermäuse werden mit Lebenserwartungen von über 30 Jahren deutlich älter als ihre am Boden lebenden Verwandten, und Papageien können mit 100 Jahren sogar älter werden als viele Menschen. Weit abseits des gefährlichen Urwaldbodens genießen sie ein prächtiges Leben in den früchtetragenden Baumkronen der Urwaldriesen. Dermaßen laut, bunt und unbeschwert kann nur leben, wer keinerlei Feinde zu fürchten hat.

Aber nicht nur Flügel verlängern die Lebenserwartung, sondern auch Buddelwerkzeuge, Schalen und Intelligenz. Soziale Verbände sind ein weiterer Überlebensvorteil, da sie die Jagd in Gruppen ermöglichen und das Risiko senken, selbst gefressen zu werden. Da wir Menschen weder Schalen noch Buddelwerkzeuge besitzen, verdanken wir unsere im Vergleich zu anderen Säugetieren relativ hohe Lebenserwartung also vermutlich unserer Intelligenz und unserem Sozialverhalten. Aber auch die langlebigsten sozialen und intelligenten Affenarten wie der Orang-Utan oder der Gorilla werden maximal 45–50 Jahre alt. Kleinere Affenarten leben nur etwa 15–20 Jahre.

Wir Menschen besitzen noch einen ganz anderen und eigenen Vorteil, der uns gegenüber allen anderen Tierarten in den Status eines Spitzenjägers erhebt. Das ist unsere einzigartige Fähigkeit zur Ausdauer, die sogar die von Pferden übertrifft[23]. Menschen haben schon mehrfach unter Beweis gestellt, dass sie Pferde in Langstreckenrennen wie Ultramarathons besiegen können[24]. Aber wir können nicht nur enorm ausdauernd laufen, wir haben dabei sogar die Hände frei für Speere und behalten dank unserer raffinierten zweibeinigen Laufmethode im hohen Savannengras stets den Überblick.

Ein weiterer evolutionärer Vorteil ist unsere Fähigkeit zu transpirieren. Zwar müssen wir auf der Jagd vor Anstrengung schwitzen, dafür aber brechen unsere Beutetiere oft schon nach wenigen hundert Metern Verfolgung zusammen. Sie sterben an Überhitzung, weil ihre stark behaarten Körper ohne Schweißdrüsen nicht so effizient abkühlen können wie unsere[25]. Außer uns Menschen besitzen tatsächlich nur sehr wenige Tierarten überhaupt Schweißdrüsen, beispielsweise Pferde. Es ist interessant, dass die Regulation unserer Körpertemperatur, und somit auch das Schwitzen, durch Dopamin gesteuert wird, also von demselben Neurotransmitter, der auch das Fokussieren auf imaginäre Ziele in der Zukunft und unsere Kreativität steuert – zwei weitere außergewöhnliche Gaben des Menschen, möglicherweise sogar die außergewöhnlichsten[26, 27]. Vielleicht verdanken wir einer animalisch anmutenden Fähigkeit wie dem Schwitzen unsere höchste geistige Gabe – den menschlichen Erfindungsreichtum. Es waren vermutlich viele günstige Mutationen und Zufälle vor ein paar Millionen Jahren am Werk, als unsere Lebensspanne geformt wurde.

Im letzten Jahrhundert ist die durchschnittliche Lebenserwartung in Deutschland von circa 50 Jahren auf 80,8 Jahre angestiegen, ein Fortschritt, den wir hauptsächlich den verbesserten Hygiene- und Lebensbedingungen verdanken. Der stete medizinische Fortschritt hat es möglich gemacht, dass heute mehr Menschen ein hohes Alter erreichen als jemals zuvor, ohne an bakteriellen Infektionskrankheiten zu sterben. Dadurch sind vor allem die Überlebenschancen der jüngeren und mittleren Altersgruppen deutlich gestiegen. Aus evolutionärer Sicht sind diese kürzlichen Entwicklungen jedoch nicht relevant. Sie haben nur unsere durchschnittliche, aber nicht unsere maximale Lebenserwartung erhöht. Diese würde ansteigen, wenn die ältesten Menschen in Deutschland plötzlich nicht mehr »nur« 110 oder 113 Jahre alt würden, sondern 140. Etwa in diesem Rahmen bewegt sich die lebensverlängernde Wirkung der Kalorienrestriktion bei Tieren, würde man sie 1:1 auf den Menschen übertragen.

Menschen, die 80, 90 oder gar über 100 Jahre alt wurden, gab es schon in der Antike – nur eben seltener als heute. Hungerperioden, Seuchen oder Kriege beendeten in den meisten Fällen das Leben oft schon vor dem 30. Lebensjahr. Mütter und Kinder starben bevorzugt bei oder kurz nach einer ihrer zahlreichen Geburten. Trotzdem gab es auch vor mehr als 3000 Jahren schon privilegierte Ausnahmen, wie beispielsweise Ramses II., der 93 Jahre alt wurde und sich zumindest ausreichend guter Gesundheit erfreute, um im Laufe seines Lebens mindestens 100 Kinder zu zeugen. In all den Jahrtausenden unserer Aufzeichnungen wurde jedoch kein Mensch dokumentiert, der nachweisbar älter als 122 wurde. Diesen Weltrekord hält offiziell Jeanne Calment, die wir in der Einleitung kennengelernt haben. Die maximale Lebensspanne eines Menschen scheint irgendwo in diesem Bereich zu liegen. Aber es geht keineswegs immer nur weiter bergauf.

Kürzlich wurde erstmals seit Jahrzehnten sogar ein Rückgang der durchschnittlichen Lebenserwartung von Amerikanern und Engländern beobachtet. Dieser wurde vor allem auf die Altersgruppe unter 65 zurückgeführt. Auch in Deutschland sinkt die durchschnittliche Lebenserwartung, die für Frauen aktuell 83,2 Jahre und für Männer 78,3 Jahre beträgt, erstmals seit Jahrzehnten wieder. Die häufigsten Todesursachen und damit lebenslimitierenden Pathologien sind Herz-Kreislauf-Erkrankungen und Krebs. Die Tatsache, dass Herzinfarkte, Schlaganfälle, Krebs und Alzheimer durch stark überlappende Risikofaktoren verursacht werden, sollte die Umsetzbarkeit vieler Präventionsmaßnahmen eigentlich vereinfachen, denn wir müssen uns im Grunde gar nicht entscheiden, gegen welche Erkrankung wir unsere Mittel verwenden wollen.

Meistens leben wir Menschen nicht in Gefangenschaft, sondern frei. Wir werden nicht gefressen, müssen nicht erfrieren und können weitestgehend auswählen, wann wir was und wie viel an Nahrung zu uns nehmen. Unsere Wildnis ist der moderne Stadtdschungel, und unsere heutigen Säbelzahntiger heißen McDonald's, Schreibtischarbeit und

Bewegungsmangel. Dabei haben wir es nicht unbedingt leichter als unsere Vorfahren. Ähnlich wie Zoo- und Haustiere müssen wir uns der Gefahren der Umwelt erfolgreich erwehren, wenn wir das Maximum unserer intrinsischen Lebenserwartung erreichen oder dieses gar übertreffen wollen.

Unsere Vorfahren sind also schuld daran, dass wir aktuell maximal 100 bis 120 Jahren alt werden können. Wären sie intelligenter oder sozialer gewesen, bräuchten wir heute vielleicht keine Bücher über Krebs oder das Altern oder würden uns erst als Dreihundertjährige mit diesen Themen beschäftigen. Aber nun sitzen wir hier gemeinsamen in einem Boot mit unseren uralten genetischen Erblassern, versuchen uns gegen extrinsische Todesursachen zu wehren und das Beste aus unserer intrinsischen Lebenserwartung herauszuholen. Doch wir sind dabei nicht hilflos. Denn wir können uns von extrem langlebigen und außergewöhnlich krebsresistenten Tierarten die besten evolutionären Tricks abschauen und diese nachahmen.

Seit den ersten primitiven Organismen wie Fadenwürmern, die nur etwa zwei Wochen alt werden, hat die Evolution unsere Lebensspanne allein durch genetische Mutationen mehr als 2000-fach erhöht[15]. Anstatt blind im Dunkeln zu tappen beziehungsweise zu forschen, könnten wir nachsehen, welche Gene die Evolution im Laufe von Jahrmillionen in einer ewigen Schleife von Versuchen und Irrtümern verändert hat, um die Lebensdauer von unterschiedlichen Arten zu strecken oder zu verkürzen.

Im Labor kann man die Lebensspanne von Fruchtfliegen innerhalb weniger Generationen erhöhen, indem man wiederholt nur Tiere zur Verpaarung auswählt, die sich besonders spät im Leben noch fortpflanzen können. Bei den langlebigen Exemplaren, die aus diesen Experimenten hervorgegangen sind, fanden Wissenschaftler hunderte bis tausende von Genen verändert, nicht nur ein einziges oder ein paar wenige »Longevity-Gene«[28, 29]. Und auch bei extrem langlebigen Menschen und Bevölkerungsgruppen zeigt sich, dass die menschliche Lebensdauer durch eine Vielzahl von Genen reguliert wird, die an unterschiedlichen Prozessen wie Wachstum, Stoffwechsel und

Fruchtbarkeit beteiligt sind. (Kleines Experiment am Rande zum Selberausprobieren: Um die Lebenszeit einer Fruchtfliegenkolonie in der Küche zu verkürzen, braucht man nur etwas Spülmittel in ein Glas mit Aceto Balsamico zu geben – das zerstört die Oberflächenspannung, und die vom Essigduft angelockten Fliegen ertrinken.)

Die Lebensspanne eines Lebewesens unterliegt, wie alle anderen Merkmale auch, einem Auswahlverfahren durch die Umwelt. Und auch die Fruchtbarkeit hat neben äußeren Todesursachen einen erheblichen Einfluss auf die Lebensdauer. So ist es schon seit langem bekannt, dass Tiere innerhalb und außerhalb der Artgrenze umso schneller altern und an Krebs erkranken, je früher sie geschlechtsreif werden. Fortpflanzung und Langlebigkeit stehen also in einem Wettstreit miteinander, dem wir gleich noch einmal begegnen werden und der uns vieles über die Krebsentstehung verrät.

Das Wichtigste in Kürze

- Im letzten Jahrhundert ist die durchschnittliche Lebenserwartung in vielen entwickelten Ländern gestiegen, seit ein paar Jahren sinkt sie aufgrund ungesunder Lebensweisen jedoch wieder.
- Die maximale intrinsische Lebenserwartung des Menschen hingegen ist seit Jahrtausenden konstant und beträgt circa 120 Jahre.
- Äußere Todesursachen formen über die Jahrtausende die Lebenserwartung einer Tierart.
- Fressfeinde und andere Gefahren reduzieren die Lebenserwartung einer Art, unter günstigen Bedingungen hingegen steigt sie an.
- Die Lebensdauer wird durch sehr viele unterschiedliche Gene reguliert, an denen die Evolution und auch Wissenschaftler ansetzen können, um sowohl Alterungsprozesse wie auch die Krebsentstehung zu verlangsamen.

* * *

Die Qual der Wahl: Fortpflanzung vs. Langlebigkeit

In den Gewässern von Zimbabwe und Mozambique lebt ein ganz besonderer kleiner Fisch. Der Türkise Prachtgrundkärpfling, auch *Nothobranchius furzeri* genannt, oder einfach Killifisch, ist nicht deshalb besonders, weil er einen besonders lustigen Namen trägt, der an seinen Entdecker Richard Furzer erinnert, sondern weil er Eier legt, aus denen selbst nach Jahren im ausgetrockneten Schlamm wieder neue Killifische schlüpfen können. In seiner südostafrikanischen Heimat, wo die Tümpel immer nur für wenige Monate im Jahr während der kurzen Regenphasen mit Wasser gefüllt sind, ist dies eine notwendige evolutionäre Anpassung, um dauerhaft zu überleben. Die Eier des Killifisches müssen allerdings nicht nur lange Trockenperioden überstehen, sondern auch so früh wie möglich gelegt werden, damit nicht alle Exemplare aussterben, wenn der Tümpel vorzeitig austrocknet. Interessanterweise sind die Fische mit 14 Tagen aber nicht nur extrem schnell geschlechtsreif, sie altern und sterben auch schneller als alle anderen bekannten Wirbeltiere. Sogar in Aquarien mit reichlich Wasser leben sie selten länger als zwei Monate.

Die Lebensstrategie des Killifisches ist ein ausgezeichnetes Beispiel dafür, wie die Umwelt Fortpflanzungsgewohnheiten und Lebensspannen formt. Die Natur hat die Kurzlebigkeit dieses Tieres allerdings nicht absichtlich selektioniert, denn sie allein verschafft ihm keinen Vorteil – schließlich könnte er auch einfach jung und gesund bleiben, bis der Tümpel austrocknet. Die natürliche Auslese präferiert solche Killifische, die sich dank zufälliger genetischer Mutationen besonders früh fortpflanzen können. Erst danach beginnen sie hemmungslos zu altern. Die prächtigen Farben verblassen, die Flossen fransen aus, die Wirbelsäule verkrümmt sich zunehmend; Proteine lagern sich im Gehirn ab, die Nieren arbeiten weniger effizient, und in der Leber wachsen Tumore[30]. Wie bei Mäusen ist Krebs auch bei Killifischen, die in Laboren beziehungsweise Aquarien leben, die gewichtigste lebenslimitierende Pathologie. Aber warum laufen Prozesse wie das Altern und die Krebsentstehung in diesen Fischen so stark beschleunigt ab?

Exemplare dieser Art altern, erkranken und sterben früher, weil ihr Genom von Mutationen geradezu durchsät ist. Dabei lässt sich eine interessante Regel beobachten: Je kurzlebiger eine Killifischart ist, desto mehr Mutationen sind über ihr gesamtes Genom, also Erbgut, verstreut. Diese zufälligen Mutationen betreffen auch die Gene wichtiger DNA-Reparatur-Enzyme, wodurch die Ansammlung neuer DNA-Schäden weiter gefördert wird[31]. Eine derart große Menge an Mutationen kann sich im Killifisch nur deshalb ansammeln, weil er sowieso nicht länger leben würde und diese Mutationsvielfalt sich daher nicht nachteilig auf seinen Fortpflanzungserfolg auswirkt. Er muss seine Gene nur so lange vor Schäden bewahren, bis er ausreichend viele Nachkommen gezeugt hat, denn wie viele andere Fischarten trägt er nicht zur Aufzucht seiner Jungen bei. Die Evolution hat keinen Einfluss auf die Vererbung von Mutationen, die nur im Alter gesundheitliche Nachteile bringen. Die Kurzlebigkeit des Türkisen Killifisches ist also nur der evolutionäre »Beifang« oder Nebenprodukt seiner frühen Geschlechtsreife.

Das Ziel aller evolutionären Anpassungen ist stets die größtmögliche Anzahl an überlebenden und fortpflanzungsfähigen Nachkommen. Es kann energetisch günstiger sein, alle Hebel auf Vermehrung zu stellen, anstatt auf eine hohe Lebensspanne zu setzen und in Reparaturarbeiten oder die Instandhaltung von Zellen, Genen und Geweben zu investieren. Wer innerhalb kürzester Zeit hunderte oder tausende fortpflanzungsfähige Nachkommen zeugt, kann – evolutionstechnisch gesehen – getrost das Zeitliche segnen. Die Theorie, dass die Evolution den Fortpflanzungserfolg einer Art gegenüber energetisch teuren Investitionen in Langlebigkeit bevorzugt, wird *Disposable-Soma-Theory* genannt, was auf Deutsch in etwa »Wegwerf-Körper-Theorie« bedeutet – in Anlehnung an die Wegwerfkultur von Einwegflaschen und Plastikwaren.

Nun haben wir genug von Fischen gesprochen, um eine wichtige Lektion für uns Menschen zu verstehen: Wir altern nicht gleichmäßig vor uns hin, sondern in der Mitte des Lebens erfolgt eine harte Zäsur. Als

Jugendliche und junge Erwachsene stecken wir Sünden, die wir an unserer Gesundheit begehen, nahezu folgenlos weg, weil unsere Organe und Gewebe noch ein sehr hohes Regenerationspotential besitzen und defekte Zellen weitestgehend ausrangiert und ersetzt werden. Dieses hohe Regenerationspotential lässt ab Mitte 30 deutlich nach; gleichzeitig beginnt ab diesem Alter auch das Krebsrisiko drastisch anzusteigen, denn nicht alle ausrangierten und defekten Zellen können mehr vom Immunsystem beseitigt werden, dessen Leistung von allen Organsystemen als Erstes nach dem Einsetzen der Fruchtbarkeit nachlässt. Positiv gewendet: Aus diesem Grund ist es auch im Alter von 30 oder 40 Jahren noch nicht zu spät, um mit einem gesünderen Leben zu beginnen; es ist vielmehr sogar der genau richtige Zeitraum.

Das Wichtigste in Kürze

- Lebewesen müssen ihre Gene nur so lange vor Schäden bewahren, bis sie ausreichend viele überlebensfähige Nachkommen gezeugt haben.
- Eine frühe Geschlechtsreife geht daher oft mit einer kurzen Lebensspanne einher, insbesondere bei Tieren, die sehr viele Nachkommen zeugen und sich nicht um ihre Aufzucht kümmern.
- Auch beim Menschen beschleunigt sich der Alterungsprozess sprunghaft ab der Mitte des Lebens.
- Nach Beginn der Fruchtbarkeit lässt zuerst die Immunfunktion nach.

* * *

Thymic Involution: Vom Verschwinden eines vergessenen Organs

Der Thymus ist ein wichtiges Ausbildungsorgan unserer Immunzellen und beginnt bei allen Säugetieren spätestens mit dem Einsetzen der Geschlechtsreife zu schrumpfen. Zeitgleich finden in seinem Inneren radikale Umstrukturierungen statt, wobei die Immunzellen mit der Zeit zunehmend durch Fettgewebe ersetzt werden. Als scheinbar nutzloses, weiches und schwabbeliges Organ, das nur noch schwer von gewöhnlichem Fettgewebe zu unterscheiden ist, wird er bei Erwachsenen im Rahmen von Herzoperationen manchmal entfernt. Dabei hat kürzlich eine große epidemiologische Studie gezeigt, dass seine Entfernung beim Menschen die Produktion von Immunzellen beeinträchtigt und die Gesamtsterblichkeit sowie das Krebsrisiko erhöht[32].

Diese Ergebnisse passen zu der Beobachtung, dass Mäuse mehr Tumore entwickeln, nachdem ihr Thymus operativ entfernt worden ist. Gleichzeitig reicht die Implantation eines Thymus in Nacktmäuse, die selbst keinen Thymus besitzen, aus, um Tumore in diesen Tieren wieder schrumpfen zu lassen[33–36]. In diesem Zusammenhang fällt auf, dass bei einigen Haiarten der Thymus ein Leben lang erhalten bleibt. Das ist insofern ein interessanter Befund, weil Haie zu den langlebigsten Tierarten auf diesem Planeten zählen[22, 37, 38].

Je älter wir werden, desto anfälliger werden wir für Infektionskrankheiten. Ursache ist hierbei eindeutig die nachlassende Immunfunktion. Tatsächlich folgt der Anstieg an Krebserkrankungen mit dem Alter sehr genau dem Muster, das auch für die Zunahme von Infektionen bei älteren Menschen beobachtet wird. Ab dem Zeitpunkt in der Kindheit, an dem der Thymus zu schrumpfen beginnt, halbiert sich die Produktion unserer T-Zellen etwa alle 16 Jahre. Man könnte sagen, unsere T-Zell-Produktion hat eine Halbwertzeit von etwa 16 Jahren. Wenn man die Zunahme an Krebserkrankungen im Alter anhand dieser Parameter mathematisch moduliert beziehungsweise nachbildet, spiegelt diese Kurve den tatsächlich beobachteten Anstieg an Krebserkrankungen im Alter zuverlässiger wider als eine mathematische Modulation, die allein die Ansammlung von Mutationen im Laufe des Lebens als Ausgangsbasis wählt[38]. Das Nachlassen der Immunfunktion ist als Erklärung für das ansteigende Krebsrisiko im Alter also mindestens ebenbürtig gegenüber der Ansammlung von Mutationen. Untersuchungen an besonders langlebigen Menschen zeigen, dass man bestens mit hunderten von Mutationen leben kann, aber nicht ohne eine ausreichende Menge an Immunzellen.

Anders als Jeanne Calment, die direkt nach ihrem Tod in Arles beigesetzt wurde, beschloss die Holländerin Hendrikje van Andel-Schipper im Alter von 82 Jahren, ihren Körper nach ihrem Tod der Wissenschaft zur Verfügung zu stellen. Damals konnte sie noch nicht ahnen, was für ein wunderbares Geschenk sie der Wissenschaft damit bereiten würde, denn sie starb erst im Alter von 115 Jahren.

Nicht einmal vier Stunden nach ihrem Tod, der nachts im Schlaf eintrat, begann ein Team am Universitätskrankenhaus in Amsterdam mit ihrer Autopsie[39]. Diese ergab, dass Hendrikje an einem fortgeschrittenen und nicht bemerkten Magentumor gestorben sein musste. Ansonsten befand sich ihr Körper, insbesondere ihr Nervensystem sowie ihre Arterien, in einem außerordentlich guten Zustand. Wirklich erstaunlich aber war das, was die anschließende genetische Untersuchung, vor allem die Analyse ihrer Blutzellen, zum Vorschein brachte. Anscheinend stammten all ihre weißen Blutzellen, und somit die gesamte Immunabwehr ihres Körpers, von nur noch zwei aktiven und teilungsfähigen Blutstammzellen ab[40].

Zwar wusste man, dass sich die Menge an teilungsfähigen Stammzellen im Laufe des Lebens allmählich erschöpft – aber dass man mit nur zwei aktiven Blutstammzellen überleben kann, hätte dennoch niemand geglaubt. Bei einem erwachsenen Menschen werden die Blutzellen immerhin aus den Abkömmlingen von etwa 10 000–20 000 im Knochenmark residierenden Blutstammzellen gebildet[40, 41]. Wenn unsere Blutstammzellen, aus denen rote Blutkörperchen und Immunzellen gebildet werden, ihre Teilungsfähigkeit verlieren, können wir buchstäblich an einem Schnupfen sterben – vorausgesetzt es hat uns bis dahin noch keine andere tödliche Krankheit ereilt.

Erstaunlich war auch die enorme Menge an Mutationen, die Hendrikjes Blutzellen im Laufe des Lebens angesammelt hatten: 450 Mutationen fanden die Wissenschaftler in all ihren Blutzellen, die sich trotzdem noch völlig normal verhielten. Bisher war bekannt, dass die Blutzellen von Leukämie-Patienten hunderte Mutationen in ihrem Erbgut tragen. Dass eine derart große Menge aber auch in vollkommen gesunden Blutzellen tolerierbar ist, war neu und überraschend[40].

Die Erschöpfung von Hendrikjes Stammzellen macht den Magenkrebs zu einem zweifelhaften Sieger. Die genetische Untersuchung legt nahe, dass sie alsbald an einer Erschöpfung ihrer Blutstammzellen verstorben wäre. Leider wissen wir nicht, wie viele Blutstammzellen die Altersrekordlerin Jeanne Calment noch besaß. Ihre einzige Blutprobe liegt sicher verwahrt in der Fondation Jean Dausset, einem genetischen Forschungszentrum in Paris. Was fehlt, ist Jeannes persönliche Zustimmung für die Verwendung ihrer Proben zu Forschungszwecken[42].

Während unser Thymus und der Vorrat an Blutstammzellen im Alter schrumpfen, steigt gleichzeitig die Produktion gefährlicher Entzündungsstoffe. Diese vielfältigen Veränderungen unseres Immunsystems im Alter werden gemeinsam als Immunseneszenz bezeichnet, was so viel wie »Immunalterung« bedeutet. Aktuell gilt ihr Voranschreiten als die plausibelste Erklärung, weshalb die maximale Lebensspanne des Menschen auf etwa 120 Jahre limitiert ist.

Die Alterung unseres Immunsystems ist nur teilweise genetisch programmiert und hängt in großem Maße mit unserer Lebensweise zusammen. Wir können durch unsere Ernährungs- und Lebensgewohnheiten dazu beitragen, dass genetisch geschädigte Zellen von einem gesunden Immunsystem in Schach gehalten werden. Wie das funktioniert, erkläre ich in Teil II. Aber woher stammen eigentlich die Mutationen? Schließlich erkranken auch Menschen an Krebs, die gesund leben.

Das Wichtigste in Kürze

- Der Thymus ist ein wichtiges Ausbildungsorgan unserer Immunzellen und beginnt schon kurz nach dem Einsetzen der Geschlechtsreife zu schrumpfen.
- Die Immunseneszenz, insbesondere die Erschöpfung unserer Blutstammzellen, bestimmt, wie alt wir werden können und erklärt das zunehmende Infektionsrisiko im Alter.
- Die Immunseneszenz trägt auch zu dem erhöhten Krebsrisiko im Alter bei, denn unser Immunsystem überwacht unseren Körper auch regelmäßig auf Krebsvorläufer- und Krebszellen.
- Durch unsere Lebensweise können wir die Geschwindigkeit, mit der die Immunseneszenz voranschreitet, entscheidend mitbestimmen.

* * *

MUTATIONEN SIND NICHT GENUG

Wie viel Krebs ist Pech?

Auch Menschen und Tiere, die sich keinerlei bekannten Karzinogen-Quellen ausgesetzt haben, können Krebs bekommen, Nichtraucher ebenso wie Alkoholabstinente, Biokäufer oder Sportler. Lange Zeit erklärte man sich diese Tatsache damit, dass Krebs größtenteils durch spontane Fehler bei der Zellteilung entstehen würde. Unter diesem Blickwinkel scheinen die Möglichkeiten, in die Krebsentstehung einzugreifen, stark begrenzt. Wie sollen uns Intervallfasten, Joggen oder Brokkoli davor bewahren, dass bei der Vervielfältigung unserer DNA versehentlich dumme Fehler unterlaufen? Krebs wäre demnach meist einfach nur Pech – und Pech ist definitionsgemäß nicht verhinderbar.

Eine Studie zweier renommierter Krebsforscher aus dem Jahr 2015, die im angesehenen Fachmagazin *Science* erschien, sorgte für großes mediales Interesse. Sie zeigte, dass die geschätzte Anzahl an Stammzellteilungen, die ein Gewebe während des Lebens durchläuft, stark mit der Krebsinzidenzrate eines Gewebes korreliert. Das heißt, Krebs tritt innerhalb eines bestimmten Gewebes umso häufiger auf, je öfter sich die Stammzellen dieses Gewebes im Laufe eines Lebens teilen[43]. Mit einem Bestimmtheitsmaß (R^2) von 0,65 war diese Korrelation erstaunlich hoch.

Diese Beobachtung gab Anlass zu der häufig vertretenen These, dass rund 70 Prozent aller Krebsfälle durch Fehler bei der Zellteilung entstehen – Krebs wäre somit einfach Pech[44]. Das hieße zugleich, dass wir mit Prävention höchstens 30 Prozent aller Krebsfälle verhindern können. Solche Rückschlüsse sind aber aus den in *Science* veröffentlichten Daten überhaupt nicht ableitbar. Zumal auch die Annahme, dass man Krebsursachen in unvermeidbare und vermeidbare Ursachen unterteilen könne und dass die Summe dieser anteiligen Ursachen zusammen immer 1 ergeben müsse, schlichtweg falsch ist[45].

Ein gutes Beispiel, um diesen Irrtum zu veranschaulichen, sind tödliche Autounfälle. Wenn man die Unfalltodesrate in verschiedenen Bundesstaaten der USA im Jahr 2012 mit der durchschnittlichen Anzahl an gefahrenen Meilen pro Person vergleicht, zeigt sich, dass es eine starke Beziehung zwischen diesen beiden Faktoren gibt, gemessen durch einen R^2-Wert von 0,7[45]. Die Art der Regression und der Wert des Bestimmtheitsmaßes R^2 sind analog zu der in *Science* veröffentlichten Studie. Das bedeutet: Die Anzahl an tödlichen Verkehrsunfällen korreliert in demselben Maße mit der Anzahl an zurückgelegten Fahrmeilen wie die Krebsinzidenz eines Gewebes mit der Anzahl seiner durchlaufenen Stammzellteilungen.

Würde man die Daten aus dem Straßenverkehr interpretieren wie die Daten in der *Science*-Studie, hieße das, 70 Prozent aller tödlichen Verkehrsunfälle würden durch zu langes Fahren verursacht und nur 30 Prozent durch andere Ursachen wie Alkohol am Steuer, das Lesen von Textnachrichten am Handy, Materialschäden, Unwettereinbrüche oder mangelnde Sicherheitssysteme. Stimmt das? Natürlich nicht. Ebenso wenig bedeutet diese Korrelation, dass die Anzahl an tödlichen Verkehrsunfällen gesenkt werden könnte, wenn wir nur noch kürzere Strecken führen. Die Zahl tödlicher Autounfälle hat sich in den letzten Jahrzehnten mehr als halbiert, und das, obwohl wir heute mehr und länger Auto fahren als jemals zuvor[45]. Die gesunkenen Todesraten sind also nicht auf kürzere Fahrstrecken zurückzuführen, sondern auf eine Verschärfung der Sicherheitsvorkehrungen wie Anschnallgurte, ABS, sprachgesteuerte Navigationssysteme, Freisprechanlagen und automatische Warnsysteme. Unabgelenkt, ausgeschlafen und nüchtern können wir enorm lange Strecken unfallfrei zurücklegen. Die Komponenten »Glück« oder »Pech« kommen erst zum Tragen, wenn wir alle anderen Störfaktoren aus dem Wege geräumt haben.

Eine statistische Korrelation zwischen zwei Faktoren sagt wenig über den tatsächlichen Kausalzusammenhang aus, selbst wenn eine Verbindung plausibel erscheint oder teilweise gegeben ist. Obwohl es unvernünftig und sogar illegal sein mag, kann man durchaus eine lange

Autofahrt unternehmen und dabei betrunken sein oder Textnachrichten schreiben. Die Fahrstrecke ist nicht allein »schuld« an einem Unfall. Je länger wir mit dem Auto unterwegs sind und je öfter sich unsere Stammzellen im Laufe eines Lebens teilen müssen, desto größer ist die Gefahr nicht selbstverschuldeter Unfälle. Aber wir haben in beiden Fällen in der Hand, in welchem Zustand und mit welchem Tempo wir uns auf die Reise begeben.

Zufällige Fehler sind ein wichtiger Beitrag zur Krebsentstehung und zumindest ein Part der Erklärung, weshalb Gewebe mit hohen Teilungsraten wie beispielsweise das Darmepithel anfälliger für Krebserkrankungen sind als Gewebe, deren Zellen sich im Erwachsenenalter kaum noch teilen, wie beispielsweise Muskel- oder Fettgewebe. Jedes Mal, wenn sich eine Zelle teilt, kommt es zu drei bis fünf neuen Mutationen. Zellteilungen sind also tatsächlich karzinogen[4]. Aber diese Variation in der Krebshäufigkeit zwischen einzelnen Geweben verrät uns nur wenig über die Ursachen einer bestimmten Krebserkrankung in der Bevölkerung.

Weltweit existieren große regionale Unterschiede in der Verteilung vieler Krebsarten, beispielsweise von Lungen-, Darm- oder Magenkrebs. Diese Unterschiede können nicht durch verschiedene Stammzellteilungsraten erklärt werden, denn menschliche Stammzellen teilen sich in allen Ländern dieser Erde gleich häufig. Sie können auch nicht durch unterschiedliche genetische Veranlagungen in der jeweiligen Region erklärt werden, denn Einwanderer, die von einer Region mit niedrigem in eine Region mit hohem Krebsrisiko umsiedeln, übernehmen das höhere Risiko ihres neuen Heimatlandes[46]. Die Wahrscheinlichkeit, an einer bestimmten Krebsart zu erkranken, hängt aber nicht nur von dem Land ab, in dem man lebt, sondern kann sich auch im Laufe der Zeit verändern. Lungenkrebs beispielsweise ist heute in vielen Ländern dank effektiver Aufklärungs- und Schutzmaßnahmen gegen das Rauchen viel seltener geworden. Demgegenüber sind die Inzidenz- und Todesraten von Leberkrebs in vielen westlichen Ländern als Folge unserer veränderten Ernährungs- und Bewegungsgewohnheiten in den letzten Jahrzehnten deutlich gestiegen. Die Lebensweise spielt also sehr wohl eine Rolle – zumindest, was die Krebsentstehung im Erwachsenenalter betrifft (zu Krebs bei Kindern komme ich später).

Wenn man wissen möchte, wie man Leberkrebs am effizientesten verhindert, hilft es also wenig, die Zellteilungsraten in der Leber mit anderen Organen wie den Nieren zu vergleichen. Diese Krebsart wird in fast allen Fällen durch jahrelange Leberentzündungen verursacht, die meist unbemerkt verlaufen. In modernen westlichen Ländern werden diese vor allem durch eine Fettleber und Alkoholkonsum verursacht, in Entwicklungs- und Schwellenländern ist die Ursache meist eine chronische Hepatitis-B- oder C-Virus-Infektion. Allein mit Impfungen gegen Hepatitis und Humane Papillomaviren könnten wir jährlich etwa eine Million Krebsfälle verhindern[47]. Aber all diese Krebsursachen wären aus der in *Science* publizierten Korrelation zwischen Stammzellteilungen und der Krebsinzidenzrate verschiedener Gewebe überhaupt nicht ersichtlich.

Zu diesem Ergebnis kam ein Jahr später auch eine Studie in dem Journal *Nature*, die auch externe Faktoren mitberücksichtigte. Weniger als zehn Prozent des Risikos vieler Krebsarten waren nun noch zufälligen Mutationen während der Zellteilung zuzuschreiben[48].

Zufällige oder erbliche Mutationen sind notwendig für die Krebsentstehung. Aber sie sind nicht ausreichend, um diese vollständig zu erklären. Darüber, ob eine Krebserkrankung entsteht, entscheiden andere Vorgänge in unserem Körper. Um sie zu verstehen, müssen wir noch einmal kurz einen Schritt zurücktreten. Wir stehen sonst einfach zu nah an der Wahrheit dran, um sie zu erkennen.

Das Wichtigste in Kürze

- Verschiedene Gewebe und Organe in unserem Körper haben unterschiedliche Stammzellteilungsraten.
- Krebs entsteht häufiger in hoch proliferativen Geweben wie im Epithel des Darms oder der Haut und seltener in Geweben, die sich im Erwachsenenalter kaum noch teilen, wie beispielsweise im Muskel- oder Fettgewebe.

- Diese Stammzellteilungsraten verraten uns jedoch wenig über Krebsursachen in der Bevölkerung.
- Wie schnell die Krebsentstehung in einem Organ voranschreitet, wird durch eine Vielzahl weiterer innerer und äußerer Faktoren beeinflusst und kann zwischen Bevölkerungsgruppen und einzelnen Personen sehr stark variieren.

---

* * *

Peto's Paradoxon oder: Ist das nicht seltsam?

Wir erwarten von großen Entdeckungen nicht, dass sie einfach so in die Augen springen. Wir wollen sie möglichst aufwendig finden, am liebsten unter einem Mikroskop oder mit irgendeinem anderen teuren Gerät. Wir denken, dass große Entdeckungen darin bestehen, etwas zu *entdecken*. Die wahre Kunst liegt aber oft eher darin, etwas Neues in Vorhandenem zu erkennen. Dabei spielt die Macht der Gewohnheit eine nicht zu unterschätzende Rolle. An vieles, das wir regelmäßig sehen, haben wir uns schon so sehr gewöhnt, dass wir es als gegeben hinnehmen, ohne zu versuchen, es auch zu verstehen.

Die wichtigste Gabe eines Wissenschaftlers besteht daher darin, gelegentlich zu vergessen, was alle anderen bereits wissen, und alltägliche oder gewöhnliche Dinge so zu betrachten, als sähen wir sie zum allerersten Mal. Als sähen wir sie mit den neugierigen und unvoreingenommenen Augen eines Kindes. Nehmen wir als Beispiel den Wal, das Lieblingstier vieler Kinder. Die Größe und Anmut, mit der Wale ihre majestätischen Körper viele tausend Kilometer im Jahr durch unsere Weltmeere navigieren, erweckt Ehrfurcht – auch in uns Erwachsenen. Wir bestaunen Wale seit Jahrtausenden. Aber haben wir auch wirklich verstanden, was wir sehen?

Mit einer Länge von bis zu 33 Metern und einem Gewicht von bis zu 200 Tonnen ist der Blauwal das größte Lebewesen, das jemals auf diesem Planeten gelebt hat. Größer sogar als jeder Dinosaurier und in etwa doppelt so groß wie der Urzeit-Hai Megalodon, um eine Einheit zu nennen, mit der auch Achtjährige etwas anfangen können. Seine Körperzellen sind hingegen nicht größer als die anderer Säugetiere, egal, ob es sich um einen Menschen oder eine kleine Maus handelt. Obwohl ein Blauwal etwa zehn Millionen Mal schwerer ist als eine Maus und entsprechend mehr Körperzellen besitzt, lebt er mit einer durchschnittlichen Lebenserwartung von 80 Jahren ungefähr 40 Mal länger – ohne dabei häufiger an Krebs zu erkranken [7]. Ist das nicht seltsam?

Die widersprüchliche Beobachtung, dass große Säugetiere über die Artengrenze hinweg eine höhere Lebenserwartung haben als kleine, wurde 1975 erstmals von dem britischen Epidemiologen Sir Richard Peto zu Papier gebracht, der zu den 20 meistzitierten medizinischen Forschern der Welt zählt. Sie ist sogar so verwunderlich, dass sie unter dem Namen Peto's Paradoxon bekannt wurde und Wissenschaftler, insbesondere Krebsforscher, bis heute umtreibt.

Wir bezeichnen etwas als paradox, wenn das, was wir sehen, ganz und gar nicht zu dem passt, was wir anhand unseres bisherigen Wissens und unserer Logik schlussfolgern würden. Was also ist es, das die Lebenserwartung eines Blauwals so paradox macht? Was stimmt nicht mit unseren Überlegungen?

Was an Walen seltsam ist, ist nicht nur ihre gewaltige Körpergröße, sondern auch ihre hohe Lebenserwartung. Nun sollte man meinen, dass bei einem derartig großen Gemenge an Körperzellen, die allesamt das Potential besitzen, zu Krebszellen zu werden, einiges schiefgehen kann. Da Wale weder trinken noch rauchen, keine industriell hergestellten Nahrungsmittel essen und sich ausreichend bewegen, liegt die Vermutung nahe, dass Krebs, zumindest bei ihnen, durch zufällige Fehler während der Zellteilung entsteht.

Peto's Paradoxon führt uns vor Augen, dass diese Annahme nicht stimmen kann. Blauwale durchlaufen während ihres Lebens etwa eine halbe Milliarde mehr Zellteilungen als Mäuse, die in Gefangenschaft nach spätestens zwei Jahren sterben – und zwar meistens an Krebs. Wenn dieser hauptsächlich durch zufällige Fehler bei der Zellteilung entstehen würde, wäre die Existenz von Blauwalen unmöglich. Ebenso wie die von Elefanten, Nilpferden oder Giraffen. Dasselbe gilt für den Alterungsprozess ganz allgemein. Würden wir allein durch zufällige DNA-Schäden oder Verschleißerscheinungen altern, dürften große Tierarten nicht länger leben als kleine. Aber Altern und Krebs funktionieren anders.

Eine Untersuchung der Todesursachen von 110 148 in Zoos lebenden Säugetieren aus 191 verschiedenen Arten zeigte, dass besonders große und langlebige Säugetiere nicht nur eine vergleichbare Krebsrate besitzen wie alle anderen – sie erkranken trotz ihrer Körperfülle und Langlebigkeit sogar tendenziell etwas seltener an Krebs als kleinere Säugetiere[49].

Im Fall von Walen kennen wir inzwischen die Lösung zu Peto's Paradoxon. Sie liegt, zumindest teilweise, in den unterschiedlichen Stoffwechselraten von kleinen und großen Lebewesen. Blauwale haben Stoffwechselraten, die bis zu 1000 Mal niedriger sind als die von Mäusen oder kleinen Singvögeln. Die meisten Mutationen im Genom von Lebewesen entstehen nicht durch Fehler bei der Zellteilung, sondern durch Nebenprodukte des Stoffwechsels. Die Hauptquelle von Substanzen, die unsere DNA und Zellen schädigen, sind: wir selbst.

Die unterschiedlichen Stoffwechselraten von Lebewesen sind nur ein Teil der Lösung zu Peto's Paradoxon. Es existieren auch kleine Säugetiere mit hohen Stoffwechselraten, wie beispielsweise Fledermäuse, die trotzdem relativ langlebig sind. Die hohe Muskelaktivität beim Fliegen ist energieaufwendig und produziert enorme Mengen an reaktiven Stoffwechselprodukten, die Proteine und DNA-Moleküle angreifen können. Man könnte diese Stoffwechselprodukte »aggressiv« nennen, aber Chemiker haben einen viel netteren Ausdruck für ihr Verhalten gefunden, nämlich »reaktionsfreudig«. Trotz dieser vielen reaktionsfreudigen Sauerstoffverbindungen haben Fledermäuse dank ihrer Flugfähigkeit und ausgezeichneten Echoortung eine deutlich höhere extrinsische Lebenserwartung als gewöhnliche bodenlebende und echolose Mäuse, weshalb sich auch ihre intrinsische Lebenserwartung im Laufe der Zeit auf genetischem Wege erhöht hat.

Dies geschieht, wie wir inzwischen wissen, indem Tiere mit zufälligen DNA-Mutationen, die beispielsweise die Effizienz ihrer DNA-Reparatur, die Abwehr von Sauerstoffverbindungen oder die Überwachungsfunktion ihres Immunsystems auf Krebszellen verbessern, länger leben und mehr Nachkommen zeugen können – vorausgesetzt, die Umwelt lässt es zu.

Extrem langlebige und krebsresistente Tierarten wie Wale oder Fledermäuse haben also noch viel mehr spannende Tricks auf Lager als nur unterschiedliche Stoffwechselraten. Sie haben im Laufe von Millionen von Jahren Methoden entwickelt, um die Integrität ihrer Gene auch bei hohen Stoffwechsel- oder Zellteilungsraten zu bewahren. Nacktmulle beispielsweise, die mit einer Lebenserwartung von bis zu 40 Jahren als die langlebigsten Nagetiere gelten, sind extrem resistent gegenüber spontanen und chemisch-induzierten Tumoren. Wenn man ihre Körperzellen im Labor in einem Nährmedium hält und mit Karzinogenen bombardiert, sammeln diese anders als andere Säugetierzellen keine Mutationen an, sondern sterben einfach ab. Dieser Mechanismus hilft ihnen, sich geschädigter Zellen sehr früh zu entledigen. Wenn man bedenkt, dass andere Nagetiere wie Mäuse oder Ratten gewöhnlich nur etwa zwei Jahre alt werden, ist ihre Lebenserwartung wirklich beeindruckend – man stelle sich nur mal vor, man träfe auf einen seltsamen, unbehaarten Menschen, der um die 1600 Jahre alt ist[50].

Die zusätzlichen Sicherheitsnetze, die sich in langlebigen Tierarten entwickelt haben, bilden einen wichtigen Ideen-Pool, an dem sich Krebs- und Alterungsforscher bedienen können. Ihre Mechanismen sind bisher kaum erforscht, dabei könnten sie uns Menschen helfen, die Krebsentstehung zukünftig besser zu verhindern und die natürliche Krebsabwehr zu stärken. Im Nacktmull beispielsweise scheint ein besonderes hochmolekulares Hyaluronsäuremolekül für den lebensverlängernden Effekt verantwortlich zu sein (*high molecular weight hyaluronic acid*, kurz HMM-HA). Kürzlich ist es sogar gelungen, die lebensverlängernde Wirkung dieser Hyaluronsäure in Mäuse zu »exportieren«[51]. Mäuse, die genetisch so verändert wurden, dass sie das Nacktmull-Hyaluronsäuremolekül selber herstellen können, erkranken seltener an Krebs, zeigen weniger Alterserscheinungen und leben länger als normale Mäuse.

Die Natur zeigt, dass es möglich ist, die Krebsentstehung sehr stark hinauszuzögern. Bisher waren wir auf die Untersuchung von Mäusen konzentriert, aber Mäuse sind als Studienobjekte nicht gerade ideal, wenn man herausfinden möchte, wie sich die Krebsentstehung möglicherweise verhindern ließe. Mäuse sterben und erkranken schließlich viel früher an Krebs als Menschen, Nacktmulle oder Elefanten. Das bedeutet, dass ihre körpereigenen Sicherheitssysteme gegen Krebs im Vergleich zu größeren und langlebigeren Tierarten weniger effektiv sind. Ihre Körperzellen benötigen außerdem nur zwei wachstumsfördernde genetische Veränderungen, um zu Krebszellen zu werden. Bei uns Menschen sind es durchschnittlich etwa fünf solcher Driver-Mutationen. Die beschleunigte Krebsentstehung in Mäusen kann von Vorteil sein, wenn man untersuchen möchte, wie bestimmte Verhaltensweisen oder Wirkstoffe das Krebswachstum beeinflussen. Wenn wir aber nicht nur lernen wollen, wie man Krebs verlangsamen oder behandeln kann, sondern auch, wie er entsteht und wie man ihn verhindert, sollten wir uns vielleicht auch Tierarten ansehen, die größer und langlebiger sind als wir selbst.

Unser Körper ist auf eine hohe Zahl an regelmäßigen Mutationen eingestellt, denn sie entstehen ständig – aber sie werden auch ständig repariert. Unser Körper erwartet Mutationen mit einer Armee aus Milliarden von Reparaturenzymen. Nur, wenn es einer Zelle nicht gelingt, einen gravierenden Schaden zu reparieren, kann sie zum Schutz des Organismus als letzten Ausweg ein Selbstmordprogramm starten (Apoptose) oder ihr Wachstum einstellen und in eine Art Altersruhestand gehen, der als Seneszenz bezeichnet wird. In diesem Zustand lebt sie zwar noch, kann sich aber nicht mehr vermehren. Ein fittes Immunsystem erkennt solche seneszenten Zellen normalerweise und eliminiert sie. Nur sehr wenigen Zellen gelingt es, allen Reparaturversuchen und Sicherheitsnetzen zu entwischen und weitere genetische Veränderungen anzusammeln. Aber selbst solche, die bereits zu Krebszellen geworden sind, können noch vom Immunsystem erkannt und eliminiert werden, weil wir Immunzellen besitzen, die darauf spezialisiert sind, bösartige Körperzellen anhand ihrer abnormalen Proteine oder ungewöhnlich hohen Proteinmengen zu erkennen. Diese wichtige Überwachungsfunktion auf Krebszellen wird *tumor surveillance* genannt.

Unser Immunsystem kann also mehr, als uns nur vor Bakterien oder Viren zu beschützen – es erkennt alles, was sich verdächtig verhält und vom Verhalten gesunder Körperzellen abweicht. Erst, wenn Krebszellen durch immer weitere Mutationen den wachsamen Augen des Immunsystem entkommen, können sie ihr gefährliches Wachstum aufnehmen *(immune escape)*.

Weitaus gefährlicher als vereinzelte im Laufe des Lebens erworbene Mutationen sind also Umwelteinflüsse oder Lebensgewohnheiten, die genetische Reparaturarbeiten oder die Arbeit des Immunsystems behindern. Sie werden wissenschaftlich als »Tumor-Promoter« bezeichnet, was so viel wie »Krebsförderer« bedeutet.

Das Wichtigste in Kürze

- Die Hauptursache von Mutationen im Genom von Lebewesen sind nicht Fehler bei der Zellteilung, sondern Nebenprodukte unseres Stoffwechsels.
- Nicht die Menge an Mutationen und Schäden entscheidet darüber, wie schnell eine Tierart altert und an Krebs erkrankt, sondern die Anzahl und Qualität ihrer evolutionär erworbenen Sicherheitssysteme.
- Um zu lernen, wie sich Krebs in Zukunft besser verhindern ließe, können wir uns an Tieren mit zuverlässigeren Schutzmechanismen orientieren.
- Lebensgewohnheiten und Umwelteinflüsse, die die Arbeit unserer Reparatur- und Schutzmechanismen behindern, sind meist gefährlicher als vereinzelte Mutationen.

* * *

Gefährliche Krebsförderer oder: Frag doch mal die Maus

In den 80er-Jahren gelang Wissenschaftlern erstmals die Herstellung genetisch veränderter Mäuse. Das war eine Sensation, denn der beste Weg, um herauszufinden, wofür ein Gen überhaupt gut ist, besteht darin, es auszuschalten und dann zu schauen, was passiert. Mit dieser neuen Technik war es plötzlich nicht nur möglich, Gene auszuschalten, sondern man konnte auch mutierte Gene in Mäuse einbringen – beispielsweise solche, die zuvor in menschlichen Tumoren identifiziert wurden und von denen man annahm, dass sie für die Krebsentstehung verantwortlich sind. Durch das Einbringen solcher »Krebsgene« in Mäuse, so die Idee, würde man die Entstehung nachahmen und neue Behandlungsstrategien austesten können. Die Ergebnisse dieser Experimente sorgten für Verwunderung.

Die ersten »Krebs-Mäuse«, die gezielte wachstumsfördernde Mutationen in ihrem Erbgut trugen, entwickelten anfangs so gut wie überhaupt keine Tumore, und die wenigen, die man fand, waren meist strikt auf bestimmte Gewebe oder Organsysteme beschränkt[52]. Das war seltsam, denn die Tiere trugen die verantwortliche Genmutation in jeder einzelnen Zelle ihres Körpers. In den Geweben, in denen die Krebsentstehung »funktionierte«, musste also noch ein anderer, bisher unbekannter Faktor hinzukommen, der das Krebswachstum ermöglichte[7]. Was für eine Substanz oder was für ein Einfluss war das?

Brustkrebs oder: Von Nonnen und anderen Frauen

Inzwischen kennen wir die Erklärungen für diese seltsamen Beobachtungen. Die ersten genetisch veränderten Mäuse spiegeln ziemlich genau das wider, was wir auch für die Krebsentstehung im Menschen sehen. Ein anschauliches Beispiel ist eine Form von erblich bedingtem Brustkrebs, die durch angeborene Mutationen im BRCA1- oder BRCA2-Gen verursacht wird und für etwa 5–10 Prozent aller Brustkrebsfälle verantwortlich ist. Trägerinnen einer solchen Mutation produzieren ein defektes DNA-Reparatur-Enzym namens BRCA1 oder

BRCA2 (für **Br**east **Ca**ncer) in jeder einzelnen Zelle ihres Körpers. Obwohl das überaus bedrohlich klingt, ist es für die Krebsentstehung allein noch nicht ausreichend. Da wir alle Gene in doppelter Ausführung besitzen (eins vom Vater und eins von der Mutter), kann das gesunde zweite BRCA-Gen diesen Funktionsverlust nahezu kompensieren, weil es als Vorlage für die Produktion eines identischen funktionsfähigen Reparatur-Enzyms dient. Früher oder später mutiert jedoch meist auch das zweite Gen. Erst von hieran nimmt das Unheil seinen Lauf. Der totale Funktionsverlust beider BRCA-Gene hat zur Folge, dass betroffene Körperzellen gefährliche DNA-Brüche nicht mehr reparieren können und sich die Ansammlung genetischer Schäden enorm beschleunigt. Auf genetischer Ebene »altert« das Brustgewebe tatsächlich schneller[53].

Obwohl es unwahrscheinlich klingt, dass eine zufällige Mutation ausgerechnet das gesunde zweite BRCA-Gen trifft und schädigt, sind spontane Mutationen des zweiten BRCA-Gens sehr häufig. Etwa 50–85 Prozent aller BRCA-Trägerinnen entwickeln im Laufe ihres Lebens Brustkrebs und 10–46 Prozent Eierstockkrebs. Im Vergleich dazu entwickeln »nur« etwa 13 Prozent aller Nicht-Trägerinnen Brustkrebs; bei Eierstockkrebs sind es sogar »nur« 1,2 Prozent. BRCA-Trägerinnen erkranken etwa 20 Jahre früher an Brustkrebs. Sie sind in der Krebsentstehung von Anfang an »einen Schritt voraus«.

Die BRCA-Genmutation gilt als Paradebeispiel für eine angeborene Krebserkrankung. Aber kann man auf etwas, das vererbt wird, überhaupt Einfluss nehmen? Ja, das kann man. Und die Natur macht uns sogar vor, wie. Denn nun folgt das wirklich Verwunderliche an der Geschichte: Obwohl es bei BRCA-Trägerinnen auch in anderen Geweben und Organen zu einer fatalen zweiten BRCA-Mutation kommen kann, erkranken Trägerinnen erst nach zwei bis drei Jahrzehnten an Krebs, und zwar nur in den Eierstöcken und in der Brust – und somit nur in solchen Geweben, die empfänglich für die wachstumsfördernde Wirkung des Östrogens sind, dessen Produktion erst in der Pubertät einsetzt. Ohne die »äußere« wachstumsfördernde Wirkung des weiblichen Geschlechtshormons sind die genetischen Defekte machtlos. Gleichermaßen ist die wachstumsfördernde Wirkung des Östrogens für sich genommen ebenfalls nicht ausreichend. Auch dieses Hormon kann sein krebsförderndes Potential nur entfalten, wenn es auf genetisch geschädigte Zellen einwirkt.

Das Sexualhormon Östrogen ist ein mächtiger Krebsförderer, weil es stimulierend auf Körperzellen wirkt - auch auf solche, die bereits genetische Defekte angesammelt haben. Die Östrogenmenge, die im Laufe eines Lebens produziert wird, hat einen entscheidenden und direkten Einfluss auf das Krebsrisiko. Als Faustregel gilt, dass das Brustkrebsrisiko einer Frau umso höher ist, je mehr Menstruationszyklen sie im Laufe ihres Lebens durchläuft. Dementsprechend senkt ein späterer Menstruationsbeginn bei Mädchen das Krebsrisiko ebenso wie ein früher Eintritt in die Wechseljahre.

Schwangerschaften und Stillzeiten senken das Brustkrebsrisiko, weil das Stillhormon Prolaktin die Östrogenproduktion und somit den weiblichen Zyklus unterdrückt. Gleichermaßen steigern Hormonersatztherapien nach den Wechseljahren, östrogenhaltige hormonelle Verhütungsmittel, Kinderlosigkeit und kurze oder fehlende Stillzeiten das Brustkrebsrisiko. Bereits im 19. Jahrhundert fiel dem italienischen Arzt Rigoni-Stern auf, dass Brustkrebs wie eine Plage in italienischen Nonnenklöstern um sich schlug. Gleichzeitig stellte er fest, dass Nonnen fast nie an Gebärmutterhalskrebs erkrankten[54]. Heute wissen wir, dass seine Vermutung, das Zölibat müsse etwas damit zu tun haben, richtig ist. Gebärmutterhalskrebs wird durch humane Papillomaviren (HPV) verursacht, die beim Geschlechtsverkehr übertragen werden. Heute haben wir dagegen eine effektive Impfung, die uns genauso zuverlässig vor Gebärmutterhalskrebs und HPV-bedingtem Oral-, Penis- und Analkrebs schützt wie ein Zölibat.

Ohne regelmäßige Schwangerschaften und Stillzeiten waren die Nonnen im Laufe ihres Lebens mehr weiblichen Hormonzyklen ausgesetzt als Frauen in der Normalbevölkerung, die zur damaligen Zeit beinahe unentwegt schwanger waren oder stillten [7]. Das Brustkrebsrisiko ist im letzten Jahrhundert stark gestiegen, und ein Ende dieses beunruhigenden Trends ist leider nicht in Sicht. Je westlicher und moderner ein Land ist, desto höher ist das Brustkrebsrisiko. Lange Zeit in der Geschichte galt ein früher Menstruationsbeginn bei Mädchen als ein Zeichen für Wohlstand und Gesundheit. Frühe Fruchtbarkeit war mit einem hohen sozioökonomischen Status assoziiert. Auch dieses Bild hat sich in den letzten Jahrzehnten stark gewandelt. Das Alter, in dem Mädchen ihre erste Periode bekommen, ist insgesamt deutlich gesunken und ein früher Menstruationsbeginn inzwischen mit einem niedrigeren sozioökonomischen Status assoziiert. Als wichtigste Ursache gilt Übergewicht, das auch bei Kindern stark zugenommen hat[54, 55]. Ein hoher BMI, Bewegungs- oder Schlafmangel fördern die Östrogenproduktion und können somit krebsfördernd auf Brust- und Eierstockgewebe einwirken.

Auf welche Weise wir uns über die Ernährung, Sport- oder andere Lebensgewohnheiten vor Krebs schützen können, erkläre ich in Teil II. Der entscheidende Punkt an dieser Stelle ist, dass durch krebsfördernde Einflüsse, wie beispielsweise wachstumssteigernde Hormone, tatsächlich das Krebsrisiko erhöht werden kann – und zwar unabhängig davon, ob die für die Krebsentstehung notwendigen genetischen Veränderungen angeboren sind oder erst später im Laufe des Lebens erworben wurden. Eine Studie im Wissenschaftsmagazin *Science* untersuchte das Erkrankungsalter von über 1000 von einer BRCA-Genmutation betroffenen Frauen und konnte zeigen, dass sich das Alter zum Zeitpunkt der Erkrankung im letzten Jahrhundert deutlich nach vorn verschoben hat. Trägerinnen einer BRCA-Genmutation, die vor 1940 geboren wurden, hatten im Alter von 50 Jahren ein Brustkrebsrisiko von »nur« etwa 24 Prozent. Für Trägerinnen, die nach 1940 geboren wurden, war es fast dreimal so hoch, nämlich 67 Prozent[56]. Zwei alleinige Faktoren waren in der genannten Studie ausreichend, um das Erkrankungsalter bedeutend nach hinten zu verschieben: regelmäßiger Sport und Normalgewicht in der Jugend.

Ein späterer Krankheitsbeginn bedeutete nicht nur vertagtes Leid, sondern auch, dass prozentual mehr Frauen mit einer angeborenen BRCA-Genmutation ein langes Leben führten, ohne jemals an Brustkrebs zu erkranken.

Die Wirkung von Alkohol

Als Krebsförderer gilt generell alles, was das Überleben oder Wachstum von Zellen erleichtert. Anders als klassische Karzinogene müssen Krebsförderer unsere DNA dabei nicht zwangsweise schädigen, und ihre Natur kann sehr verschiedenartig sein. Das hat es in der Vergangenheit schwierig gemacht, sie zu identifizieren. Erst umfangreiche epidemiologische Studien und Migrationsstudien offenbarten, dass die großen, weltweiten Unterschiede im Krebsrisiko vor allem durch andere Lebensweisen verursacht werden und nicht durch unterschiedliche genetische Veranlagungen in der jeweiligen geografischen Region[7]. Von Wachstumshormonen, Nährstoffen, Übergewicht, chronischen Entzündungen bis hin zu physikalischen oder chemischen Reizen kann alles als Krebsförderer agieren, was das Überleben und Wachstum von Zellen fördert oder die Arbeit des Immunsystems blockiert. Beispielsweise verfünffachen Gallensteine das Risiko für Gallenblasenkrebs[57]. Sie wirken krebsfördernd, weil sie dauerhaft an der obersten Zellschicht reiben, die unsere Gallenblase auskleidet, und sie dadurch beschädigen. Als Folge dieses Gewebeschadens werden krebsfördernde Entzündungsreaktionen und Wundheilungsprozesse in Gang gesetzt, die versuchen, die Lücken im »Zellrasen« wieder zu verschließen, indem sie Zellen in tieferliegenden Schichten zum Wachstum anregen – auch solche mit genetischen Defekten. Das Krebsrisiko steigt – vor allem, wenn der Auslöser nicht behoben wird und der Reiz über Jahre bestehen bleibt.

Auf dieselbe Weise wirkt auch hochprozentiger Alkohol als Krebsförderer bei einer Krebsart im Mund- und Rachenraum, die vor allem bei Rauchern auftritt. Interessanterweise erkranken Raucher, die regelmäßig hochprozentigen Alkohol trinken, etwa 100 Mal häufiger an dieser Krebsart als solche, die keinen hochprozentigen Alkohol trinken. Im Gegensatz zu Zigarettenrauch, der über 60 karzinogene Substanzen enthält, kann Alkohol unsere DNA nicht einmal selbst schädigen, denn er wird erst in der Leber zu Formaldehyd und Acetaldehyd verstoffwechselt, die Proteine und unser Erbgut angreifen können und daher als karzinogen gelten. Während des Trinkens in seiner unverstoffwechselten Form wirkt Alkohol aber noch nicht als Karzinogen, sondern »nur« als Krebsförderer.

Hochprozentiger Alkohol bringt die Membranen der obersten Zellschicht im Mund- und Rachenraum zum Platzen. Auf dieser Eigenschaft beruht seine desinfizierende Wirkung gegen umhüllte Viren und Bakterien. Die tieferliegenden Zellschichten schalten als Antwort auf diesen oberflächlichen Gewebeschaden in den Wachstumsmodus und versuchen die zerstörten Zellen schnellstmöglich mit frischen, nachrückenden Zellen zu ersetzen. Diese wachstumsfördernde Wirkung des Alkohols ist ausreichend, um das Krebsrisiko zu verhundertfachen[7]. Diesen starken Effekt kann Alkohol allerdings nur in Gegenwart von Mutationen entfalten, die sich beispielsweise über die Jahre hinweg in den Geweben des Mund- und Rachenraums von Rauchern angesammelt haben.

Zum Thema Alkohol sei noch kurz ein wichtiger Aspekt erwähnt, der oft vergessen wird: Außerhalb der Leber kommt das Enzym Alkoholdehydrogenase, das Alkohol in seine krebserregenden Abbauprodukte umwandeln kann, noch in einem anderen Gewebe vor – und zwar im Brustgewebe. Alkohol gilt daher als einer der bedeutsamsten Risikofaktoren für Brustkrebs[58]. Allein in Europa werden etwa 40 000 Brustkrebsfälle jährlich durch Alkoholkonsum verursacht[59].

Krebs im Kindesalter

Leider können wir nicht allen Krebsförderern entkommen. Ebenso wie angeborene oder zufällige Mutationen entziehen sich auch manche Krebsförderer unserer Beeinflussung. Ein tragisches Beispiel sind kindliche Tumore, die in allen Regionen dieser Welt mit einer vergleichbaren Häufigkeit auftreten, wie beispielsweise Gehirntumore oder Leukämien. Dies gilt als starkes Indiz dafür, dass die Entstehung dieser Krebsarten bei Kindern nicht durch äußere Lebensumstände gefördert wird, sondern durch Vorgänge im kindlichen Körper selbst.

Nach allem, was wir über die Krebsentstehung wissen, scheint es schwer vorstellbar, dass auch ganz junge Menschen daran erkranken können. Wenn die Ansammlung genetischer Veränderungen im Erwachsenen meist mehrere Jahrzehnte in Anspruch nimmt und zusätzlich der Unterstützung von Krebsförderern bedarf, wie kann die Krebsentstehung dann derart beschleunigt und innerhalb nur weniger Monate in den Kleinsten unserer menschlichen Gesellschaft ablaufen?

Die Antwort auf diese Frage liegt in der kindlichen Entwicklung selbst. In der frühen Kindheit befindet sich der Körper in einer starken Entwicklungs- und Wachstumsphase, in der viele Körperzellen ihr größtes Vermehrungspotential besitzen. Falls ein Kind mit einem angeborenen Gendefekt zur Welt kommt, kann genau diese starke Wachstumsumgebung als mächtiger Krebsförderer auf die genetisch vorbelasteten Zellen wirken. Nie wieder besitzen wir beispielsweise so viele Gehirnzellen wie im Alter von zwei Jahren. Danach schrumpft die Anzahl bis zum Erwachsenenalter wieder von 200 Billionen auf 100 Billionen. Bei uns Erwachsenen haben Gehirnzellen nur noch ein sehr eingeschränktes Vermehrungspotential, und wir müssen uns die vielen genetischen Veränderungen, die notwendig sind, um diesen Wachstumsstopp wieder aufzuheben, über viele Jahrzehnte mit zufälligen Mutationen erst mühsam erarbeiten. Bei kleinen Kindern ist das Wachstumspotential der Nervenzellen noch extrem groß, und entsprechend wenige genetische Veränderungen sind für die Krebsentstehung notwendig.

Ein anderes eindrucksvolles Beispiel ist eine bösartige Krebserkrankung des Auges, die durch einen Gendefekt im Retinoblastom-Gen verursacht wird und vor allem bei Kindern zwischen dem ersten und zweiten Lebensjahr auftritt. Obwohl Kinder diesen angeborenen Gendefekt in jeder einzelnen Zelle ihres Körpers tragen, kann er nur in der unreifen Netzhaut des Auges eine Krebserkrankung verursachen. Ab einem Alter von circa fünf Jahren ist die Netzhaut vollständig entwickelt, und es kommt selbst bei Trägern eines defekten Retinoblastom-Gens nur noch extrem selten zur Entwicklung von Augentumoren[60]. Ohne den krebsfördernden Einfluss ist die Genmutation machtlos, obwohl sie ein wichtiges Zellzyklus-Gen betrifft.

Da es nicht möglich ist, Krebserkrankungen im Kindesalter generell vorzubeugen, sind frühe Diagnosen und unverzügliche Behandlungen von oberster Priorität. Eine einfache Methode, um beispielsweise das Retinoblastom zu diagnostizieren, sind Blitzlichtfotos mit dem Handy. Ist der Augenhintergrund nur auf einem Auge rot und auf dem anderen weißlich, ist das ein gefährliches Indiz. In den letzten Jahren gab es in den sozialen Medien immer wieder Fälle von Eltern, die Fotos ihrer Kinder posteten und von anderen Usern auf den gefährlichen Effekt am Augenhintergrund aufmerksam gemacht wurden. Dieses einfache Wissen kann Leben retten und das Augenlicht von Kindern bewahren. Mit dem Thema Früherkennung beschäftigen wir uns in Teil II und III noch gründlicher.

Die Bedeutung des Immunsystems

Das niedrigste Krebsrisiko in unserem Leben haben wir im Alter von etwa sechs bis acht Jahren. In dieser Zeit hat sich das rasante Wachstum der ersten Lebensjahre bereits wieder abgeschwächt. Nun liegen viele Jahrzehnte vor uns, in denen Mutationen und Krebsförderer gemeinsam auf die Krebsentstehung im Alter hinarbeiten.

In den letzten Jahrzehnten haben wir erkannt, dass viele Krebserkrankungen auf bestimmte Rahmenbedingungen wie chronische Entzündungen, krebserregende Infektionen oder andere Begleiterkrankungen angewiesen sind, um zu gedeihen. Demnach sind erbliche oder spontane Mutationen nur der Samen. Krebsförderer, wie in den obigen Beispielen Östrogen, Alkohol oder die kindliche Entwicklung, sind der Nährboden, auf dem dieser Samen gedeiht. Ohne geeigneten Nährboden und die richtigen Wachstumsbedingungen bleibt ein Samen immer nur ein Samen. Krebsförderer sind das Substrat, in das wir ihn betten und das ihm dabei hilft, zu keimen und zu gedeihen. Es ist wichtig, dass wir die Qualität dieses Nährbodens frühzeitig prüfen, ihn regelmäßig überwachen und ungewünschte Keimlinge möglichst rechtzeitig entfernen. Erst, wenn all diese Maßnahmen versagen, sollten wir zu Unkrautvernichtungsmitteln greifen, die meist auch ihre Umgebung schädigen. Unsere Funktion ist die eines Gärtners, der versucht, seinen Garten unkrautfrei zu halten – oder wie Shakespeare in *Othello* schrieb: »Unsere Körper sind unsere Gärten, und unser Wille ihre Gärtner.«

Das wichtigste Arbeitsmittel in diesem Garten ist unser Immunsystem. Seine Schwächung gilt als einer der stärksten krebsfördernden Einflüsse, die wir bis heute entdeckt haben, und zwar unabhängig davon, ob sie durch unsere Lebensweise, bestimmte Viren (HIV) oder Medikamente verursacht wird. Während es schwierig ist, die Krebsentstehung in Mäusen mithilfe von mutierten Wachstumsgenen nachzuahmen, erkranken Mäuse, denen bestimmte Immunzelltypen fehlen (sogenannte T- und B-Zellen), schon früh und beinahe ausnahmslos an Krebs, hauptsächlich im Darm[61]. Auch Empfänger von Spenderorganen, die zum Schutz vor Abstoßungsreaktionen Medikamente zur Unterdrückung ihres Immunsystems einnehmen müssen, erkranken deutlich häufiger an Krebs[62]. Eine australische Studie zeigte, dass 72 Prozent aller Empfänger einer Spenderniere im Zeitraum von 24 Jahren eine oder sogar mehrere Krebsdiagnosen erhielten. Dieser Prozentsatz liegt weit über dem Durchschnitt der normalen Bevölkerung.

Diese Beobachtungen zeigen, dass die Anzahl an Krebserkrankungen, die unser Immunsystem normalerweise erkennen und besiegen kann, ziemlich groß ist. Dies gilt allerdings nur für Krebs im Anfangsstadium. Je weiter ein Tumor fortschreitet, desto schlechter kann er von unserer körpereigenen Schutzpatrouille erkannt und bekämpft werden. Das Immunsystem wird dann sogar zunehmend zu einem Verbündeten der Krebserkrankung und letztlich zu einem Krebsförderer. Das Ziel aller heutigen Immuntherapien ist es daher, das Abwehrsystem wieder auf einen Tumor zu richten, der sich mithilfe vielfältiger genetischer Veränderungen vor ihm versteckt hält oder es sogar gezielt unterdrückt.

Das Gute am Schlechten

In unserer Vorstellung sind Mutationen der Ursprung von Krebserkrankungen und gleichbedeutend mit einer dauerhaften Katastrophe. Im Alter von 60 Jahren tragen viele unserer Körperzellen bereits zehntausende Mutationen in ihrem Erbgut [6]. Trotzdem sehen diese Zellen noch vollkommen normal aus und verhalten sich weitestgehend unauffällig. Viele der bösartigen genetischen Veränderungen, die man in fortgeschrittenen Darmtumoren findet, sind auch in benachbarten gesunden Darmabschnitten zu finden. Mutationen allein machen Körperzellen noch lange nicht zu Krebszellen, selbst wenn es sich um schwerwiegende Driver-Mutationen handelt. Mutationen sind einfach nicht genug.

Nun, da wir Krebsförderer kennen und verstanden haben, wie sie funktionieren, müssen wir ihnen endlich die Aufmerksamkeit zuteilwerden lassen, die ihnen gebührt. Das Wissen, dass Krebsförderer existieren, verleiht uns eine enorme Verantwortung. Aber es ist auch eine Chance. Wir müssen uns nicht mehr kampflos einem genetischen Risiko ergeben, sondern haben die Möglichkeit, bewusst und aktiv in die Krebsentstehung einzugreifen.

Wir können unsere angeborenen Gene nicht verändern und zufällige Mutationen niemals ganz verhindern. Aber das ist zum Glück auch gar nicht zwingend notwendig. Oftmals genügt es, sie einfach geschickter zu regulieren.

Das Wichtigste in Kürze

- Mutationen sind nur der Samen, aus dem Krebs entsteht.
- Ohne einen fördernden Nährboden können aus Mutationen keine Krebserkrankungen entstehen.
- Als Krebsförderer gilt alles, was das Überleben und Wachstum von Zellen mit Mutationen erleichtert.
- Krebsförderer schädigen unsere DNA, anders als klassische Karzinogene, nicht direkt und ihre Wirkweise ist sehr verschieden. Das macht es oft schwierig, sie zu identifizieren.
- Eine Schwächung des Immunsystems gilt als Beispiel für einen potenten Krebsförderer, ebenso wie das Geschlechtshormon Östrogen, das wachstumsfördernd auf Brustepithelzellen wirkt.

---

* * *

EINE NEUE ZEITRECHNUNG

Programm und Steuerung

Im Jahr 1990 wurde das größte biologische Forschungsprojekt aller Zeiten gestartet: das Humane Genomprojekt. Sein Ziel, das menschliche Erbgut zu entschlüsseln, sollte gleichzeitig auch der Schlüssel zum Verständnis komplexer genetischer Erkrankungen sein. Verbesserte Diagnoseverfahren und wirksamere Therapien wären ab dem Zeitpunkt, da wir unser vollständig sequenziertes Genom in den Händen hielten, nur noch eine Frage der Zeit. Insbesondere die Krebsforschung sollte von den Erkenntnissen aus dem Genomprojekt profitieren.

Obwohl das Projekt 2003 offiziell für beendet erklärt wurde, ist es bis heute nicht abgeschlossen, und die Anzahl der Gene, die sich aktuell auf etwa 22 000 beläuft, wird immer wieder nachkorrigiert. Insgesamt stellte sich heraus, dass nur sehr wenige Erkrankungen durch angeborene Gendefekte verursacht werden und ausgerechnet die großen Volkskrankheiten Diabetes, Arteriosklerose, Krebs, Demenz und Depression kaum genetischen Einflüssen unterliegen. Die Sache war offensichtlich komplizierter, als man angenommen hatte.

Wenige Jahre nach dem offiziellen Ende des Genomprojekts, während wir noch mit der Auswertung seiner Datensätze kämpften, begannen neue Techniken gehörig an den Fundamenten der traditionellen Genetik zu rütteln[63]. Neue Methoden der RNA-Sequenzierung und Epigenomanalyse erlaubten es plötzlich, die in einer Zelle tatsächlich hergestellten mRNAs anhand ihrer Nukleotidsequenz zu untersuchen, deren Mengen zu bestimmen und die Aktivität von Genen zu messen. Dank dieser neuen Methoden begriff man erstmals, was innerhalb von Körperzellen wirklich geschah. Damit wurde aber zunehmend auch klar, dass wir noch weit davon entfernt waren, wichtige biologische Prozesse wie die Krebsentstehung, das Altern oder die Vererbung vollständig zu verstehen. *Genomics* war gestern, was nun kam, war ein Zeitalter der *Transcriptomics* und *Epigenomics.* Hinter dem genetischen Code verbarg sich noch ein anderer Text, der die Anweisung zum Abspielen des genetischen Codes enthielt. Wir hatten die Schriftsprache allen Lebens auf diesem Planeten entziffert – aber diese Schrift war nicht gleichzusetzen mit dem gesprochenen Wort. Das letzte Wort hat die Epigenetik, die sich mit der Steuerung von Genaktivitäten beschäftigt.

Krebs war die erste menschliche »Krankheit«, bei der man epigenetische Veränderungen feststellte[64]. Inzwischen wissen wir, dass nahezu alle Krebsarten neben genetischen Mutationen auch Störungen der Genregulation aufweisen, von der oft viele hundert bis tausend Gene innerhalb eines Tumors betroffen sind. Diese müssen also nicht einmal mutiert sein, um zur Krebsentstehung beizutragen – es genügt, wenn sie falsch reguliert werden. Das ist eine Information, die man als gut oder schlecht werten kann. Das Gute an dieser Information ist, dass viele der »entarteten« Gene in Tumorzellen prinzipiell intakt sind und dass man ihre Fehlregulation möglicherweise wieder in den Griff bekommen kann, mithilfe neuartiger epigenetischer Medikamente oder auch durch Verhaltensänderungen. Die schlechte Information ist, dass wir uns nicht einmal durch das Vermeiden von Karzinogenen und anderen Mutationsquellen vor Krebs sicher schützen können, weil die Fehlregulation eines Gens denselben Effekt haben kann wie eine Mutation.

Krebszellen sind noch viel dynamischer und plastischer als bisher angenommen, und diese Wandelbarkeit könnte auch unsere modernsten maßgeschneiderten Therapien irgendwann an ihre Grenzen bringen. Krebs ist zu einem großen Teil eine Störung des Epigenoms, wie man die Gesamtheit aller chemischen Veränderungen nennt, die zur Steuerung der Genaktivität in einer Zelle beitragen[65]. Und ebenso wirken die allermeisten Maßnahmen zur Krebsprävention, die ich in Teil II vorstellen werde, auf epigenetischem Wege, also über eine Steuerung von Genaktivitäten.

Um das Verhalten von Krebszellen zu verstehen, ist es sinnvoll, dass wir uns kurz einen Überblick darüber verschaffen, was Epigenetik eigentlich ist und wie sie funktioniert. In diesem kurzen Exkurs werde ich auch erklären, was epigenetische Uhren, die momentan in aller Munde sind, mit Krebs zu tun haben, und warum es enorme Risiken birgt, voreilig mit Medikamenten an ihnen herumzuspielen.

Das Wichtigste in Kürze

- Die Genetik ist der Programmcode, aber die Epigenetik gibt vor, wie dieser Code gelesen und gesteuert wird.
- Gene müssen nicht mutiert sein, um zur Krebsentstehung beizutragen, es genügt, wenn sie falsch reguliert werden.
- Auch Krebsförderer schädigen unsere DNA nicht direkt, sondern wirken über epigenetische Mechanismen auf unsere Zellen ein.
- Viele Maßnahmen zur Krebsprävention zielen auf die Eliminierung oder Reduktion von Krebsförderern ab und wirken daher ebenfalls auf epigenetischem Wege.

* * *

Die Klaviatur unserer DNA: Nicht der Ton macht die Musik

Jede Zelle in unserem Körper trägt dieselbe DNA, aber nicht alle Körperzellen sehen gleich aus und haben dieselbe Funktion. Nervenzellen haben eine andere Form und Funktion als Muskel- oder Hautzellen. Obwohl sie unterschiedlicher nicht sein könnten, sind sie genetisch dennoch identisch – ihre Gene werden nur anders reguliert.

Als wichtige Kontrollinstanz steht die Epigenetik eine Ebene über der Genetik und bestimmt in jeder Körperzelle, welche Gene aktiviert und welche stummgeschaltet werden. Dieses An- und Ausschalten von Genen wird durch kleine chemische Veränderungen an der DNA selbst oder an benachbarten Proteinen gesteuert, wodurch die

Lesbarkeit und Zugänglichkeit der DNA für Enzyme und regulatorische Proteine verändert wird.

Man kann sich die Epigenetik auch als eine Art Anleitung vorstellen, um den genetischen Code in jeder Zelle richtig zu interpretieren. Falls Sie ein Instrument spielen, können Sie sich den genetischen Code auch als Noten vorstellen, die auf ein Notenpapier geschrieben wurden und die verschiedenen Symbole (wie Notenschlüssel, Fähnchen, Balken, Bögen und Punkte), die uns Wichtiges über Tonhöhe, -dauer und den Takt verraten, als die Epigenetik dieses musikalischen Codes. Das Erlernen der Tonleiter ist einfach. Die Kunst besteht in der richtigen Wiedergabe einer Komposition.

Jede Zelle unseres Körpers bekommt durch die Epigenetik ihre eigene »Melodie«, die sich im Laufe des Lebens und in Antwort auf unser Verhalten ändern kann. So wie ein Pianist durch seinen besonderen Stil eine bestimmte, vorgegebene Komposition eigenständig interpretiert, können wir durch unser Verhalten den uns angeborenen DNA-Code variieren.

Wie wir uns verhalten, was wir essen, wann wir essen, wie viel wir essen, wann und wie oft wir uns bewegen, ob wir Stress haben oder uns freuen, ob wir ausreichend oder zu wenig oder auch zu viel schlafen – kurz: alles, was wir in unserem Alltag tun und lassen, nimmt Einfluss auf die epigenetische Steuerung unserer Gene. Auf molekularer Ebene geschieht dies meist durch sogenannte Methylierungen. Dabei werden einzelne Wasserstoffatome an der DNA durch eine Gruppe von Atomen ersetzt, die als Methylgruppe bezeichnet wird. Diese Gruppe ist größer und daher »sperriger« als ein einzelnes Wasserstoffatom und stört daher die »Lesbarkeit« des DNA-Strangs in der jeweiligen Region. Methylierungen wirken deshalb inaktivierend auf DNA-Abschnitte, auf denen sie sich befinden.

Schon vor 40 Jahren machten Wissenschaftler erstmals die Beobachtung, dass Gene innerhalb von Tumoren anders methyliert sind als in gesunden Geweben. In menschlichen Darmtumoren sind viele Gene hypomethyliert, also schwächer methyliert und somit aktiver[66].

Die stärkste Hypomethylierung wurde in Metastasen beobachtet, was bedeutet, dass Krebszellen mit zunehmender Bösartigkeit auch immer mehr die Kontrolle über ihre Genaktivitäten verlieren. Für Krebszellen ist es beispielsweise vorteilhaft, Gene zu aktivieren, die den Zellzyklus und das Wachstum antreiben. Oft handelt es sich dabei um Gene, die normalerweise nur während der rasanten Wachstumsphase in der Embryonalentwicklung aktiv sind und die plötzlich im erwachsenen Organismus wieder angeschaltet werden[64]. Andererseits können aber auch sogenannte Tumorsuppressor-Gene, die für Kontroll- und Reparaturarbeiten notwendig sind, in Krebszellen durch gezielte epigenetische Veränderungen abgeschaltet werden[65]. In diesem Fall spricht man von einer Hypermethylierung, weil die betroffenen Gene stärker methyliert und somit weniger aktiv sind als in gesunden Geweben.

Um es präzise auszudrücken: Durch unsere Lebensweise nehmen wir Einfluss auf die Aktivität vieler unserer Gene. Aber das heißt nicht, dass wir durch unsere Lebensweise *alle* unsere Gene beeinflussen können – bei manchen Genen wird die Steuerung schon früh in der Entwicklung festgelegt. Diese epigenetische Prägung stellt sicher, dass Stammzellen, die einmal zu Nerven-, Leber- oder Fettzellen ausdifferenziert sind, auch bei der ihnen zugedachten Aufgabe bleiben und sich nicht von heute auf morgen umentscheiden, vielleicht lieber als Muskelzelle zu leben.

Normalerweise bleibt die epigenetische Prägung von Zelltypen ein Leben lang bestehen und kann nur in Ausnahmesituationen, beispielsweise während einer Wundheilung, verändert werden. Wissenschaftler können allerdings Nerven-, Haut- oder Muskelzellen im Labor mithilfe von Yamanaka-Faktoren, einem Mix aus Genregulatoren, teilweise reprogrammieren oder gänzlich in Stammzellen zurückverwandeln[67]. Fortgeschrittene Krebszellen haben solche Tricks längst auf Lager. Inzwischen gilt das Aufheben der zellulären Spezialisierung und die hohe Wandelbarkeit (phänotypische Plastizität) sogar als kennzeichnende Fähigkeit von Krebszellen *(Hallmark capability of cancer)*[68]. Die epigenetische Reprogrammierung von Krebszellen ist gefährlich, denn sie ermöglicht es ihnen, auch ganz ohne genetische

Mutationen immer weitere bösartige Fähigkeiten zu entwickeln und das Wachstumspotential von Stammzellen zurückzuerlangen.

Vielleicht ahnen Sie bereits, warum Krebsforscher epigenetische Verjüngungskuren, die derzeit in aller Munde sind, eher kritisch beäugen. Im nächsten Abschnitt sehen wir, was es mit dem Hype um die epigenetische Uhr wirklich auf sich hat.

Das Wichtigste in Kürze

- Gene können aktiviert und deaktiviert werden.
- Das geschieht auf epigenetischem Wege beispielsweise über Methylierungen.
- In Tumoren sind Wachstumsgene häufig schwächer methyliert, also aktiviert (hypomethyliert).
- Wichtige Reparatur- und Schutzgene hingegen werden in Tumoren häufig inaktiviert, indem sie stärker methyliert werden (hypermethyliert).
- Auch unsere Lebensweise kann die Aktivität von Genen beeinflussen, die das Wachstum, den Stoffwechsel und die Immunabwehr betreffen, und auf diese Weise die Krebsentstehung beeinflussen.
- Krebszellen können sich epigenetisch reprogrammieren und ihre Spezialisierung ändern. Dieses Verhalten fördert die Metastasierung und ihr unkontrolliertes Wachstum.

* * *

Die Wahrheit über epigenetische Uhren

Epigenetische Uhren sind im Trend. Sie gelten als akkurateste Methode, um das Alter eines Menschen anhand einer biologischen Probe in Form von Blut, Speichel oder anderen Körperzellen wie beispielsweise Hautzellen zu bestimmen. Viele Forschungsgruppen versuchen derzeit unter Hochdruck zu entschlüsseln, wie sie funktionieren. Währenddessen kursieren bereits »epigenetisch wirksame« Kapseln und Pulver auf dem Markt, die eine »Heilung« des Alterns und anderer »Erkrankungen« versprechen. Aber was sind eigentlich epigenetische Uhren? Und was haben wir von solchen Versprechungen zu halten?

Der Prototyp aller epigenetischen Uhren wurde im Jahr 2011 von dem deutsch-amerikanischen Mathematiker und Physiker Stephan »Steve« Horvath entdeckt, der an der University of California in Los Angeles forscht. Wie es in der Wissenschaft oft der Fall ist, wenn besondere Entdeckungen gemacht werden, wollte oder sollte er eigentlich gerade etwas ganz anderes erforschen: Er war gebeten worden, die aus Blutproben stammenden epigenetischen Daten von Patienten auf mögliche Hinweise für deren sexuelle Orientierung zu untersuchen. Als er keine Merkmale fand, die als Signale für Homosexualität hätten gedeutet werden können, begann er mit den Datensätzen herumzuspielen und schenkte unserer Welt die wesentlich nützlichere und erstaunlich präzise epigenetische Uhr[69]. Daten allein reichen nicht aus für eine Entdeckung – dazu bedarf es auch und vor allem eines Menschen, der sie aufmerksam analysiert und richtig interpretiert.

Alle epigenetischen Uhren basieren auf der interessanten Beobachtung, dass sich das Methylierungsmuster unserer DNA im Laufe des Lebens verändert. Mit diesem Wissen lässt sich das Alter eines Menschen auf etwa zwei Jahre genau bestimmen. Eine präzise Altersbestimmung kann jedoch nur gelingen, wenn die epigenetischen Veränderungen in allen Menschen im Laufe der Jahre einem wiedererkennbaren Muster folgen, weshalb sich nur wenige hundert methylierte DNA-Abschnitte für diesen Zweck eignen und für die epigenetische Uhr verwendet werden. Wer also eine solche epigenetische Uhr »bauen« will, muss in den Gewebeproben unterschiedlicher Menschen zuerst einmal aussagekräftige DNA-Abschnitte identifizieren und ermitteln, wie diese sich mit dem Alter verändern. Das altersspezifische Muster, das sich daraus ergibt, ist eine gute Orientierungshilfe, die wie eine Schablone verwendet werden kann, um das Lebensalter in einer unbekannten Probe zu schätzen.

In der Praxis wird die aufwendige Arbeit, solche altersspezifischen epigenetischen Veränderungen zu identifizieren, von Computeralgorithmen übernommen, die an großen Datensätzen so trainiert und kalibriert werden, dass das epigenetische und das kalendarische (im Pass vermerkte) Lebensalter bei den meisten Patientenproben übereinstimmt. Wenn man nun mithilfe eines solchen Algorithmus, wie beispielsweise der Horvath Clock, das epigenetische Alter einer einzelnen Person bestimmt, kann dies um mehrere Jahre von ihrem kalendarischen Alter abweichen. Das epigenetische Alter gibt also an, welchem kalendarischen Alter der epigenetische Zustand des Körpers entspricht.

Auch wenn es vielfach geübte Praxis ist, das errechnete mit dem biologischen Alter gleichzusetzen, ist diese Praxis fraglich. Die epigenetische Uhr ist nichts weiter als ein Biomarker – also ein biologischer Messwert mit einer diagnostischen oder prognostischen Aussagekraft. Erstellt wird dieser Biomarker von *Machine-Learning*-Algorithmen. Aber was er uns eigentlich über das Altern verrät, ist bisher ungeklärt.

Das epigenetische Alter eines Menschen kann durch bestimmte Verhaltens- oder Ernährungsweisen und auch Medikamente um ein bis zwei Jahre reduziert werden[70]. Allerdings ist weiterhin unklar, wie lange derartige epigenetische Veränderungen überhaupt anhalten. Möglicherweise werden sie schon kurz nach Abschluss einer Studie unwirksam, wenn die Teilnehmer wieder in ihre gewohnten Verhaltensweisen zurückfallen. Es gibt bisher keine experimentelle Studie, die zeigt, dass menschliche Testpersonen, deren epigenetisches Alter zurückgedreht wurde, auch tatsächlich länger leben oder weniger anfällig für typische Alterserkrankungen wie Krebs sind. Dafür sind epigenetische Uhren einfach noch viel zu neu und zu wenig erforscht[69].

Obwohl häufig behauptet, kann man das epigenetische Alter nicht einfach herunterschrauben, indem man beispielsweise Methylierungen blockiert oder rückgängig macht, denn das altersspezifische Methylierungsmuster folgt keinem eindeutigen Trend in Richtung einer Hypo- oder Hypermethylierung, also einer An- oder Ausschaltung von Genen. Auch, wenn die für den Algorithmus biologischer Uhren selektionierten DNA-Abschnitte im Alter meist stärker methyliert werden, gilt dies keineswegs für unser gesamtes Genom. Zwar werden viele Gene, die in der Jugend und Entwicklung besonders aktiv sind, im Alter zunehmend deaktiviert. Aber es gibt auch Abschnitte im Genom, die in älteren Menschen weniger methyliert sind, wodurch die genetische Information in diesen Bereichen zugänglicher und somit aktiver wird. Dies trifft insbesondere auf Genom-Abschnitte zu, die sich an den Enden unserer Chromosomen befinden und erst spät im Zellzyklus methyliert werden. Durch wiederholte und schnelle Zellteilungen bleibt die epigenetische Bearbeitung oft unvollständig, und es kommt zu einer zunehmenden Verdünnung der epigenetischen Informationen in den terminalen DNA-Abschnitten unserer Chromosomen.

Es lassen sich also keine definitiven Aussagen darüber treffen, ob der Alterungsprozess durch eine Inaktivierung von jugendlichen Wachstumsgenen gefördert wird, oder ob die unkontrollierte Aktivität von Genen in schwächer methylierten DNA-Regionen einen Kontroll- und Funktionsverlust in den Geweben verursacht. Möglicherweise ist beides der Fall.

Aus diesem Grund sind populäre Ansätze fragwürdig, die versuchen, durch die Aktivität bestimmter Anti-Aging-Enzyme oder Wirkstoffe für eine ausreichende Hypermethylierung (Übermethylierung) oder Hypomethylierung (Untermethylierung) unserer DNA zu sorgen. Da es zum gegenwärtigen Zeitpunkt nicht möglich ist, einen dieser beiden Prozesse per se als pathologisch zu bezeichnen, ist es auch nicht sinnvoll, einen dieser beiden Prozesse zu unterdrücken oder zu fördern. Mit hoher Sicherheit aber ist es gefährlich, stummgeschaltete Wachstumsgene in einem gealterten Organismus, der zwischenzeitlich reichlich Mutationen angesammelt hat, wieder anzuschalten. Dieser Effekt käme dem eines Krebsförderers gleich, und der Krebsentstehung in die Hände zu arbeiten, ist definitiv nicht lebensverlängernd.

Aufgrund der stabilen Korrelation von epigentischen Uhren mit dem Lebensalter sind diese trotz allem ein wichtiges Forschungswerkzeug. Die neusten »Modelle« sagen uns nicht nur, wie alt wir sind. Sie treffen auch erschreckend präzise Vorhersagen darüber, wie hoch unsere Sterbewahrscheinlichkeit ist – und wie lange wir noch leben werden[71, 72]. Als Biomarker können wir epigenetische Uhren in der Forschung nutzen, um den Gesundheitszustand einer Person zu bestimmen, und dabei ist es im Grunde egal, *was* sie eigentlich messen. Die Frage, welche Faktoren ihre Tickrate bestimmen, ist dennoch spannend. Die Antwort würde uns wertvolle Einblicke in die Mechanismen des Alterns und der Krebsentstehung liefern. Möglicherweise, doch das ist bisher nur eine Hypothese, ist das Ticken der epigenetischen Uhr ein Schutzmechanismus vor Krebs.

Das Wichtigste in Kürze

- Eine gesunde und aktive Lebensweise verbessert den Gesundheitszustand unseres Körpers und steht in Zusammenhang mit einem niedrigeren epigenetischen Lebensalter.
- Viele Anbieter von Nahrungsergänzungsmitteln versprechen, mit ihrer Hilfe eine epigenetische Verjüngung zu bewirken.
- Dabei handelt es sich bei einer epigenetischen Uhr nur um einen Biomarker, von dem wir bisher nicht wissen, was er eigentlich misst.
- Es gibt bisher keine wissenschaftlichen Belege dafür, dass eine rückwirkende epigenetische Verjüngung das Leben von Menschen verlängern kann.

* * *

Schnelles Ticken, langsames Ticken

Epigenetische Uhren versuchen das Fortschreiten des leiblichen Verfalls akkurater zu messen als das im Ausweis vermerkte Lebensalter. Aber was bestimmt, wie schnell diese Uhren ticken? Warum sind manche Menschen ihrer epigenetischen Uhr nach jünger oder älter, als ihr kalendarisches Lebensalter ausweist? Ein paar interessante

Antworten auf diese Fragen haben wir bereits gefunden, und die haben erstaunlich viel mit Krebs zu tun.

Für die Tickrate epigenetischer Uhren spielt das Teilungsverhalten von Zellen eine wichtige Rolle. Während der rasanten Wachstumsphase unserer frühen Kindheit, wenn die Teilungsrate unserer Zellen hoch ist, tickt die epigenetische Uhr schneller, und die Menge an epigenetischen Veränderungen auf unserer DNA wächst logarithmisch. Wenn wir ausgewachsen sind, verlangsamt sich das Ticken wieder, und die Zunahme an epigenetischen Veränderungen verläuft nur noch linear[73].

Auch Tumorgewebe altert epigenetisch schneller als benachbartes gesundes Gewebe. Möglicherweise trägt die beschleunigte epigenetische Alterung, auch *age acceleration* genannt, aber gar nicht zur Krebsentstehung bei, sondern ist vielmehr Teil eines Schutzprogramms. Interessanterweise altern Tumorzellen epigenetisch nämlich umso schneller, je weniger Driver-Mutationen sie bisher angesammelt haben[73]. Das sind, wie schon erwähnt, jene Mutationen, die Krebszellen dabei helfen, die Schutzmechanismen unseres Körpers zu umgehen oder zu metastasieren. Erst, wenn Krebszellen mithilfe solcher Driver-Mutationen einen großen Schritt in Richtung Bösartigkeit gemacht haben, beispielsweise durch eine Inaktivierung des p53-Gens, unseren »Wächter des Genoms«, lässt sich ein niedrigeres epigenetisches Alter beobachten. (Normalerweise stoppt p53 die Zellteilung, wenn DNA-Schäden festgestellt wurden. Ist er mutiert, können sich Zellen trotz massiver Schäden weitervermehren.) Krebszellen können sich durch Mutationen also epigenetisch verjüngen, und diese Verjüngung wirkt sich wiederum vorteilhaft auf das Wachstumsverhalten der Krebszellen aus. Ein Teufelskreis beginnt.

Die Beobachtung des schnelleren Tickens der epigenetischen Uhr während der Kindheit und in Krebszellen veranlasste deren Vater, Steve Horvath, zu der Annahme, dass es sich bei ihrem Ticken um einen Schutz- oder Instandhaltungsmechanismus in sich teilenden Körperzellen handelt[73]. Fortgeschrittene Tumore können diesen Schutzmechanismus durch genetische Mutationen umgehen. Das bedeutet allerdings, dass es gefährlich sein könnte, diese Uhr in unserem Körper medikamentös zurückzudrehen, insbesondere in einem gealterten Organismus, der bereits genetische Schäden angesammelt hat.

Interessanterweise tickt die epigenetische Uhr auch in Geweben, die ihre Teilungsfähigkeit schon früh in der Entwicklung verlieren, wie beispielsweise im Gehirn[74]. Da Mutationen nicht nur während der Zellteilung entstehen, sondern vor allem durch angriffsfreudige chemische Verbindungen, die im Alltag jeder lebenden Zelle regelmäßig anfallen, dient das Ticken der epigenetischen Uhr vermutlich auch in diesen Zellen dem Schutz vor gefährlichen Entartungen. Gerade, weil die allermeisten Nervenzellen nicht mehr durch gesunde, junge Zellen aus Stammzellteilungen ersetzt werden können. Was biologisch Sinn ergibt, denn würden Nervenzellen regelmäßig ersetzt, würden wohl auch ihre synaptischen Verbindungen und die neurochemischen Signalmuster an diesen Synapsen verloren gehen, in denen unsere Erinnerungen gespeichert sind. Was nützen uns neue Nervenzellen, wenn wir dabei alles vergessen, was wir jemals erlebt oder gelernt haben?

Vielleicht wurde irgendwann im Laufe der Evolution ein Kompromiss getroffen zwischen dem Lebenswunsch einzelner Zellen und dem Überleben des Organismus, der lautete: Ok, ihr Zellen dürft noch ein bisschen weiterleben – aber dafür müsst ihr potentiell gefährliche Gene im Alter abschalten. Vielleicht altern wir so erstaunlich lange vor uns hin, damit wir noch ein bisschen länger krebsfrei leben können.

Je schneller die epigenetische Uhr tickt, desto höher ist die Gesamtsterblichkeit[71]. Aber möglicherweise liegt das in Wahrheit gar nicht daran, dass dies innerhalb unserer Zellen geschieht.

Aktuelle epigenetische Uhren bestimmen unser Alter anhand von Gewebeproben, die viele unterschiedliche Zelltypen wie Immun-, Bindegewebs-, Fett- und Stammzellen enthalten. Wenn wir älter werden, schrumpft allmählich die Menge unserer Stammzellen; dafür nimmt der prozentuale Anteil an ausdifferenzierten Zellen, die nur noch ein begrenztes Vermehrungs- und Regenerationspotential besitzen, kontinuierlich zu. Aber gerade Stammzellen sind epigenetisch wesentlich jünger als andere Zelltypen. Möglicherweise spiegeln epigenetische Uhren also nur die veränderte Gewebezusammensetzung im Alter wider. Diese Frage wird zukünftig durch zelltypspezifische Varianten von Horvaths Entdeckung geklärt werden, die in der Lage sind, das epigenetische Alter einzelner Zellen zu untersuchen.

Das Wichtigste in Kürze

- In der Jugend tickt die epigenetische Uhr schneller.
- In Krebszellen ist das ebenso der Fall, allerdings nur so lange, bis die Krebszellen wichtige Driver-Mutationen angesammelt haben. Danach sind sie epigenetisch verjüngt.
- Durch diese epigenetische Verjüngung können Wachstumsgene wieder aktiviert werden, die im Alter normalerweise stummgeschaltet sind.
- Beim Ticken der Horvath Clock handelt es sich also möglicherweise um einen wichtigen Schutz- oder Erhaltungsmechanismus.

* * *

Epigenetic Drift oder: Eine gewisse Ungenauigkeit

Alles weist darauf hin, dass wir einen ganz entscheidenden Punkt der Krebsentstehung bisher falsch verstanden haben und diesen darum neu in Frage stellen müssen: Nicht die wachstumsfördernden Mutationen sind zuerst da und ermöglichen die beschleunigte Ausbreitung von Krebszellen, sondern ein übermäßiges Wachstum von Körperzellen begünstigt die Ansammlung bösartiger Mutationen und epigenetischer Veränderungen. Diese Beobachtung steht nicht im Widerspruch zu der Tatsache, dass Stammzellteilungsraten uns wenig über Krebsursachen in der Bevölkerung verraten, denn hierbei geht es nicht um die intrinsischen Zellteilungsraten gesunder Gewebe, sondern um krankhaft erhöhte, die durch eine ungesunde Lebensweise, chronische Erkrankungen oder andere dauerhafte Reize und extrinsische Faktoren verursacht werden. Ein Patient mit einer dauerhaften Leberentzündung hat deutlich höhere Zellteilungsraten in der Leber als ein gesunder Mensch ohne Entzündung in diesem Organ, und daher auch ein höheres Leberkrebsrisiko, weil seine Leber durch die vermehrten Zellteilungen genetisch vorgealtert ist[75]. Während genetisches Altern die Krebsentstehung in der Leber beschleunigt, arbeitet epigenetisches Altern der Krebsentstehung in der Leber entgegen. Ein höheres epigenetisches Alter in frühen menschlichen Lebertumoren geht mit einem 50 Prozent reduzierten Sterberisiko einher, und jede Erhöhung des epigenetischen Alters in Tumoren um zehn Jahre reduziert die Sterberate um 18 Prozent[76].

Um tödliche Krebserkrankungen möglichst effizient zu verhindern, ist es am sinnvollsten, die Ursachen vorzeitigen Alterns zu vermeiden, anstatt Gewebe epigenetisch zu verjüngen und damit einen wichtigen Schutzmechanismus zu umgehen. Genau das ist nämlich das Wirkungsprinzip von Krebsförderern, die Gene nicht direkt schädigen, sondern Zellen lediglich von außen zur Vermehrung anregen und am Absterben hindern. Sie zwingen diese dazu, trotz genetischer Veränderungen weiterzumachen und arbeiten somit gegen Vorgänge im Inneren der Körperzelle an, die diese in Richtung Ausstieg treiben.

Ebenso wie bei jeder Zellteilung Fehler bei der DNA-Herstellung geschehen, so geht auch jede Zellteilung mit dem Risiko für Fehler bei der epigenetischen Bearbeitung neu gebildeter DNA einher. Dieses Phänomen wird *Epigenetic Drift* genannt[77]. Im Alter lässt also nicht nur die Qualität unserer Erbsubstanz immer mehr nach, sondern auch die Steuerung und das Zusammenspiel unserer Gene funktionieren im Alter immer ungenauer. Bei dieser epigenetischen Drift handelt es sich nicht um einen Schutzmechanismus, sondern um einen Störfaktor, dessen Beseitigung oder Verhinderung sich vorteilhaft auf die Gesundheit eines Organismus auswirken sollte. Zu verhindern ist dieses »Rauschen« aber bisher ebenfalls nur auf eine Art: eine gesunde Lebensweise und möglichst wenige dauerhafte Erkrankungen oder Reize, die ein gesteigertes Zellwachstum anregen.

Vermehrte Zellteilungen fördern den Alterungsprozess und die Krebsentstehung also auf vielerlei Weise: Durch die Ansammlung von genetischen und epigenetischen Veränderungen und durch eine Erschöpfung gesunder, jugendlicher Stammzellen. Alles, was dazu führt, dass unsere Zellen Schaden nehmen und durch neue Zellen ersetzt werden müssen, beschleunigt das Altern und verkürzt unser Leben.

Das Wichtigste in Kürze

- Übermäßiges Wachstum ist nicht nur die Folge, sondern auch eine Ursache von Krebs.
- Dauerhaft erhöhte Wachstumsraten über den normalen Grundzustand hinaus beschleunigen die Ansammlung genetischer und epigenetischer Veränderungen enorm.
- Ein erhöhtes epigenetisches Alter in Tumoren geht dabei mit einem reduzierten Sterberisiko einher.
- Sicherer als die epigenetische Uhr medikamentös zurückzudrehen, ist es, die Ursachen erhöhter Zellteilungen und des Alterns zu vermeiden.
- Bei jeder Zellteilung entstehen neben Mutationen auch epigenetische Bearbeitungsfehler. Im Alter und durch vermehrte Zellteilungen wird die Steuerung von Genen dadurch zunehmend ungenau.

* * *

DER PREIS DER UNSTERBLICHKEIT

Henrietta Lacks

Wir sind fast am Ziel unserer Reise durch die Wissenschaft, auf der wir den aktuellen Stand der Krebsforschung kennengelernt und erkundet haben. Nun können wir alle Informationen, die wir bisher gesammelt haben, zu einem großen Gesamtbild zusammenfügen. Dafür werden wir noch einmal mehr als 70 Jahre zurückgehen, nach Baltimore in den USA, denn hier nahm die bekannteste und gleichzeitig unheimlichste Geschichte menschlicher Unsterblichkeit ihren Lauf. Sie beginnt mit der Krebsdiagnose einer jungen Mutter namens Henrietta Lacks. Mit der gleichgültigen Grausamkeit, wie sie nur der Zufall meisterhaft beherrscht, hatte wenige Wochen zuvor eine letzte kleine genetische Inkorrektheit ihr Schicksal besiegelt.

Viereinhalb Monate nach der Geburt ihres fünften Kindes suchte Henrietta Lacks mit Unterleibsschmerzen und unregelmäßigen Blutungen das Johns Hopkins Hospital in Baltimore auf, wo der diensthabende Arzt, Dr. Howard Jones, einen circa zwei bis drei Zentimeter großen Tumor an ihrem Gebärmutterhals entdeckte.

Henrietta Lacks, die damals gerade 30 Jahre alt war, erhielt eine Strahlentherapie, und es wurden mehrere Gewebeproben entnommen, die ein äußerst seltsames Tumorgewebe zum Vorschein brachten, das mit seiner lilafarbenen, weichlichen Konsistenz vollkommen anders war als das feste, helle Gewebe anderer Gebärmutterhalstumore[78]. Howard Jones schickte eine Probe an das von Dr. George Gey geleitete Gewebekulturlabor am Johns Hopkins Hospital. Dort arbeitete man zu dieser Zeit vergeblich daran, eine menschliche »Zelllinie« zu etablieren, das bedeutet, man verfolgte das Ziel, menschliche Zellen außerhalb des menschlichen Körpers in einem speziellen Wachstumsmedium zu züchten und zu vermehren, wodurch diese für medizinische Forschungszwecke verwendet werden konnten – beispielsweise in der

Krebsforschung. Obwohl es damals schon tierische Zelllinien gab, die sich in der Zellkultur des Labors unendlich vermehren ließen, wollte dies mit menschlichen Zellen bisher einfach nicht gelingen[79].

Aber das Bauchgefühl von Howard Jones bestätigte sich: Henrietta Lacks' Tumor war anders. Die Zellen aus ihrem Biopsiegewebe verhielten sich aggressiver als alle anderen bisher getesteten menschlichen Zellen: In einem Medium aus Hühnerplasma, Rinderembryonenextrakt und menschlichem Nabelschnurserum wuchsen sie unaufhörlich weiter. Was wie eine gruselige Fiktion anmutet, wurde hier Ereignis: Die Zellen waren unsterblich. Das war eine wissenschaftliche Sensation, denn erstmals konnte man menschliche Zellen im Labor kultivieren und hatte plötzlich unbegrenzte Mengen an menschlichem »Material« für Forschungszwecke zur Verfügung[78]. Die Zellen wurden »HeLa« getauft – auf den Namen, der damals in Eile auf die ersten Kulturflaschen geschrieben wurde – für Henrietta Lacks.

Heute wachsen HeLa-Zellen in tausenden Laboren auf der ganzen Welt. Mit ihrer Hilfe wurden seit ihrer Entdeckung etwa 17 000 Patente produziert sowie 60 000 wissenschaftliche Veröffentlichungen, und vier medizinische Nobelpreise gingen aus diesen Arbeiten hervor[79, 80]. Es wird geschätzt, dass Wissenschaftler auf der ganzen Welt inzwischen etwa 50 Millionen Tonnen HeLa-Zellen gezüchtet haben, vermutlich aber noch wesentlich mehr, denn sie wachsen nicht nur schneller als alle anderen Zelllinien, sie kontaminieren und überwachsen sie auch gern[78, 81]. Das hat in der Vergangenheit immer wieder wissenschaftliche Desaster verursacht, weil sich nachträglich herausstellte, dass Forscher ihre Arbeiten jahrelang irrtümlicherweise an HeLa-Zellen durchgeführt hatten.

Henrietta Lacks selbst starb acht Monate nach ihrer ersten Untersuchung im Alter von nur 31 Jahren im Johns Hopkins Hospital in Baltimore. Kurz zuvor hatte sich ihr Zustand rapide verschlechtert. Mehrere Ärzte hatten vergeblich versucht, ihr einen Blasenkatheter zu legen, aber es war zu spät – Metastasen hatten ihren gesamten Körper durchwuchert. Beide Harnleiter und auch die Harnblase waren von Tumormassen umgeben und verengt. In dem Autopsiebericht vermerkte eine Ärztin, dass Henrietta Lacks' Gebärmutterhals nur drei Monate vor ihrem ersten Besuch am Johns Hopkins Krankenhaus, bei der Untersuchung nach der Geburt ihres fünften Kindes, noch vollkommen unauffällig gewesen war[78].

Ein hochaggressiver und schnell wachsender Tumor wie der von Henrietta Lacks hätte selbst mit einem regelmäßigen PAP-Abstrich, wie er heute im Rahmen der Krebsvorsorgeuntersuchung jährlich zur Erkennung von Gebärmutterhalskrebs beim Frauenarzt durchgeführt wird, nicht zuverlässig verhindert werden können. Mit einer HPV-Impfung hingegen schon. Gebärmutterhalskrebs wird durch Viren verursacht, die hauptsächlich beim Geschlechtsverkehr über die Schleimhäute im Mund- und Intimbereich übertragen werden, was die seltsame Beobachtung des italienischen Arztes Rigoni-Stern erklärt, dass Gebärmutterhalskrebs in Nonnenklöstern nicht auftrat. Die HPV-Impfung, über die wir seit 2007 verfügen, schützt bei rechtzeitiger Gabe zu über 90 bis nahezu 100 Prozent vor einer Infektion mit den Hochrisiko-HPV-Typen, darunter auch HPV-18, dessen DNA in HeLa-Zellen nachgewiesen wurde[82]. Trotzdem sterben jedes Jahr weltweit noch immer mehr als 340 000 Frauen an Gebärmutterhalskrebs, hauptsächlich in ärmeren Ländern[83].

Die HPV-Infektion ist aber nicht die einzige Ursache für die außergewöhnliche Aggressivität der HeLa-Zellen. Also was ist der Schlüssel zu ihrer buchstäblichen Unsterblichkeit?

Das Wichtigste in Kürze

- Viele Krebszellen besitzen ein unerschöpfliches Vermehrungspotential.
- Sie sind die Grundlage menschlicher Zelllinien, wie etwa der bekannten HeLa-Zellen, die vor mehr als 70 Jahren aus dem Gebärmutterhalstumor einer jungen Frau entnommen wurden.
- Bis heute wurden mindestens 50 Millionen Tonnen HeLa-Zellen gezüchtet, ein Indiz, dass Krebszellen ein unendliches Vermehrungspotential besitzen.

- Gebärmutterhalskrebs wird durch HPV verursacht. Hochaggressive und schnell wachsende Tumore lassen sich effizient verhindern, aber sehr selten heilen.

---

* * *

Telomere am Limit

Bevor die Vermehrung menschlicher Zellen außerhalb des Körpers erstmals mit HeLa-Zellen gelang, hatten Wissenschaftler am Johns Hopkins Krankenhaus vergeblich versucht, menschliche Zellen aus Gewebeproben in der Zellkultur zu vermehren. Immer hörten die Zellen nach spätestens 50 Zellteilungen auf, sich zu teilen, und starben ab[78]. Inzwischen kennen wir auch für diese eigenartige Beobachtung die Gründe. Und so viel vorweg: Die Gründe sind gut.

Die Anzahl an Zellteilungen, die erwachsene Körperzellen durchlaufen können, ist durch das sogenannte Hayflick-Limit begrenzt. Dieses verhindert, dass einzelne Körperzellen sich oft genug teilen können, um ausreichend viele genetische Veränderungen für die Krebsentstehung anzusammeln. Gäbe es das Hayflick-Limit nicht, und könnten sich all unsere Körperzellen beliebig oft teilen, würden wir schon sehr viel früher an Krebs erkranken. Dieser präventive Wachstumsstopp ist eine geniale Erfindung der Evolution und funktioniert über einen nicht minder einfallsreichen Mechanismus: die Telomerverkürzung.

Telomere sind lange, aus DNA bestehende Schutzkappen an den Enden unserer Chromosomen, die mit jeder Zellteilung um ein kleines, definiertes Stückchen kürzer werden. Sind sie aufgebraucht, werden die offenen und schutzlosen Enden der DNA von der Reparaturmaschinerie als Brüche im DNA-Strang gedeutet. Wie im Fall von irreparablen DNA-Schäden durch Karzinogene oder Strahlung werden die Notfallsysteme aktiviert und die Zelle verlässt sicherheitshalber den

Vermehrungszyklus. Sie stirbt aber nicht einfach ab, sondern begibt sich in eine Art Ruhestand, den wir weiter oben schon als Seneszenz kennengelernt haben.

Allerdings profitieren nicht alle Körperzellen von einer solchen »mitotischen Uhr«, die rechtzeitig einen Riegel vorschiebt. Einige Körperzellen, darunter Stamm-, Immun- oder auch die Keimzellen in unseren Eierstöcken und Hoden, können ihre Telomere mit einem besonderen Trick wieder verlängern. Sie produzieren Telomerase – ein Enzym, das normalerweise nur während der rasanten Wachstumsphase der Embryonalentwicklung in unseren Körperzellen hergestellt wird und aktiv ist[84]. Und genauso wie Keim- oder Stammzellen verdanken auch HeLa-Zellen ihre Unsterblichkeit dem Telomerase-Enzym.

Bei etwa 90 Prozent aller menschlichen Tumore lässt sich eine Reaktivierung der Telomerase nachweisen[85]. Auf diesem Weg können Krebszellen die Telomere an den Enden ihrer Chromosomen immer wieder verlängern und ihr bösartiges Wachstum fortsetzen. Die Menge an Telomerase, die in einer Zelle hergestellt wird, entscheidet also direkt über deren Lebensdauer. Als häufigste Mutation in vielen Krebsarten zählt das Wiedererlangen der Telomerase-Aktivität als eigenständiges *hallmark of cancer* – also als eine wichtige charakteristische Eigenschaft von Krebszellen[68].

Anders als in Krebszellen, deren Telomerase-Produktion durch genetische Mutationen oder epigenetische Veränderungen vollkommen außer Kontrolle geraten ist, wird die Herstellung dieses Enzyms in anderen Körperzellen strengstens kontrolliert. Obwohl die Telomerase auch in Stamm- und Immunzellen aktiv ist und einer Verkürzung der Telomere entgegenarbeitet, kommt sie in diesen Zelltypen nicht ganz mit der Verlängerung hinterher. Im Laufe des Lebens schrumpfen daher auch die Telomere unserer Stamm- und Immunzellen, und zwar umso schneller, je öfter diese sich teilen müssen, um alte oder defekte Körperzellen zu ersetzen. Das ist der Grund, warum auch unsere Stammzellen nicht unbegrenzt leben und für Nachschub an jungen und frischen Zellen sorgen können. Wenn ihre Telomere gänzlich aufgebraucht sind, ist das Spiel ein für alle Mal zu Ende.

Früher dachte man, die Länge der Telomere sei ein guter Indikator für die Lebenserwartung eines Menschen. Heute wissen wir, dass dies allein kein besonders aufschlussreiches Merkmal ist, denn die Länge ist von Person zu Person sehr verschieden. Ein gesunder Zehnjähriger am unteren Ende der normalen Skala kann ähnlich lange Telomere haben wie ein gesunder 60-Jähriger am oberen Ende der Skala[86]. Was jedoch stimmt, ist, dass sich die Telomere bei einer einzelnen Person im Laufe des Lebens zunehmend verkürzen.

In den letzten Jahren wurden allerdings interessante Beobachtungen an »Superhundertjährigen« gemacht, die diesem klassischen Bild widersprechen, so dass inzwischen viele Wissenschaftler daran zweifeln, ob uns die Telomer-Länge allein sicheren Aufschluss über unser Sterberisiko gibt. Bei Menschen jenseits der Hundert wurde wiederholt beobachtet, dass die Telomerlänge über viele Jahre weitestgehend konstant blieb oder sich teilweise sogar wieder erhöhte[87]. Die Verkürzung der Telomere ist also kein kontinuierlicher und stets gleichmäßig ablaufender Prozess, sondern hochgradig dynamisch. Eine gesunde Ernährung, ausreichend Sport und Schlaf oder eine gute Stressresilienz verlangsamen die Verkürzung der Telomere und können sie sogar teilweise wieder wachsen lassen. Die Bedeutung von Sport wird dabei umso wichtiger, je mehr Stress und je weniger Schlaf ein Mensch hat[88]. Mit diesen Lebensstilfaktoren beschäftigen wir uns in Teil II.

Viele Anti-Aging-Experten sahen in der Entdeckung der Telomerase den Schlüssel zu ewiger Jugend und unendlichem Leben. Aber eine künstliche Verlängerung der Telomere, beispielsweise durch chemische Verbindungen, die als Telomerase-Aktivatoren wirken, birgt große Gefahren. Die Beobachtung, dass 90 Prozent aller Tumore dieses Enzym herstellen, sollte uns eine ausreichende und ernst zu nehmende Warnung sein[87].

Das Wichtigste in Kürze

- Menschliche Körperzellen besitzen nur eine begrenzte Teilungsfähigkeit. Grund dafür ist der geniale Mechanismus der Telomerverkürzung, die mit jeder Zellteilung einhergeht.
- Sind die Telomere nach einer bestimmten festgelegten Anzahl an Teilungen aufgebraucht *(Hayflick-Limit)*, stellen erwachsene Körperzellen ihr Wachstum ein und werden seneszent.
- Krebszellen können diesen Wachstumsstopp umgehen, indem sie ein besonderes Enzym namens Telomerase reaktivieren, das normalerweise nur in Stamm-, Keim- und Immunzellen aktiv ist.
- Lange Zeit vermuteten Wissenschaftler hinter der Telomerase eine vielversprechende Möglichkeit, das Altern zu stoppen. Heute wissen wir, dass es gefährlich ist, die Telomerase künstlich zu aktivieren, denn 90 Prozent aller Tumore produzieren zu große Mengen von diesem Enzym.
- Durch eine gesunde Lebensweise kann man die Telomerase auf natürlichem Weg aktivieren und die Lebensdauer von Zellen erhöhen, ohne das Krebsrisiko zu steigern.

* * *

Metamorphosen oder: Die Wahrheit über Anti-Aging

Vor mehr als 2000 Jahren schrieb Ovid die Geschichte des Fischers Glaucos, der auf seltsame Weise die Unsterblichkeit erlangt. Eines Tages breitet Glaucos nach dem Fischen auf einer ufernahen Wiese seine Netze zum Trocknen aus. Dabei entdeckt er nahe dem Wasser ein seltsames, unberührtes Kraut, bei dem er sich niederlässt und seinen Fang ins Gras ausschüttet, um ihn zu begutachten. Aber kaum, dass die Fische den Boden und das seltsame Kraut berühren, erwachen sie wieder zum Leben und bewegen sich, flink wie unter Wasser, vom Land in Richtung Meer.

Verwundert sieht Glaucos seinem Fang hinterher. Er fragt sich, ob das Kraut auch ihm Unsterblichkeit verleihen möge. Als er von dem Kraut probiert, überwallt ihn eine plötzliche Sehnsucht nach dem Wasser, und er stürzt sich ins Meer.

Aus seinen Armen und Beinen sind gekrümmte Flossen geworden und er atmet durch Kiemen. Von nun an muss er als Fischwesen im Meer leben. Auch wenn er nun unsterblich ist wie die Götter, können wir davon ausgehen, dass Glaucos sich seine Unsterblichkeit anders vorgestellt hat.

Ovid hat mit seinem Gleichnis das Paradoxon in wunderbarer Weise auf den Punkt gebracht. Aus wissenschaftlicher Sicht ist Unsterblichkeit viel einfacher zu erreichen als Verjüngung. Was wir wollen – beziehungsweise brauchen, um länger zu leben, ist eine Form von Verjüngung ohne Dedifferenzierung, das heißt, ohne Rückkehr in einen früheren Entwicklungszustand oder gar unter dem völligen Verlust unserer Entwicklung und zellulären Identität.

Genau eine solche Regression jedoch geschieht bei allen bekannten Prozeduren, von denen behauptet wird, sie würden erwachsene Körperzellen in junge zurückverwandeln – sei es beim Klonen, bei der Produktion von Eizellen oder bei der Entwicklung von Krebszellen im Laufe unseres Lebens. All diese Zellen verhalten sich hochgradig »stammzellig«, das heißt, sie ähneln äußerlich und innerlich Stammzellen und weisen keine Charakteristika irgendwelcher bestimmten Körpergewebe mehr auf. Es ist nicht nur möglich, sondern sogar recht einfach, erwachsene Körperzellen mit einem Mix aus nur vier Genregulatoren, den sogenannten Yamanaka-Faktoren, wieder in teilungskräftige und epigenetisch junge Stammzellen zu verwandeln.

Damit nicht genug, kann man diese Verjüngung sogar dosieren und beispielsweise alte Bindegewebszellen in 30 Jahre jüngere Versionen verwandeln. Doch Vorsicht! Man darf bei aller Euphorie nicht übersehen, dass die Zellen während dieser Prozedur vorübergehend ihre zelluläre Identität verlieren[89]. Das bedeutet: Stammzellen und bösartige Tumorzellen verhalten sich »jugendlicher« und sind epigenetisch jünger als erwachsene Körperzellen. Auch wenn es inzwischen in unserer Gesellschaft Konsens geworden zu sein scheint, dass epigenetische Verjüngung etwas Erstrebenswertes sei, kann ich mir nicht vorstellen, dass sich auch nur ein Mensch diese Form vermeintlicher »Jugend« wirklich wünscht. Wir möchten länger jung und gesund bleiben, aber wir wollen sicher nicht zu einem zähflüssigen lilafarbenen Haufen aus Stammzellen oder Krebszellen degenerieren. Auch nicht, wenn diese Degeneration nur von vorübergehender Dauer ist.

Um Missverständnissen vorzubeugen: Ich will mit alledem nicht sagen, dass die angesprochenen Forschungsarbeiten und deren Ergebnisse sinnlos oder unbrauchbar wären. Das sind sie keineswegs, vielmehr sind sie notwendige und wichtige Zwischenschritte in Richtung lebensrettender neuer Stammzelltherapien für bisher unheilbare Krankheiten und Verletzungen. Es wäre großartig, wenn es uns gelänge, Bindegewebs- oder Muskelzellen in Stammzellen und anschließend in Nervenzellen zu verwandeln, mit denen wir dann möglicherweise Querschnittsgelähmten helfen könnten. Aber man darf nicht, und sei die Verlockung noch so groß, in den Fehler verfallen, Forschungsergebnisse, die nur für einzelne Zelltypen gelten, auf ganze Organismen, geschweige auf den Menschen zu übertragen und daraus voreilig Wunderkuren abzuleiten. Was Zellen auf epigenetischer oder zellulärer Ebene verjüngt, kann sich auf der Ebene des gesamten Organismus, sprich: im gelebten Leben jenseits des Labors, in einen wahren Albtraum verwandeln.

Die Wahrheit ist, Verjüngungskuren übernehmen die Aufgabe von Krebsförderern, denn auf zellulärer Ebene bedeutet jugendliches Verhalten vor allem Wachstum und Regeneration. Und wie alle Krebsförderer können sie ihre Wirkung erst dann entfalten, wenn bereits genetische Schäden vorliegen, die als Nährboden für die Krebsentstehung dienen. Mit zunehmendem Alter sind solche genetischen Defekte in Hülle und Fülle in unseren Geweben vorhanden[6].

Ein Beispiel für eine krebsfördernde Verjüngung durch die Gabe gezielter Wirkstoffe sind östrogenhaltige Hormonersatztherapien nach den Wechseljahren. Führt man das Östrogen, dessen natürliche Produktion nach der Menopause stark nachlässt, medikamentös hinzu, verlängert sich dessen wachstumsstimulierende und krebsfördernde Wirkung auf die weiblichen Gewebe. Der von der Evolution als vorteilhaft erachtete Wachstumsstopp tritt außer Kraft. Es wird geschätzt, dass etwa eine Million von 20 Millionen diagnostizierten Brustkrebsfällen seit 1990 auf östrogenhaltige Hormontherapien nach den Wechseljahren zurückzuführen sind. Auch östrogenhaltige Verhütungsmittel, die umgangssprachlich als Anti-Baby-Pille bezeichnet werden, steigern das Brustkrebsrisiko um 24 Prozent, und der Körper braucht zehn Jahre, bis nach Absetzen der Pille das ursprüngliche Niveau wieder erreicht ist[58]. Eine operative Entfernung der Eierstöcke, die vor der Menopause für einen Großteil der Östrogenproduktion zuständig sind, senkt das Brustkrebsrisiko hingegen um 90 Prozent[7].

Natürliche oder synthetische Wirkstoffe, Wachstumsfaktoren oder Hormone, die Körperzellen in einem gealterten Organismus zu einem jugendlicheren Verhalten zwingen, bergen im echten Leben eine hohe Krebsgefahr, denn nicht alle Zellen in einem erwachsenen Körper sind genetisch noch ausreichend intakt. Mit Ausnahme unserer Reparatur- und Schutzsysteme, zu denen insbesondere das Immunsystem zählt, verfügen wir als komplexe und vielzellige Lebewesen über keine Mechanismen, um Zellen mit genetischen Defekten abzusondern. Anders als bei Bakterien oder Hefen wirken sie in unserem Körper fort, und der muss mit ihnen fertigwerden. Techniken wie das Klonen funktionieren nur mit erwachsenen Körperzellen, die zufälligerweise intakt geblieben sind. Das hat uns gelehrt, dass die einzige echte Alternative zum Altern darin besteht, die Entstehung defekter Zellen zu verhindern oder sie mithilfe des Immunsystems zu eliminieren. Unsterblichkeit funktioniert nur über ein strenges Selektionsverfahren. Das Zurücksetzen epigenetischer Uhren ist mit hoher Wahrscheinlichkeit nicht ausreichend; die Gene müssen ebenfalls intakt bleiben, zumindest, wenn wir vor Krebs verschont bleiben wollen.

Wenn wir versuchen, uns im Alter zu verjüngen, gehen wir falsch herum an die Sache heran. Anstatt ein längeres und vor allem krebsfreies Leben rückwirkend erzwingen zu wollen, von dem wir nicht einmal wissen, ob dies ohne einen Identitätsverlust unserer Gewebe überhaupt funktionieren kann, sollten wir deshalb besser einen anderen Weg wählen. Dieser mag etwas länger sein, aber dafür wissen wir, dass er funktioniert. Und dieser Weg heißt »jung bleiben«.

»Verjüngen« und »jung bleiben« klingen ähnlich und werden gerne miteinander verwechselt, aber die feine sprachliche Nuance macht in Wahrheit den alles entscheidenden Unterschied aus. Verjüngung funktioniert nur rückwirkend und vernachlässigt den Einfluss von bösartigen genetischen Veränderungen, die alle erwachsenen Körperzellen im Laufe des Lebens bereits angesammelt haben[6]. Nur ein präventiver Ansatz, nämlich der des Jung-Bleibens, kann uns vor Krebs und einem vorzeitigen Tod bewahren. Anstatt die Uhr zurückzudrehen, wollen wir dafür sorgen, dass sie in Zukunft langsamer tickt.

Und genau das ist es, worauf die Maßnahmen der Krebsprävention abzielen: Die Geringhaltung genetischer Veränderungen bei zunehmendem Alter, indem wir ihre Entstehung und ihr Wachstum rechtzeitig unterbinden.

Altern und Krebs sind wie ein zweischneidiges Schwert. Wenn wir uns nur für eine der zwei Schneiden entscheiden, ist es, als würden wir das Schwert nur von einer Seite auf die andere drehen. Wenn wir aber die Krebsentstehung und das Altern wirklich verlangsamen oder sogar aufhalten wollen, müssen wir beide Schneiden des Schwertes gleichzeitig nutzen.

Das Wichtigste in Kürze

- Alle bisher bekannten Formen der Verjüngung und Unsterblichkeit gehen mit einem Identitätsverlust von Körperzellen einher.
- Die Idee von »Verjüngungskuren« vernachlässigt die Tatsache, dass die meisten unserer Körperzellen im Alter bereits genetische Schäden aufweisen.

- Weil Verjüngung Wachstum und Regeneration bedeutet, ist die wahllose Verjüngung von Zellen in einem gealterten Organismus gefährlich. Östrogenhaltige Hormonersatztherapien nach den Wechseljahren sind ein bekanntes Beispiel.

---

* * *

Ein zweischneidiges Schwert

Manche Prozesse in unserem Körper sind in der Jugend von Vorteil, aber bereiten uns im Alter große Probleme. Dazu zählt die Seneszenz, die geschädigte Zellen am Wachstum hindert. In der Jugend und im jungen Erwachsenenalter schützt uns dieser Mechanismus vor Krebs, aber in der zweiten Hälfte des Lebens kehrt er sich zunehmend ins Gegenteil.

Was bedeutet Seneszenz?

Seneszente Zellen sind Zellen, die zwar noch in unserem Körper leben, doch sie können keine neuen Abkömmlinge mehr von sich produzieren. Stattdessen setzen sie in uns einen Cocktail aus Entzündungsstoffen frei, der Immunzellen anlockt und aktiviert[90]. Bei jungen und gesunden Menschen werden seneszente Zellen vom Immunsystem beseitigt, aber bei älteren Menschen beschleunigt sich die Entstehung dieser Zellen zunehmend, während gleichzeitig die Immunfunktion immer mehr nachlässt. Der prozentuale Anteil an seneszenten Zellen in den Geweben wächst, und mit ihm auch ein gefährliches krebsförderndes Entzündungsmilieu. Weil wir inzwischen wissen, dass Entzündungen nicht nur die Krebsentstehung begünstigen, sondern auch zu vielen anderen Alterungsprozessen beitragen, wird der Anstieg der Entzündungswerte im Alter auch als *Inflammaging* bezeichnet[16, 91].

Bis zu 20 Prozent aller Körperzellen in älteren nicht-menschlichen Primaten sind solche ausrangierten Exemplare mit genetischen

Defekten, die sich nicht mehr teilen können und daher auch nicht an der Neubildung von Geweben teilnehmen. Durch zufällige unglückliche Mutationen können sie jedoch aus ihrem Ruhestand heraus in eine sehr bedenkliche Selbstständigkeit zurückgeholt werden[92]. Da sie ein gefährliches Reservoir an Krebsvorläuferzellen bilden, stellen seneszente Zellen ein bedeutendes Krebsrisiko dar. Zugleich wirken sie krebsfördernd auf benachbarte normale Körperzellen, weil ihre Entzündungsstoffe nicht nur stimulierend auf Immun-, sondern auch auf andere Zelltypen in der Umgebung wirken. In jungen Jahren dient dieser wachstumsstimulierende Effekt der Wundheilung und Regeneration, aber im Alter wird er zunehmend pathologisch, weil er dauerhaft und in zu hohem Maße stattfindet.

Einmal mehr kommt es dabei auf den Faktor Zeit an. Weil all die negativen Effekte der Seneszenz erst viele Jahre nach Beginn der Fruchtbarkeit in Erscheinung treten, kann die Evolution nicht gegen sie selektionieren. Was die Evolution gezielt auswählt, ist nur ihre wichtige Schutzwirkung in jungen Jahren.

Die Beobachtung, dass viele Gene in der Jugend und im Alter unterschiedliche Auswirkungen auf unsere Gesundheit haben, ist von solcher Bedeutung, dass die wissenschaftliche Fachwelt sie auf einen Begriff gebracht hat, um das ihr zugrunde liegende Prinzip zu erfassen: antagonistische Pleiotropie. Dieses Prinzip erklärt, warum alle Lebewesen ab einem Körpergewicht von etwa 15 Kilogramm die Aktivität ihrer Telomerase einschränken. Anders als bei Mäusen, die sich den Luxus einer uneingeschränkten Telomerase-Aktivität leisten können, weil sie sowieso nicht länger leben würden als ein Jahr, ist der limitierte Zugang zur Telomerase bei größeren Säugetieren ein wichtiger Schutzmechanismus vor Krebs. In der Phase, in der wir die meisten Nachkommen zeugen, bewahren uns schrumpfende Telomere und seneszente Zellen vor Krebs, auch wenn sie uns im Alter krank werden und sogar sterben lassen.

Nicht das Ticken der Zeit, sondern die Anzahl und Dauer an Schäden, Infektionen und anderen Stressoren entscheidet, wie schnell wir unsere Telomere und den Vorrat unserer Stammzellen aufbrauchen. Jede Stammzellteilung birgt das Risiko genetischer Defekte und lässt die Sandkörner in der Uhr des Lebens schneller verrinnen. Dabei haben wir gelernt, dass nicht die Anzahl an Meilen, die wir fahren, oder die Anzahl an Zellteilungen, die wir durchlaufen, für das Unfallrisiko entscheidend ist, sondern das Tempo, mit dem wir uns auf die Reise begeben, sowie die Sicherheitsvorkehrungen, die wir dabei treffen. Vor allem die Geschwindigkeit, mit der sich unsere Blutstammzellen teilen, bestimmt, wie schnell wir altern und an Krebs erkranken. Denn ohne eine ausreichende Menge an teilungsfähigen Blutstammzellen sind wir Infektionen und Krebsvorläuferzellen nahezu schutzlos ausgeliefert[93].

Nur wenige Menschen wissen, wie sehr wir die Lebensdauer unserer Stammzellen durch gesunde Gewohnheiten beeinflussen können. Weit mehr als mit irgendwelchen Superfoods oder epigenetischen Wundermitteln, die das Ticken einer Uhr manipulieren, deren Mechanismus wir bisher kaum verstehen, können wir uns vor Krebs schützen und uns gleichzeitig vor Alterserscheinungen bewahren, indem wir unsere Stammzellen vor Schäden abschirmen und ihre Teilungsraten gering halten – wie das im Einzelnen geschieht und was wir dafür tun können, ist Gegenstand von Teil II. Auf diese Weise verhindern wir eine verfrühte oder übermäßige Ansammlung seneszenter Zellen, die als wichtigster gemeinsamer Nenner von Altern und Krebs gilt.

Forschungsarbeiten an Mäusen der letzten Jahre haben gezeigt, dass es möglich ist, das Leben von Organismen zu verlängern und die Entstehung von Krebs und anderen Alterserscheinungen hinauszuzögern, indem man seneszente Zellen mithilfe von Medikamenten oder Immuntherapien aus ihren Körpern entfernt. Ob diese Therapien jemals auch im menschlichen Organismus funktionieren werden, ist noch nicht bekannt. Aber wir können die Ansammlung seneszenter Zellen auch dadurch verhindern, dass wir unser Immunsystem fit halten, damit es solche Zellen auch im Alter noch effizient erkennt und eliminiert.

Dabei lautet die gute Botschaft: Weil Mutationen ohne Krebsförderer nahezu machtlos sind, ist es niemals zu spät für Prävention. Wir können also genetischen Veränderungen, die sich im Laufe des Lebens in unseren Geweben angesammelt haben, die Macht über unser Leben entziehen, indem wir krebsfördernde Einflüsse minimieren. Sogar in bereits etablierten Tumoren ist es noch möglich, über die Wirkung von Krebsförderern Einfluss auf den Krankheitsverlauf zu nehmen.

Eine so verstandene Krebsprävention ist kein rasch zu bewältigender Sprint, sondern ein echter Marathon, der Jahre dauert. Also fangen wir am besten gleich damit an.

Das Wichtigste in Kürze

- Manche Prozesse in unseren Körpern sind in der Jugend von Vorteil, aber wirken sich im Alter nachteilig auf unsere Gesundheit aus.
- Dieses Prinzip wird antagonistische Pleiotropie genannt und trifft in besonderem Maße auf die Seneszenz zu.
- Seneszente Zellen produzieren einen gefährlichen Cocktail an Entzündungsstoffen, der das Altern und viele chronische Erkrankungen inklusive Krebs antreibt *(Inflammaging)*.
- Gleichzeitig bilden seneszente Zellen ein Reservoir an potentiellen Krebszellen, weil sie bereits genetische Schäden angesammelt haben.
- Indem wir verhindern, dass sich seneszente Zellen in uns ansammeln, und gleichzeitig dafür sorgen, dass sie effizient durch ein gesundes Immunsystem eliminiert werden, können wir sowohl das Altern als auch die Krebsentstehung verlangsamen.

* * *

TEIL II

Krebs verhindern

WARUM ICH?

Vor einiger Zeit sah ich im Fernsehen einen Spot, der mich zutiefst berührt hat. Darin berichtete eine Frau mittleren Alters von ihrer Krebserkrankung. Die Diagnose war für sie ein Schock: Nicht im Traum hätte sie gedacht, dass Krebs ausgerechnet sie so früh ereilen könnte. Sie war sicher, alles richtig gemacht zu haben, hatte sich nie einem der bekannten Risiken ausgesetzt und ihr Leben lang, so ihre Überzeugung, gesund gelebt – schließlich hatte sie weder übermäßig Alkohol getrunken noch geraucht. Und trotzdem hatte der »König der Krankheiten« zugeschlagen. In ihrem Gesicht stand eine einzige verzweifelte Frage: »Warum ich?«

Krebs kann jeden treffen

Die Antwort ist ebenso einfach wie folgenschwer: Niemand ist sicher vor Krebs – denn die Entstehung läuft in jedem von uns ab. Deshalb sind Prävention und Vorsorge so wichtig. Diese entscheidende Tatsache zu untermauern, war Inhalt von Teil I in diesem Buch. Aber was hat das mit der Frau in dem Spot zu tun? Die Frau war sich offensichtlich nicht bewusst, dass sie dauerhaft einem der mächtigsten Krebsförderer unserer Zeit ausgesetzt war: Übergewicht. Damit hätte sie für jeden Arzt als Risikopatientin sofort erkennbar sein müssen, und seine Aufgabe wäre es gewesen, die nötigen Vorsorgemaßnahmen zu ergreifen. Doch das ist nicht geschehen, mit der Folge, dass der in dieser Frau wie in jedem Menschen schlummernde Krebs manifest wurde. Und wo immer es unterbleibt, der Gefahr einer Krebserkrankung ins Auge zu sehen und die Dinge beim Namen zu nennen, sei es aus Gründen der Wahrheitsscheu, der Bequemlichkeit oder sonst einer Saumseligkeit, wird all unsere Forschungsarbeit vergeblich sein.

Der erste Schritt, um Krebs zu besiegen, ist Aufklärung. Und erst dann, wenn wir die Risikofaktoren klar definiert haben, können wir eine Form der Früherkennung etablieren, die auch jüngere Risikopatienten rechtzeitig erkennt und rettet. Niemand ist »schuld« an einer Krebserkrankung – eben darum, weil Krebs eine extrem komplexe Erkrankung ist, die immer beides voraussetzt: mehrere bedeutende genetische Veränderungen wie auch den Einfluss von Krebsförderern, die ihr Überleben und Wachstum ermöglichen.

Wir können nicht verhindern, dass wir mit Risikogenen geboren werden. Aber diejenigen Risikofaktoren für Krebs, die uns nicht angeboren sind, also die allermeisten, können wir beeinflussen. Die Aufgabe, das eigene Krebsrisiko zu minimieren, ist darum vor allem unsere eigene Aufgabe. Zum Glück jedoch gibt es viele und hocheffiziente Möglichkeiten, die Krebsentstehung zu verlangsamen, sowohl in jungen als auch in späteren Jahren unseres Lebens, damit es erst gar nicht zu einer Erkrankung kommt. In diesem zweiten Teil meines Buches habe ich zusammengetragen, in welcher Weise das nach unserem heutigen Wissensstand funktionieren kann.

EIN KLARES ZIEL

Winston Churchill oder: Weshalb die Mühe der Mühe wert ist

Krebsprävention hat ein miserables Image: Sie klingt sowohl langweilig als auch anstrengend. Dabei ist sie buchstäblich das Beste überhaupt, was wir für uns selbst tun können, weit über die Vermeidung von Krebs hinaus. Denn sie schützt uns nicht nur vor Krebs, sondern auch vor vielen anderen Zivilisationskrankheiten wie Herzinfarkt, Schlaganfall, Typ II Diabetes und Demenz. Sie verlängert nicht nur unser Leben, sondern auch unsere Gesundheitsspanne, also die Zeit, in der wir frei von Krankheiten und körperlichen Leiden aktiv am Leben teilnehmen können. Krebsprävention ist darum die beste und modernste Anti-Aging-Therapie unserer Zeit. Und sie ist weitaus spannender und einfacher, als sie klingt.

Am Anfang allen Tuns steht die Frage nach dem Warum. Doch seltsamerweise findet sie in den meisten Präventionskampagnen so gut wie keinen Raum. Ein Beispiel ist der europäische Kodex zur Krebsprävention, der die effektivsten Maßnahmen zum Vermeiden von Krebs in einer einfachen Punkteliste zusammenträgt[94]. Das ist praktisch, setzt aber voraus, dass die Adressaten dieser Informationen bereits überzeugt und motiviert sind, alles ihnen Mögliche zu tun, um sich vor Krebs zu schützen. Aber was ist mit denen, die nicht überzeugt sind?

Für die meisten Menschen ist leicht nachvollziehbar, warum Rauchen oder Trinken ungesund sind und die Krebsentstehung fördern, aber ohne ein ausreichendes Hintergrundwissen ist es schwierig zu verstehen, warum Übergewicht oder Bewegungsmangel krebsfördernd sein sollten. Schließlich könnte man »viel gutes Essen« und »Erholung« auch positiv werten. Kaum einer jedoch käme auf die Idee, hinter »richtig viel guten Zigaretten« oder »ordentlich Alkohol«

einen gesundheitlichen Benefit zu erwarten. Aber genau diese Unsicherheiten bei den Themen Übergewicht und Bewegungsmangel, den inzwischen mächtigsten Krebsförderern unserer Zeit, machen es so schwierig, solchen vage und unplausibel wirkenden Handlungsempfehlungen zu folgen.

Während das Rauchen dank effektiver Aufklärungskampagnen, Rauchverboten im öffentlichen Raum und Verteuerung von Tabakwaren durch Besteuerung in den letzten Jahrzehnten im Rückzug begriffen ist, läuft die Übergewichtsepidemie ungebremst weiter. Ich bin keine Freundin von Verboten, und ich bin froh, in einer Gesellschaft zu leben, in der Rauchen und der Genuss von Alkohol prinzipiell erlaubt sind – schließlich sind wir freie Menschen. Aber jeder Erwachsene, der heute raucht, weiß zumindest, dass Rauchen krebserregend ist und zu viel Alkohol der Gesundheit schadet.

Von diesem Zustand einer »aufgeklärten Freiheit« sind wir in der Ernährung, einem der wichtigsten Kontributoren der Krebsentstehung, jedoch meilenweit entfernt. In vielen modernen westlichen Ländern übersteigt der Anteil der Übergewichtigen in der Bevölkerung inzwischen den der Raucher, und Übergewicht wird in Zukunft zur größten Herausforderung für die Gesundheitssysteme dieser Welt werden[95].

Warum aber ist es so wichtig, nach dem Warum zu fragen? Die Antwort lautet: weil wir Menschen bei allem, was wir tun, Sinn brauchen, so nötig wie die Luft zum Atmen. Die Frage nach dem Sinn half einst unseren Vorfahren, ihre limitierten Ressourcen einzuteilen, und verhinderte, dass sie stunden- oder gar tagelang sinnlosen Tätigkeiten nachgingen. In früheren Phasen der Menschheitsgeschichte wäre es geradezu selbstmörderisch gewesen, die wertvolle Zeit oder Energie, die wir zur Nahrungssuche und Fortpflanzung benötigen, in Tätigkeiten wie »Bergehochlaufen« zu vergeuden (»Der Berg ruft!«) oder sich den letzten Bissen Mammut zu verkneifen, weil es schon nach achtzehn Uhr ist (»Sorry, time-restricted eating!«). Warum, zum Geier, sollte man etwas tun, das derart anstrengend und energieraubend ist?

Die Frage nach dem Sinn entspringt einem archaischen Lebenserhaltungstrieb, und diesen zu ignorieren, kann buchstäblich lebensgefährlich sein. Auch wenn wir heute, zumindest aus biologischer Sicht, im Überfluss schwelgen und Sinnlosigkeit ein erschwinglicher Luxus geworden ist, wollen wir deshalb immer noch wissen: Warum?

Aus diesem Grund werde ich in diesem Abschnitt nicht nur verschiedene Maßnahmen oder Hinweise zur Krebsprävention auflisten, sondern auch erklären, weshalb und wie sie funktionieren. Was ist gesundes Essen und vor allem, wie viel ist gesund? Was hat Sport mit Krebs zu tun? Welche Früherkennungsmöglichkeiten gibt es in Deutschland, und mit welchen Medikamenten, Nahrungsmitteln oder Impfungen kann man sich wirklich vor Krebs schützen? Und was ist, wenn man schon eine Krebserkrankung hat oder hatte – gelten dann dieselben Regeln und Empfehlungen? Gibt es einen Zusammenhang zwischen Stress und Krebs?

Mit Sicherheit haben wir noch nicht alles bis ins letzte Detail verstanden, aber diesen Zeitpunkt der »vollkommenen Erkenntnis« abzuwarten, ergibt in der Wissenschaft wenig Sinn – und noch weniger im eigenen Leben. Die Tatsache, dass wir immer mehr dazulernen können, ist kein Grund, in Untätigkeit zu verharren und an schlechten Gewohnheiten festzuhalten. Vielmehr können und sollten wir, während wir immer weiter testen, beobachten und lernen, schon einmal damit anfangen, Leid zu verhindern und Leben zu retten – anhand dessen, was die Wissenschaft bereits herausgefunden hat.

Neue wissenschaftliche Konzepte leiden oft an der »Kinderkrankheit«, dass sich ein Teil der Gesellschaft wie auch der wissenschaftlichen Gemeinschaft nicht von alten Konzepten lösen kann. Das hat jedoch unterschiedliche Folgen. Wenn ein Paradigmenwechsel in anderen naturwissenschaftlichen Disziplinen wie der Physik nur langsam vorangeht, behindern diese Verzögerung »nur« unseren technologischen Fortschritt. In der Krebsmedizin hingegen kostet ein zögerlicher Wandel jährlich Millionen Menschenleben[96].

Eine der berühmtesten Motivationsreden der Neuzeit ist Winston Churchills »Blut, Schweiß und Tränen«-Rede vor dem britischen Parlament anlässlich des Einmarsches deutscher Truppen in Frankreich während des Zweiten Weltkriegs. Die bis heute nachhallende Wirkung seiner Ansprache beruht auf ihrer schonungslosen Ehrlichkeit: »Denn ohne Sieg – gibt es kein Überleben.« Wir dürfen die Wahrheit nicht herunterspielen, wenn wir den Kampf gegen den Krebs wirklich gewinnen wollen – gerade, wenn es hier und da schwierig wird oder Überwindung kostet.

Überall, wo viel Arbeitsaufwand und Kosten anfallen, bedarf es einer klaren Zieldefinition. Das gilt in der Krebsforschung ebenso wie in der Raumfahrt. Und noch eine weitere Gemeinsamkeit zeichnet jede seriöse Forschung aus: eine gemeinsame Sprache, die exakt definiert, worum es geht. Diese Exaktheit weist uns den Weg durch den Dschungel unendlich vieler Daten und hilft uns, im Chaos der empirischen Befunde Muster zu erkennen. Forschung ist zum großen Teil Mustererkennung. Es ist ein Unterschied, ob etwas das Krebswachstum inhibiert oder supprimiert (zu Deutsch: verhindert oder unterdrückt). Im alltäglichen Sprachgebrauch sind wir in unserer Wortwahl weniger präzise, aber in der Wissenschaft, und in gewisser Weise auch beim Schreiben von Büchern, können kleinste Nuancen sehr unterschiedliche Wirkungen erzielen.

In diesem Kapitel möchte ich deshalb zuerst unser Ziel definieren und erklären, was wir eigentlich meinen, wenn wir von Gesundheit oder gesundem Essen sprechen. Und ich werde erklären, warum es einen Unterschied zwischen einzelnen wissenschaftlichen Studien und wissenschaftlich anerkanntem Wissen gibt. Mit diesem Verständnis und unserer exakten gemeinsamen Sprache werden wir uns sicheren Schrittes durch den Studiensumpf wagen und von all seinen Schätzen nur das mitnehmen, was wir wirklich gebrauchen können.

Das Wichtigste in Kürze

- Präventionsmaßnahmen müssen einen klar erkennbaren Sinn und Nutzen haben. Jede Form der Prävention beginnt mit einer verständlichen und klaren Aufklärung.
- Transparenz verbessert das Vertrauen in die Wissenschaft und erlaubt es, informierte und selbstbestimmte Entscheidungen zu treffen.
- Relativierungen und das Reden um den heißen Brei halten uns davon ab, unser Verhalten zu ändern.

Hands-on!

Hand aufs Herz: Sind Sie bereit, etwas für Ihre Krebsprävention zu tun?

- Wenn ja, lesen Sie weiter.
- Wenn nein, klappen Sie dieses Buch zu und genießen Sie Ihr Leben, solange Sie es noch können.

* * *

Prelude: Die »Junkfood-Diät«

Im August 2010 unternahm Marc Haub, Professor für Ernährungswissenschaften an der Kansas State University, einen ungewöhnlichen Selbstversuch. Für seine Studenten wollte er eine neue Diät ausprobieren, um endlich zu erreichen, was ihm mit zahllosen anderen Diäten, inklusive »Low Carb«, und »Low Fat«, zuvor misslungen war: so viele Kilo abnehmen, bis sein Body-Mass-Index im gesunden Bereich liegen würde.

Damals ahnte er nicht, welches Interesse er mit seiner sonderbaren Unterrichtsdemonstration hervorrufen würde. Das Experiment sorgte weltweit für Schlagzeilen und wurde als »Junkfood-Diät« berühmt, weil seine Ernährung hauptsächlich aus abgepackten Snacks wie Fertigkuchen, Keksen und Chips bestand. Aber wer bestimmt eigentlich, was Junkfood ist? Haubs Idee hinter seiner sehr speziellen

Diät war es, einen wichtigen Denkfehler deutlich zu machen. Unzählige Debatten kreisen um die Frage, was man eigentlich noch essen kann oder soll. Wir werden immer dicker, und Übergewicht ist ein Problem, denn es steht in Zusammenhang mit einer erhöhten Gesamtsterblichkeit, Herz-Kreislauf-Erkrankungen, Krebs, Diabetes und Demenz. Die Schuldigen sind dabei längst ausgemacht: Fastfood, Fertiggerichte, Süßigkeiten und Softdrinks haben viel zu viele Kalorien, gleichzeitig sind sie arm an Vitaminen, Mineral- und Ballaststoffen. Diese Dickmacher sind die Sündenböcke unseres gesundheitlichen Verfalls: sind »junk«.

Doch ist das die ganze Wahrheit? Was wäre, wenn diese Junkfood-Produkte gar nicht die alleinige Schuld an der »Übergewichtsepidemie« in vielen Ländern dieser Erde tragen? Ist es vielleicht sogar möglich, mit Junkfood abzunehmen? Und wird man dadurch dann automatisch auch gesünder? Die Antwort auf diese Fragen wollte Marc Haub herausfinden.

Zwei Monate lang ernährte er sich deshalb von Junkfood und dokumentierte die Ergebnisse seines Gewichtsverlusts und seiner Bluntuntersuchungen fortlaufend auf Facebook[97]. Laut eigener Aussage war diese Diät in den ersten Tagen die schwierigste, der er sich jemals unterzogen hat[98]. Aber diesmal machte er eine Sache entscheidend anders als bei all seinen vorherigen Diäten: Er aß exakt nur 1800 kcal am Tag, was etwa 800 kcal unter der üblicherweise verbrauchten Menge eines durchschnittlichen männlichen Erwachsenen liegt und damit einer 30-prozentigen Kalorienrestriktion entspricht. Er konsumierte also deutlich weniger, als er verbrannte. Da man die Kalorienmenge abgepackter industriell-gefertigter Nahrungsmittel auf der Verpackung ablesen kann, ist es relativ leicht, diesen Schwellenwert einzuhalten.

Das verblüffende Ergebnis war: Innerhalb von nur zwei Monaten verlor er nicht nur über zwölf Kilogramm, sondern verbesserte auch Woche für Woche seine Blutwerte. Seine Triglyceride sanken um 39 Prozent, das LDL (»schlechtes« Cholesterin) um 20 Prozent und sein HDL (»gutes« Cholesterin) stieg in derselben Zeit um 20 Prozent an. Sein Gesamtcholesterol sank ebenso wie sein Blutzuckerspiegel, und auch sein Körperfettanteil reduzierte sich trotz fett- und zuckerreicher Ernährung um knapp neun Prozent[97].

In einem Satz: Marc Haub hatte abgenommen und seine Gesundheit zugleich kontinuierlich und nachweisbar verbessert. Aber war er mit dieser »Junkfood-Diät« wirklich gesünder als vorher? Nicht nur kurzfristig, sondern auch auf lange Sicht?

Die Antwort lautet: Haubs Erfolg war natürlich kein vollkommener, sondern nur ein kurzfristiger Erfolg. Langfristig wirkt sich eine Ernährung ohne frische Lebensmittel wie Obst und Gemüse und insbesondere ohne eine ausreichende Menge an Vitaminen und Ballaststoffen natürlich nachteilig auf unsere Gesundheit, die Immunfunktion und unser Krebsrisiko aus. Trotzdem ist und bleibt für den Gewichtsverlust die Kalorienmenge entscheidend. Und wie auch immer die Reduktion des Körpergewichts auf einen gesunden Body-Mass-Index zustande kommt, leistet sie einen überaus wichtigen Beitrag zur Krebsprävention.

Die mediale Erfolgsgeschichte der »Junkfood-Diät« ist ein wundervolles Beispiel dafür, wie wenig wir den Begriff »gesunde Ernährung« bislang überhaupt verstanden oder definiert haben. Marc Haubs Experiment nämlich lehrt uns, dass »gesund essen« und »gesund sein« nicht zwangsläufig dasselbe bedeuten[99]. Man kann durchaus gesund essen, aber zu viel oder zu oft, und das macht krank – vor allem langfristig. Auch in der Ernährung gilt: Die Dosis macht das Gift. Himbeeren mögen gesund sein, aber wer sich täglich zwei Liter Smoothies daraus mixt und trinkt, der wird durch die Unmengen an Fruchtzucker nicht gesünder werden, sondern sich stattdessen eine entzündliche Fettleber und krebsförderndes Übergewicht heranzüchten. Gleichzeitig kann man ungesund essen, aber wenig oder selten, was sich wiederum positiv auf die Gesundheit auswirken kann – vor allem kurzfristig.

Die »Junkfood-Diät« ist darum keine Diät, sondern vielmehr eine Lektion: Nicht nur das Essen ist für unsere Gesundheit verantwortlich, sondern viel mehr noch wir selbst.

Das Wichtigste in Kürze

- Wie gesund wir sind, wird nicht nur durch die Qualität unserer Nahrung bestimmt, sondern vor allem durch die Quantität.
- Für das Körpergewicht ist die Kalorienmenge, die wir täglich zu uns nehmen und wieder verbrauchen, entscheidend.
- Auch zu viel »gesundes« Essen kann krank machen.

Hands-on!

Hand aufs Herz: Wie viele Kalorien nehmen Sie pro Tag durchschnittlich zu sich?

- Machen Sie eine ehrliche Überschlagsrechnung, am besten schriftlich, vom Frühstück bis zum Betthupferl.
- Vergessen Sie dabei nicht die kleinen Snacks und Drinks zwischendurch und am Abend.
- Halten Sie unterm Strich fest, wie sehr Ihr täglicher Konsum an Kalorien von Ihrem Verbrauch differiert. Orientieren Sie sich an diesen Werten
  Frauen: 1800–2400 kcal/Tag
  Männer: 2200–3000 kcal/Tag
- Oder, wenn Sie es genauer wissen möchten, berechnen Sie Ihren Grundenergieverbrauch (Basal Metabolic Rate, BMR)

Frauen= (10 x ___ kg) + (6,25 x ___ cm) – (5 x ___ Jahre) – 161
Männer= (10 x___ kg) + (6,25 x ___ cm) – (5 x ___ Jahre) + 5

- Multiplizieren Sie Ihren BMR mit Ihrem Aktivitätsfaktor
  Wenig bis keine Bewegung: BMR x 1,
  Leicht aktiv (1–3 Mal Sport/Woche): BMR x 1,375
  Mäßig aktiv (3–5 Mal Sport/Woche): BMR x 1,55
  Stark aktiv (6–7 Mal Sport/Woche): BMR x 1,725
  Extrem aktiv (2 x täglich intensiver Sport): BMR x 1,9
  Eine Beispielrechnung anhand meiner Daten:
  Ich bin weiblich, 38 Jahre alt, 178 cm groß und wiege etwa 61 Kilogramm. Ich mache an sechs Tagen die Woche eine Stunde Sport. Das ergibt einen Gesamtenergieverbrauch (Total Daily Energy Expenditure, TDEE) von:

BMR (Hanna) = (10 x 61 kg) + (6,25 x 178 cm) – (5 x 38) – 161 = 1371,5 kcal; TDEE (Hanna) = 1371,5 kcal x 1,725 = 2365,8 kcal

---

* * *

Der ewige Streit ums Essen: Was ist eigentlich »gesund«?

Kaum ein Thema polarisiert derart wie das Thema Ernährung. Und zu keinem anderen Thema kursieren derartig viele widersprüchliche Thesen. Dabei wissen wir im Grunde eigentlich alle, wie eine gesunde, maßvolle Ernährung ungefähr aussieht. Die zahllosen aufgeheizten Debatten darüber, welche Ernährungsweise die einzig richtige ist, spiegeln in Wahrheit nur wider, welche Schwierigkeiten uns die Umsetzung dieses simplen Wissens im Alltag bereitet. Aber sie spiegeln auch wider, wie uneinig wir uns darin sind, was Gesundheit eigentlich ist und inwieweit sie sich mit Ernährung wirklich über den Normalzustand hinaus optimieren lässt – beispielsweise, um Krebs zu verhindern oder das Leben zu verlängern.

Eine gesunde Ernährung ist wichtig, weil sie unseren Körper mit Energie und lebensnotwendigen Baustoffen, Vitaminen und Mineralien versorgt. Je nachdem, aus welchem Blickwinkel heraus man das Thema betrachtet, kann man Gesundheit sehr unterschiedlich definieren. Wenn man sich beispielsweise gerade mit Herzgesundheit beschäftigt, kann man seine Blutfettwerte und seinen Blutdruck bestimmen oder eine Echokardiographie – also einen Herzultraschall – durchführen lassen. Wenn wir aber von Gesundheit allgemein reden, denken wir dabei meist an einen größeren, übergeordneten oder allgemeinen Zustand, der sich in irgendeiner Weise verlängernd auf die Lebensspanne auswirkt. Damit eine bestimmte Ernährungsweise uns wirklich gesünder macht und unser Leben verlängert, muss sie einer ganzen Reihe sehr unterschiedlicher Erkrankungen entgegenwirken.

Aus wissenschaftlicher Sicht kann dies vor allem eine Ernährung leisten, die ein gesundes und leistungsfähiges Immunsystem fördert. Ein solches schützt uns nicht nur vor Infektionen, seneszenten Zellen und Krebs, sondern bewahrt uns auch vor entzündlichen Prozessen, fördert die Wundheilung und unterstützt die Regeneration.

Gesundheit ist mehr als nur die Abwesenheit von Krankheit. Auch ein gesunder Körper kann kurzzeitig unter Infektionen oder Verletzungen leiden und krank sein; aber er zeichnet sich durch die besondere Fähigkeit aus, sich von diesen Einschlägen immer wieder zu erholen. Wer sich nicht mit Krankheiten infiziert, weil er keinen oder wenig Kontakt zu anderen Menschen hat, mag äußerlich gesund wirken, aber in seinem Inneren wird er ein weniger aktives Immunsystem haben und an einer frühzeitigen Ansammlung an seneszenten oder geschädigten Zellen leiden. Tatsächlich senken viele akute, leichte Infektionen, insbesondere in der frühen Kindheit, das Krebsrisiko im späteren Leben, weil sie das Immunsystem in einem aktivierten Zustand halten, was wiederum dazu führt, dass krankhafte Zellen und krebserregende Infektionen (z. B. HPV, Hepatitis-Viren oder das Bakterium Helicobacter pylori als ursächlicher Erreger von Magenkrebs) besser kontrolliert werden[100].

Gesundheit lediglich als Abwesenheit von Krankheit zu bezeichnen, ist wie Epikurs oder Schopenhauers Definition von Glück als die Abwesenheit von Leid und Mangel. Man kann sehr wohl in Wohlstand schwelgen und trotzdem unglücklich sein, weil man beispielsweise keinen Sinn empfindet. Ebenso kann man beseelt von Glücksgefühlen ein Ziel verfolgen, wenn dieses uns als ausreichend sinnvoll erscheint, um dafür Einschränkungen oder sogar zwischenzeitliches Leid in Kauf zu nehmen.

Also noch einmal gefragt: Was genau ist eine gesunde Ernährung? Und was, wie viel und wann sollte man nach derzeitigem Wissensstand essen, um sein Krebsrisiko zu minimieren?

Das Wichtigste in Kürze

- Eine gesunde Ernährung schützt auf Dauer vor einer Vielzahl an Erkrankungen.
- Eine gesunde Ernährung fördert ein leistungsfähiges Immunsystem, statt es in seiner Arbeit zu behindern.
- Eine gesunde Ernährung sollte keine Substanzen enthalten, die Mutationen oder krebsfördernde Stoffwechselstörungen verursachen.

Hands-on!

Hand aufs Herz: Wie sehen Ihre Essgewohnheiten aus?

- Machen Sie eine Aufstellung Ihrer bevorzugten Nahrungsmittel.
- Gewichten Sie diese nach dem ungefähren prozentualen Anteil in Ihrem Speisplan.
- Urteilen Sie selbst: Ernähren Sie sich gesund?

* * *

Es gibt da eine Studie ...

Für fast jedes Nahrungsmittel, von Schokolade bis hin zu Kaffee oder Rotwein, existiert eine Studie, in der das betreffende Nahrungsmittel vor Krebs schützt – und zugleich eine andere, in der es dies nicht tut oder sogar krebserregend wirkt. Weil es nun aber für Laien schwer ersichtlich ist, welchen Studien man trauen kann, pickt sich jeder bevorzugt diejenigen heraus, die am besten zur eigenen Lebensphilosophie passen. Aber es gibt durchaus Unterschiede in der Qualität wissenschaftlicher Studien, und diese sollten ausschließlich als das betrachtet werden, was sie sind: einzelne Untersuchungen, die alle ihre eigenen unterschiedlichen Limitierungen aufweisen und ihre Bedeutung durch Wiederholungen und eine Positionierung im wissenschaftlichen Gesamtkontext beweisen müssen. Wenn eine Studie zeigt, dass ein Glas Rotwein oder eine Tafel Schokolade pro Tag genauso gesund ist wie eine Stunde Sport, dann ist das noch lange keine wissenschaftlich anerkannte Theorie – sondern meistens einfach eine schlecht designte Studie.

Greifen Medien die unreifen Früchte wissenschaftlicher Arbeiten auf, untergraben sie damit die Glaubwürdigkeit der Wissenschaft insgesamt und fördern ein Verfließen der Grenzen zwischen Wissenschaft und Wunschvorstellung. Man könnte sagen, dass für Studien das sogenannte »Anna-Karenina Prinzip« gilt, das Tolstoi im ersten Satz seines berühmten Romans formuliert hat: »Alle glücklichen Familien gleichen einander, jede unglückliche Familie ist auf ihre eigene Weise unglücklich.« Während also jede schlechte Studie auf ihre eigene Weise fehlerhaft ist, haben gute und aussagekräftige Studien sehr viele Eigenschaften gemeinsam.

Die Krebsentstehung ist in den allermeisten Fällen ein langjähriger und mehrstufiger Prozess, weshalb man die Auswirkungen einer bestimmten Ernährung auf die Krebsentstehung oft erst nach Jahren oder sogar nach Jahrzehnten beobachten kann. Und obwohl viele Ernährungsstudien unter geringen Teilnehmerzahlen und einer schlechten Compliance leiden (d. h. die Studienteilnehmer halten sich nicht konsequent an die Vorgaben), ist das vielleicht größte Problem, dass bestimmte Ernährungsweisen oft Hand in Hand mit bestimmten anderen Verhaltensweisen gehen.

Man ist nicht nur, was man isst – um eine inzwischen abgedroschene Phrase zu strapazieren –, sondern das, was man isst, verrät auch sehr viel darüber, wie man denkt oder lebt. Menschen unterscheiden sich nicht nur in ihrem Essverhalten voneinander, sondern auch in anderen Lebensgewohnheiten. Diese Lebensgewohnheiten sind allerdings keineswegs beliebig und unabhängig voneinander, wie es in einer idealen Ernährungsstudie der Fall wäre. Meist gehen gesunde oder ungesunde Ernährungsweisen mit einem ganzen Katalog anderer gesunder oder ungesunder Verhaltensweisen einher. Wer sich gesund ernährt, treibt meist auch mehr Sport, trinkt weniger Alkohol und raucht seltener als jemand, dem seine Ernährung gleichgültig ist. Leidenschaftliche Läufer sind selten starke Raucher; und Vegetarier verhalten sich meist auch über die Ernährung hinaus gesundheits- und umweltbewusst.

Wenn man untersuchen möchte, ob eine fleischreiche Ernährung das Krebsrisiko erhöht, ist eine alleinige Unterteilung in Vegetarier oder Nicht-Vegetarier wenig aussagekräftig. Man kann sich auch ohne Fleisch ungesund ernähren oder überessen (»Puddingvegetarier«). Eine mangelhafte Qualität und zu hohe Quantität der Nahrung wirkt sich nachteilig auf die Gesundheit aus und kann so die gesundheitlichen Vorteile einer fleischfreien Ernährung überdecken. Die meisten Vegetarier ernähren sich allerdings gesund, und wenn umweltbewusste Vegetarier seltener mit dem Auto fahren und dafür öfter mit dem Fahrrad, kann das Studienergebnisse verfälschen, weil Bewegungsmangel selbst ein bedeutender Risikofaktor für viele Krebsarten wie Darmkrebs, Brustkrebs oder Gebärmutterkrebs ist.

Die konzeptionellen Schwächen epidemiologischer Ernährungsstudien, die den Zusammenhang zwischen Ernährungsgewohnheiten und der Krebsentstehung untersuchen, sind weitreichend. Meistens werden in solchen Studien die Teilnehmer schlicht danach befragt, was sie essen, um dann in den darauffolgenden Jahren oder Jahrzehnten zu beobachten, an welchen Krebsarten sie erkranken. Aber nur die wenigsten dieser Studien berücksichtigten die Portionsgrößen oder die Essenzeiten – zwei, wie wir inzwischen wissen, sehr wichtige gesundheitliche Parameter. Solche konzeptuellen Schwächen selbst großer epidemiologischer Studien verschleierten lange Zeit die weitreichenden Auswirkungen unserer Ernährung auf die Entstehung vieler Krebsarten.

Gute epidemiologische und klinische Studien müssen sehr viele Faktoren berücksichtigen, um wirklich aussagekräftige Ergebnisse zu liefern. Vielleicht schützte Schokolade in dieser einen Studie nur deshalb vor Bluthochdruck, weil die Kontrollgruppe abends zum Beispiel Chips vor dem Fernseher aß – also ein extrem salziges Nahrungsmittel, das den Blutdruck in die Höhe treibt.

Selbst die besten epidemiologischen Studien können immer nur Hinweise auf Zusammenhänge liefern, aber niemals Beweise. Um einen echten ursächlichen Zusammenhang zu entdecken und seinen molekularen Mechanismus zu erforschen, auf dem basierend wir Medikamente oder Therapien entwickeln können, müssen wir diese Zusammenhänge in professionellen experimentellen Studien erst beweisen.

Exkurs: Von Mäusen und Menschen

Dazu sind bis heute leider auch manchmal Studien an Tieren erforderlich, Mäusen in den allermeisten Fällen, denn oft kann man nur in einem gesamten Organismus mit all seinen verschiedenen Zellen und Geweben verstehen, wie sich bestimmte Substanzen, Genfunktionen, Therapien oder Verhaltensweisen wirklich auf die Krebsentstehung auswirken. Insbesondere die Krebsentstehung, die durch sehr viele unterschiedliche Zelltypen und Faktoren wie krebsfördernde Hormone und Nährstoffe im Blut, die Immunabwehr, bestimmte Infektionen und sogar durch die Mikroben in unserem Darm beeinflusst wird, lässt sich anhand einzelner Zellen im Labor nur sehr schwer nachahmen oder untersuchen. Und ebenso schwierig ist es, komplexe Abläufe wie die Metastasierung in benachbarte oder entfernte Organe in der Zellkultur zu untersuchen.

Natürlich sind Mäuse keine Menschen. Sie haben andere Mikroben, Ernährungsgewohnheiten und Stoffwechselbesonderheiten. Dennoch erlauben Mäuse das Studium der menschlichen Biologie und Krankheiten, weil sie als Säugetiere in ihrer Entwicklung, Körperstruktur, Physiologie, Reaktion auf Krankheiten und ihrem Verhalten sehr viel mit uns gemeinsam haben und sogar 99 Prozent ihrer Gene mit uns teilen[101]. Tatsächlich tragen wir sogar noch die Gene, die das Schwanzwachstum der Nagetiere und anderer Säugetiere programmieren – nur werden diese bei uns nicht mehr aktiviert[102, 103].

Die beste Möglichkeit, um herauszufinden, welche Aufgabe bestimmte Gene in unserem Körper bei oder während der Krebsentstehung spielen, besteht darin, sie »auszuschalten« und dann abzuwarten, was passiert. Weil wir Menschen weder genetisch manipulieren noch zu regelmäßigen Zeitpunkten für gewebliche, molekulare und genetische Untersuchungszwecke »opfern« und nachsehen können, wie weit die Krebsentstehung bereits fortgeschritten ist, sind wir hierbei immer wieder auf sogenannte »Knock-out«- oder »Knock-in«-Mäuse angewiesen, bei denen bestimmte Gene aus- oder angeschaltet werden.

Das Austesten unerprobter Substanzen im Menschen ist seit Vorfällen wie dem Contergan-Skandal schon seit langem nicht mehr möglich. Zu unserer eigenen »menschlichen« Sicherheit ist es notwendig, dass zuvor unerwartete Nebenwirkungen in einem lebenden Organismus ausgeschlossen und ursächliche Zusammenhänge in experimentellen Studien erbracht werden.

Gute Studien – und ihr oft trauriges Schicksal

Erst wenn Ergebnisse mehrfach in unabhängigen Studien wiederholt wurden und sich langfristig in den Gesamtkontext einordnen lassen, erhalten sie die Zustimmung der wissenschaftlichen Gemeinschaft. Aber auch diese Zustimmung bedeutet nicht immer automatisch, dass neu erlangtes Wissen auf schnellstem und direktem Wege in unser Bewusstsein und unseren Alltag findet.

Studien, die nicht zu unseren persönlichen Vorlieben passen oder Unbequemlichkeit erahnen lassen, werden schneller vergessen und stoßen auf mehr Widerstand. Ein wichtiges Beispiel ist die erdrückende Datenlage zu dem Beitrag, den Übergewicht zur Entstehung vieler altersbedingter Erkrankungen wie Diabetes, Herzinfarkt, Schlaganfall und sogar Krebs leistet. Bei aller Body Positivity, die in einer Welt voller Instagram und Photoshop extrem wichtig ist, dürfen wir für gesundheitsschädigende und krebsfördernde Einflüsse nicht erblinden. Das richtige Körpergewicht ist mehr als nur eine ästhetische Kategorie. Es ist entscheidend für unserer Gesundheit.

Das Wichtigste in Kürze

- Nicht jede Studie ist wirklich aussagekräftig.
- Es ist schwierig, die Auswirkungen einzelner Lebensmittel auf die Krebsentstehung zu untersuchen, weil bestimmte Formen des Essverhaltens oft an bestimmte Lebensweisen gebunden sind.
- Beobachtungsstudien sind nicht ausreichend, um einen ursächlichen Zusammenhang zwischen der Krebsentstehung und dem Konsum bestimmter Nahrungsmittel oder beobachteter Verhaltensweisen zu beweisen. Dazu sind experimentelle Studien notwendig.
- Zwei entscheidende Parameter gesunder Ernährung sind: Portionsgröße und Essenzeiten. Doch nur die wenigsten Studien berücksichtigen sie.

Hands-on!

Hand aufs Herz: Wie bewusst essen Sie? Oder essen Sie einfach nach Lust und Laune? Hier ein paar Tipps, um Ihr Ernährungsbewusstsein zu schärfen.

- Halten Sie schriftlich fest, wie großzügig Sie Ihre Mahlzeiten portionieren.
- Bestimmen Sie dabei, welche Mengen Sie jeweils zu sich nehmen und in welchem Verhältnis die Mengen von Fleisch bzw. Fisch, Gemüse und Beilagen zueinander stehen.
- Urteilen Sie selbst: Essen Sie im richtigen Maß? Oder doch eher zu viel? Und wenn ja, wovon vor allem?
- Auch wenn es schmerzhaft ist: Aufschreiben hilft! Die eigenen Essgewohnheiten zu kennen, unterstützt Sie dabei, in den folgenden Abschnitten Ihre persönlichen Risikoquellen zu identifizieren.

* * *

KALORIENRESTRIKTION

Das Wundermittel gegen Altern und Krebs?

Marc Haubs Experiment zeigt, worauf auch epidemiologische und experimentelle Studien hinweisen: Abnehmen ist gesund. Aber bis zu welchem Grad gilt das? Und hat eine kalorienarme Ernährung bei uns Menschen eine ähnliche lebensverlängernde und krebshemmende Wirkung wie bei Tieren? Eine Kalorienrestriktion bringt auch für uns Menschen gesundheitliche Vorteile. Kann eine strikte Einschränkung von Kalorien unsere Lebensspanne signifikant über ihr bisheriges Limit hinaus steigern? Vielleicht. Die Antwort auf die Frage hingegen, ob eine kalorienarme Ernährung die Krebsentstehung hemmt, können wir anhand bis heute ermittelter Daten, inklusive menschlicher, eindeutig mit Ja beantworten.

Auf den nächsten Seiten möchte ich erklären, warum eine Kalorienrestriktion die Krebsentstehung verlangsamen und in manchen Fällen sogar verhindern kann, bevor ich mich der Frage zuwende, was man nach derzeitigem Wissensstand essen sollte, um sein persönliches Krebsrisiko zu minimieren. Vielleicht denken Sie jetzt, ich würde von Ihnen verlangen, sich zugunsten Ihrer Gesundheit für den Rest Ihres Lebens auf ein Körpergewicht herunterzuhungern, das wir von Magersüchtigen kennen. Aber keine Sorge: Wenn Sie mir ein paar Zeilen Zeit geben, werden Sie sehen, dass mein Plan ein anderer ist.

Eine Ernährung, die Krebs entgegenwirken soll, muss realistisch konzipiert sein, sonst versperren wir uns ihr von vornherein. Weil unser menschliches Gehirn möglichst effizient sein möchte und gleichzeitig von Natur aus faul ist, denkt es meist so: »Das schaffe ich sowieso nicht. Und deshalb fange ich gar nicht erst damit an.« Aber die Wahrheit ist, wir müssen uns gar nicht an die Grenzen des Erträglichen hungern, um von den Vorteilen einer Kalorienrestriktion zu profitieren. Im Gegenteil: Im richtigen Maß dosiert, können wir mit ihrer Hilfe sogar unser Wohlbefinden und unsere Leistungsfähigkeit steigern, insbesondere, wenn wir eine solche moderate Kalorienrestriktion mit klug gewählten Essenszeiten, regelmäßigen Sporteinheiten oder sogenannten *Fasting Mimicking Diets* kombinieren, Diätformen, die Fasten-Effekte nachahmen, indem sie das Fehlen bestimmter Nährstoffe imitieren. Auf diese Weise erzielen wir mit relativ geringem Aufwand eine starke krebshemmende und lebensverlängernde Wirkung. Kurz: maximaler Effekt mit wenig Aufwand – das schaffen wir bestimmt!

Bevor wir uns die Ergebnisse von Studien ansehen, die die Auswirkungen der Kalorienrestriktion beim Menschen untersucht haben, möchte ich jedoch noch einmal kurz auf einige erhellende Tierversuche zurückkommen. Eine strenge Kalorienrestriktion gilt bis heute als einzige wissenschaftlich erprobte Maßnahme, um die Lebensspanne von Lebewesen wie Hefen, Fruchtfliegen, Würmern, Ratten oder Mäusen ohne gentechnische Eingriffe zu verdoppeln oder gar zu verdreifachen[104]. Die lebensverlängernde Wirkung der Kalorienrestriktion ist zudem dosisabhängig – das heißt, sie schwindet, je mehr Kalorien die Tiere pro Tag konsumieren dürfen oder je kürzer die »Diät« durchgeführt wird. Der stärkste lebensverlängernde Effekt lässt sich bei Mäusen beobachten, wenn die Kalorienmenge um etwa 40 Prozent reduziert wird – also, wenn die Tiere nur noch etwa 60 Prozent der Kalorienmenge konsumieren dürfen, die sie normalerweise im Laufe eines Tages zu sich nehmen (*Ad-libitum*-Fütterung). Wenn eine Kalorienrestriktion bei uns eine vergleichbare lebensverlängernde Wirkung hätte wie bei diesen Labortierarten, entspräche das einem Gewinn an etwa 40 zusätzlichen (krebsfreien) Jahren – beziehungsweise einem Anstieg der Lebensspanne von 80 auf etwa 120 Jahre. Das liegt in dem Bereich von Jeanne Calment, die mit 122 Jahren verstarb.

In den letzten Jahren haben zwei amerikanische Studien die Auswirkungen einer 30-prozentigen Kalorienrestriktion auf die Lebenserwartung von Rhesusaffen untersucht, aber nur eine der beiden Untersuchungen konnte eine lebensverlängernde Wirkung beobachten. Es herrscht inzwischen Einigkeit, dass diese Diskrepanz durch unterschiedliche Fütterungspläne verursacht wurde[105]. In der Studie, die an der University of Wisconsin durchgeführt wurde, hatten die Rhesusaffen mit einer 30-prozentigen Kalorienrestriktion zu jedem Zeitpunkt ihres Lebens eine nur halb so hohe Sterblichkeitsrate wie Kontrolltiere, die uneingeschränkten Zugang zur Nahrung hatten[106]. In der anderen Studie am National Institut of Aging (NIA) wurden die kalorienrestringierten Affen mit einer Kontrollgruppe verglichen, die täglich nur drei Essensportionen bekam und zwischen den Mahlzeiten »fasten« musste – insbesondere über Nacht. Alles, was wir inzwischen über das Fasten wissen, lässt darauf schließen, dass diese strikten und regelmäßigen Essenspausen auch das Überleben der Kontrollgruppe deutlich verbessert haben, weshalb sich keine statistisch signifikanten Unterschiede in den Sterblichkeitsraten der beiden Gruppen beobachten ließen[107]. Interessanterweise war die Lebensspanne der kalorienrestringierten Tiere auch in dieser Studie mit durchschnittlich 31,8 Jahren für Rhesusaffen extrem hoch. Rhesusaffen erreichen in Gefangenschaft normalerweise ein mittleres Alter von etwa 26 Jahren; ein Drittel der NIA-Affen aber wurde über 40 Jahre alt. Einer von ihnen wurde sogar 44 Jahre alt – was umgerechnet einem menschlichen Alter von etwa 135 Jahren entspricht[105].

Obwohl man die Lebensspanne fast aller Tierarten, die bisher untersucht wurden, durch eine Kalorienrestriktion verlängern kann, scheint diese Wirkung nicht universal zu sein[108]. Sogar innerhalb einer Tierart haben Parameter wie Alter, Geschlecht oder bestimmte genetische Veranlagungen Einfluss darauf, wie stark der lebensverlängernde Effekt ausfällt. Aber *eine* Auswirkung der Kalorienrestriktion lässt sich unabhängig von der Lebensspanne über alle Arten, Stämme und Geschlechter hinweg beobachten: ihre positive Wirkung auf die Gesundheit, inklusive einer signifikanten Abnahme von Krebserkrankungen und einem deutlich späteren Erkrankungsalter[109–111].

Schon vor einem Jahrhundert beobachteten Wissenschaftler, dass Tumore langsamer in Mäusen wachsen, wenn die Mäuse weniger Kalorien konsumieren dürfen[111–113]. Eine 40-prozentige Kalorienrestriktion verringert bei Mäusen und Ratten die Entstehung altersbedingter

Krebserkrankungen, einschließlich Brustkrebs und Lymphomen[114, 115]. Aber eine kalorienarme Ernährung reduziert nicht nur die Entstehung von Tumoren, sie verlangsamt in Mäusen auch das Fortschreiten und die Metastasierung, beispielsweise bei Brust- und Darmtumoren[116]. Und auch bei Rhesusaffen, die genetisch mit uns Menschen nahezu identisch sind, reduziert eine 30-prozentige Kalorienreduktion die Entstehung spontaner altersbedingter Krebserkrankungen um ganze 50 Prozent[104].

Wären diese Daten von nicht-menschlichen Primaten direkt auf uns Menschen übertragbar, würde das bedeuten, dass unsere Schätzungen viel zu konservativ angesetzt sind und wir mit geeigneten Methoden der Krebsprävention noch weitaus mehr Menschenleben retten könnten als bisher angenommen. Aber eine reine Kalorienrestriktion im Alltag nachzuahmen, ohne Einbußen bei der Nährstoffversorgung, würde, abgesehen von der dazu notwendigen Disziplin, schon für sich allein eine große Herausforderung darstellen. Je weniger man isst, desto schwieriger wird es, alle lebenswichtigen Vitamine und Nährstoffe aufzunehmen, und desto hochwertiger muss deshalb die Ernährung sein. Die täglichen Mahlzeiten müssten also genauestens berechnet und im Voraus geplant werden. Möglicherweise wären sogar speziell zu diesem Zweck hergestellte Nahrungsmittel notwendig. In einer Welt, in der wir jederzeit und überall mit leckeren und hochkalorischen Nahrungsmitteln konfrontiert werden, stellt eine solche selbstauferlegte Konsumeinschränkung wohl die größte Herausforderung für unsere generell eher schwach ausgebildete und leicht erschöpfliche Selbstbeherrschung dar.

Aber würde sich dieser Aufwand überhaupt lohnen?

Ein entscheidender Unterschied zwischen Labortieren und Menschen besteht darin, dass Labortiere meist unter sterilen Bedingungen leben; das heißt zum Beispiel, sie sitzen im Winter nicht in überfüllten U-Bahnen oder Büros, wo es vor Bakterien und Viren nur so wimmelt. Deshalb kann man bei ihnen unter normalen Haltungsbedingungen auch keine schwereren Krankheitsverläufe beobachten, wie es bei unterernährten Menschen oder Magersüchtigen der Fall ist. Bisher existieren nur sehr wenige Studien, die untersucht haben, ob eine dauerhafte 40- bis 50-prozentige Kalorienrestriktion die Abwehr von lebenden Krankheitserregern beeinträchtigt. Die wenigen existierenden Studien legen jedoch nahe, dass eine moderate Kalorienrestriktion sich vorteilhaft auf den Verlauf von Infektionskrankheiten auswirkt, während eine dauerhafte starke Einschränkung der Kalorienzufuhr, wie sie in Langlebigkeitsstudien bei Mäusen üblich ist, den Krankheitsverlauf bakterieller, parasitärer und viraler Infektionskrankheiten verlängert und den Influenza-typischen Gewichtsverlust verschärft[117, 118]. Die naheliegendste Erklärung für diese erhöhte Infektanfälligkeit ist der große Energiebedarf, den eine gesunde Immunantwort mit sich bringt – denn in Antwort auf ihr passendes Antigen vermehren sich Immunzellen explosionsartig und bilden eine Armee aus mehreren Millionen von identischen Immunzellklonen. Eine exzessive Kalorienrestriktion könnte schlichtweg zu Problemen führen, die hohen Kosten dieses elaborierten Abwehrsystems zu decken.

Obwohl die kalorienarme Ernährung ihre lebensverlängernde und krebshemmende Wirkung in tausenden Studien inzwischen eindrücklich bewiesen hat, halten viele sie für unpraktikabel beim Menschen. Aus gutem Grund: Immerhin verursacht eine starke 40-prozentige Kalorienrestriktion bei Mäusen und Ratten Unfruchtbarkeit und Kleinwüchsigkeit – zumindest, wenn diese Art der Ernährung schon in der Jugend begonnen wird. Auch beim Menschen führt eine Unterversorgung mit Nahrung in der Kindheit und Jugend, insbesondere ein Mangel an Proteinen und Nährstoffen, zu einem verminderten Größenwachstum, einem verspäteten Einsetzen der Geschlechtsreife und in extremen Fällen sogar zur Unfruchtbarkeit[104]. Aber auch hier gilt: Alles im rechten Maß und zu seiner Zeit! Die Tatsache, dass eine übertriebene Kalorienrestriktion in der Kindheit und Jugend Nachteile nach sich ziehen kann, sollte uns nicht daran hindern, zum richtigen Zeitpunkt von ihren Vorteilen zu profitieren. Und diese Vorteile sind entscheidend.

Das Wichtigste in Kürze

- Die Kalorienrestriktion (KR) gilt bis heute als einzige wissenschaftlich erprobte Maßnahme, um die Lebensspanne von Tieren ohne genetische Eingriffe zu verdoppeln oder gar zu verdreifachen.
- KR ist nicht gleich Abnehmen. Abnehmen ist der zeitlich begrenzte Weg vom Übergewicht hin zum »Normalgewicht«; KR hingegen ist eine permanente Ernährungsform mit dem Ziel einer gesundheitlichen Optimierung über den Normalzustand hinaus.
- KR bedeutet, dass ausschließlich die Kalorienmenge gekürzt wird, nicht aber die Menge an lebenswichtigen Vitaminen oder Mineralstoffen.

Hands-on!

Hand aufs Herz: Sind Sie bereit, Ihren Kalorienverbrauch einzuschränken, um das Altern und die Krebsentstehung zu verlangsamen? Dann empfehle ich, Folgendes zu beachten:

- Eine Kalorienrestriktion (KR) im Menschen muss und soll nicht so extrem ausfallen wie in Laborexperimenten.
- Wenn Sie es mit KR übertreiben, bezahlen Sie das mit einer erhöhten Infektanfälligkeit.
- Je stärker die KR, desto dichter an Mikronährstoffen muss die Nahrung sein.
- Beginnen Sie eine KR niemals in der Jugend und schon gar nicht bei Ihren normalgewichtigen Kindern.
- Streichen Sie »leere« Kalorien wie Zucker im Kaffee, Limonade, Schokolade oder Kuchen am Nachmittag. Meistens wird allein dadurch bereits mehr als eine 20-prozentige Kalorienrestriktion erreicht.
- Für den Anfang: Reduzieren Sie in der ersten Woche Ihre gewohnte Kalorienzufuhr um zehn Prozent. Wenn Sie damit gut zurechtkommen, in der zweiten Woche um fünf und in der dritten Woche um weitere fünf Prozent.
- Führen Sie Buch, damit Sie Ihre Ziele einhalten. Wenn Sie sich unwohl fühlen, lockern Sie die KR, bis Sie ein Maß gefunden haben, mit dem Sie gut zurechtkommen.

Wie schützt Kalorienrestriktion vor Krebs?

Wir wissen also, dass eine Kalorienrestriktion die Entstehung altersbedingter Erkrankungen auch dann noch verlangsamt, wenn sie erst in der Mitte des Lebens einsetzt. Dieser Punkt wird sehr eindrucksvoll durch den Effekt von Wirkstoffen untermauert, die eine kalorienreduzierte Lebensweise auf molekularer Ebene nachahmen, wie beispielsweise Rapamycin. Die Gabe dieser Substanz verlängert das Leben von Mäusen und unterdrückt die Neubildung und das Wachstum von Tumoren[119, 120]. Auf molekularer Ebene blockiert Rapamycin dafür ein Protein namens mTOR *(mechanistic Target Of Rapamycin)*, das als zentraler Nährstoffsensor unserer Zellen dient. Wenn Zucker, Proteine und bestimmte Aminosäuren in der Nahrung vorhanden sind, wird mTOR normalerweise aktiviert und regt daraufhin das Wachstum und die Vermehrung von Zellen an. mTOR sorgt also dafür, dass das Wachstumsverhalten unserer Körperzellen dem Nahrungsangebot entspricht. Rapamycin verhindert, dass Nährstoffe aus der Nahrung das Zellwachstum anregen. Die krebshemmende Wirkung ist so stark, dass es die Krebsentstehung bei Mäusen mit Mutationen im p53- oder im Retinoblastom-Gen unterdrückt und sogar bei Mäusen, die das menschliche HER-2/neu-Protein in hohen Mengen produzieren, das zur Entstehung von 15 bis 20 Prozent aller menschlichen Brusttumore beiträgt. Weil eine kalorienarme Ernährung die Lebensspanne von langlebigen Tieren mit mTOR-Defekten nicht mehr weiter steigern kann, nimmt man an, dass die Kalorienrestriktion ihre lebensverlängernde und krebshemmende Wirkung hauptsächlich über den mTOR-Signalweg ausübt. Interessanterweise verlängert Rapamycin die Lebensspanne von Mäusen selbst dann noch, wenn die Gabe erst ab einem Alter von 600 Tagen beginnt. Obwohl das bei Mäusen, die normalerweise nur zwei bis drei Jahre alt werden, bereits ein fortgeschrittenes Alter ist, ist die lebensverlängernde Wirkung von Rapamycin zu diesem Zeitpunkt noch immer so stark wie bei Tieren, die schon ab Tag 270 mit dem Wirkstoff behandelt werden[121]. Es ist also auch im hohen Mäusealter noch nicht zu spät, um mit Krebsprävention zu beginnen.

Die Sicherheit von Rapamycin als Anti-Aging-Wirkstoff oder als Ergänzung zur Krebstherapie wird derzeit in klinischen Studien intensiv erforscht. Erst wenn geklärt ist, ob sein Einsatz bei gesunden Probanden sicher ist, kann seine Wirksamkeit in weiteren Studien getestet werden. Bisherige Daten legen allerdings nahe, dass dieser und andere Wirkstoff-Kandidaten wie das Diabetes Medikament Metformin ihre optimale Wirkung nur in Ergänzung mit einer gesunden Lebensweise erzielen können – diese allerdings nicht zu ersetzen vermögen. Auf Rapamycin komme ich später noch einmal zurück.

Eigentlich brauchen wir aber überhaupt keine Medikamente, um den mTOR-Signalweg zu unseren Gunsten zu verändern. Wir können ihn stattdessen auf vielfältige Weise durch unsere Ernährung modulieren. Eine seiner in diesem Zusammenhang sehr nützlichen Eigenschaften ist, dass er sowohl durch Zucker als auch durch Proteine oder bestimmte Aminosäuren aktiviert wird. mTOR registriert Zucker, wenn Insulin, das nach zuckerhaltigen Mahlzeiten in das Blut ausgeschüttet wird, an den Insulin-Rezeptor bindet und einen intrazellulären Signalweg in Gang setzt. Über die Anwesenheit von Proteinen und bestimmten Aminosäuren wird mTOR über das insulinähnliche Hormon IGF-1 und über unterschiedliche intrazelluläre Aminosäure-Sensoren informiert. Wir können die gesundheitlichen Vorteile einer Kalorienrestriktion also sowohl durch eine Proteinrestriktion als auch durch eine strenge Low-Carb-Diät erzielen, und dieses Wissen wird uns dabei helfen, unterschiedliche Ernährungsformen wie die vegetarische, »Low Carb« oder »Keto« zu durchleuchten. Aber dazu später mehr.

IGF-1 ist viel weniger bekannt als Insulin, das die meisten Menschen aufgrund seiner Rolle für die »Zuckerkrankheit« Diabetes kennen. IGF-1 wird von unseren Leberzellen in Antwort auf Wachstumshormone aus dem Gehirn produziert, aber auch wenn wir Protein zu uns nehmen, schnellt seine Konzentration in unserem Blut in die Höhe. Weil IGF-1 ebenso wie Insulin, das in Antwort auf Nahrungszucker aus der Bauchspeicheldrüse ausgeschüttet wird, den mTOR-Signalweg aktiviert, steigern sowohl erhöhte Insulin- als auch IGF-1-Level das

Krebsrisiko. Der Zusammenhang zwischen einer Überproduktion von Insulin (wie es bei Diabetes Typ II der Fall ist) und einem gesteigerten Krebsrisiko ist inzwischen eindrucksvoll belegt (mehr dazu im Kapitel über Übergewicht). Aber auch erhöhte IGF-1-Level im Blut wurden nachweislich mit einem verstärkten Krebsrisiko bei Menschen und Tieren assoziiert. Kleinwüchsige Menschen, die aufgrund eines Gendefekts im Wachstumshormon-Rezeptor kein IGF-1 produzieren, sind vor Krebs und Diabetes geschützt[122]. Und sogar kleine Hunde mit Mutationen im IGF-1-Gen leben deutlich länger als große Hunde[15, 123, 124]. Große Menschen produzieren in der Jugend mehr IGF-1, und eine hohe Körpergröße gilt als Risikofaktor für Darm-, Brust-, Prostata-, Bauchspeicheldrüsen-, Eierstock-, Gebärmutter- und Nierenkrebs[125]. Unter diesem Gesichtspunkt ist es bedenklich, dass unsere Kinder immer größer werden. Durch eine kalorien- und proteinreiche Ernährung könnte der metabolische Grundstein für ein erhöhtes Krebsrisiko im Erwachsenenalter bereits in der Kindheit gelegt werden.

Es erscheint seltsam, dass ein Mangel an Nahrung und ein vermindertes Wachstum sich derart positiv auf die Gesundheit im Alter und Lebenspanne auswirken. Aber Wachstum benötigt Energie. Und wenn diese Energie nicht in ausreichenden Mengen mit der Nahrung aufgenommen wird, muss der Körper energieraubende Wachstums- und Fortpflanzungsprozesse zugunsten von lebenswichtigen Erhaltungs- und Schutzmechanismen zurückschrauben. Dabei spielt ein zellulärer »Recycling-Prozess« namens Autophagie eine wichtige Rolle. Bei diesem Prozess werden alte Proteine und Zellorganellen in ihre grundlegenden Bausteine zerlegt, die dann zur Synthese neuer Proteine und zur Energiegewinnung verwendet werden. Indem Nahrungsknappheit die Autophagie anregt, schützt sie unsere Zellen vor der Ansammlung alter Proteine sowie vor defekten Reparaturenzymen und undichten Mitochondrien, die eine Quelle aggressiver Sauerstoffradikale darstellen.

Veränderungen im Nährstoffhaushalt sind also in der Lage, die Lebensspanne von Tieren erheblich zu verlängern und sie gleichzeitig vor Alterserscheinungen und Krankheiten wie Krebs zu bewahren.

Auch bei extrem langlebigen Menschen in unterschiedlichen Kulturkreisen und Regionen dieser Welt findet man gehäuft Veränderungen in Genen, die den Zucker- oder Nährstoffhaushalt betreffen (z. B. IGF-1-Rezeptor, AKT, FOXO3A und FOXO1). Vermutlich ist die Langlebigkeit dieser Menschen aber nicht allein ihren »wohlgeratenen« Genen geschuldet, sondern es handelt sich um einen additiven Effekt: Vorteilhafte Gene können die Auswirkungen einer gesunden und maßvollen Ernährung stark potenzieren. Umgekehrt kann man mit einer ungesunden und übermäßigen Ernährung selbst die besten Gene ruinieren.

Die Beobachtung, dass Genmutationen, die das Zellwachstum in Abhängigkeit vom Nahrungsangebot regulieren, auch bei extrem langlebigen Menschen zu finden sind, ist ein starkes Indiz, dass die Lebensspanne und die Krebsentstehung im Menschen ähnlichen evolutionären Regeln unterliegen wie im Tierreich.

Was also wissen wir über die Kalorienrestriktion beim Menschen? Und kann sie uns wirklich vor Krebs und vorzeitigem Altern schützen?

Das Wichtigste in Kürze

- Die Kalorienrestriktion (KR) übt ihre lebensverlängernde und krebshemmende Wirkung hauptsächlich über den mTOR-Signalweg aus, der durch Zucker, Proteine und bestimmte Aminosäuren in unserer Nahrung aktiviert wird.
- Die Aktivität von mTOR lässt sich durch einen Mangel an Proteinen, Kohlenhydraten und bestimmten essentiellen Aminosäuren reduzieren.
- KR regt einen wichtigen zellulären »Recycling-Prozess« namens Autophagie an. Auf diese Weise schützt KR unsere Zellen vor der Ansammlung von alten Proteinen, defekten Reparaturenzymen und undichten Mitochondrien, die eine Quelle aggressiver Sauerstoffradikale darstellen.

Hands-on!

Hand aufs Herz: Sind Sie bereit, die Aktivität krebsfördernder *pro-aging* Signalwege zu reduzieren? Dann können Sie das auf mehreren Wegen tun:

- Ermitteln Sie Ihren ungefähren durchschnittlichen Verbrauch an Zucker und Proteinen in Ihrer gewohnten Ernährung.
- Streichen Sie weißen Industriezucker von ihrem Speiseplan. Meiden Sie industrielle Nahrungsmittel.
- Ersetzen Sie raffinierte Kohlenhydrate (Weißmehlprodukte) durch Vollkornprodukte.
- Essen Sie anstelle von tierischen Proteinen mehr pflanzliche Proteine aus Linsen, Bohnen, Kichererbsen, Vollkornbrot und -nudeln, Hafer, Nüssen und Samen, weil diese einen geringeren Anteil an essentiellen Aminosäuren enthalten, die den Nährstoffsensor mTOR aktivieren.

* * *

Lehrreiche Geschichte(n): Kriege, Hungersnöte und das »Wunder« von Okinawa

In der Geschichte hat es immer wieder Phasen gegeben, in denen Menschen hungern mussten, oftmals sogar mehrere Jahre lang. Meistens waren solche Hungerperioden durch Naturkatastrophen oder Kriege bedingt und gingen mit einer starken Mangelernährung einher, die neben Veränderungen am äußerlichen Erscheinungsbild auch ernsthafte gesundheitliche Folgen nach sich zogen, u. a. Muskelschwäche, Osteoporose, Unfruchtbarkeit, Depressionen, verlangsamte Wundheilung und erhöhte Anfälligkeit für Infektionen. Kein Wunder, denn je weniger man isst, desto schwieriger wird es, alle lebenswichtigen Vitaminen und Nährstoffe aufzunehmen – nicht nur in Krisenzeiten. Doch es gibt Ausnahmen. Denn hin und wieder haben Regierungen in solchen Ausnahmesituationen die vorhandenen

Nahrungsmittel in so intelligenter Weise rationiert, dass die Bevölkerung keinen Schaden nahm, sondern von den Maßnahmen sogar profitierte. So geschehen in Dänemark und Norwegen während des Ersten und Zweiten Weltkriegs.

Auf Anweisung der Regierung musste die dänische Bevölkerung ab dem Jahr 1917 zwei Jahre lang mit einer stark kalorienreduzierten Ernährung aus Vollkorn, Gemüse und Milch auskommen, mit der unerwarteten Folge, dass die Todesraten um beeindruckende 34 Prozent sanken[104, 126]. Ähnliches tat die norwegische im Zweiten Weltkrieg, als sie die Nahrungsenergie der Einwohner Oslos für vier Jahre um 20 Prozent reduzierte, die Bevölkerung aber weiterhin mit ausreichend Fisch, Vollkorn und frischem Gemüse versorgte. Auch in diesem unfreiwilligen Experiment sanken die Sterblichkeitsraten in der Bevölkerung verglichen mit den Vorkriegsjahren um 30 Prozent[104, 127].

Während der Zweite Weltkrieg tobte, gab es neben diesen unfreiwilligen »Feldversuchen« auch eine geplante Studie, die ihre Teilnehmer über mehrere Monate bis an die Grenze des Verhungerns forderte. Das eigentliche Ziel dieser Studie, die als »Minnesota Starvation Experiment« bekannt wurde, war es, herauszufinden, wie man Menschen nach extremen Hungersituationen (etwa nach einer Kriegsgefangenschaft) am effektivsten helfen kann (etwa, mit welcher Kalorienmenge man wieder mit der Nahrungsaufnahme beginnt). Dazu mussten sich freiwillige schlanke Kriegsdienstverweigerer einem äußerst strengen Regiment unterziehen: Sechs Monate lang durften die jungen Männer nur 1800 kcal pro Tag zu sich nehmen, was entsprechend ihrer Größe und ihres Alters einer 40-prozentigen Kalorienrestriktion entspricht. Das ist die gleiche Kalorienmenge, die auch Marc Haub während seiner Junkfood-Diät täglich zu sich nahm – allerdings mit dem Unterschied, dass man die Studienteilnehmer gleichzeitig zwang, täglich 3000 kcal durch körperliche Arbeit zu verbrennen. Bis heute gilt das Minnesota Starvation Experiment als einzige Studie, die die körperlichen Auswirkungen einer extremen Kalorienrestriktion auf den Menschen in einem klinischen Setting untersucht hat[104, 128].

Die Ernährung in der Minnesota-Hunger-Studie war nach heutigen Standards mangelhaft, weil sie zu wenig Obst, Gemüse und nur sehr wenig Protein enthielt. Stattdessen bestand sie hauptsächlich aus einfachen kohlenhydratreichen und nährstoffarmen Lebensmitteln, die zu Kriegszeiten einigermaßen ausreichend verfügbar waren, wie Kartoffeln oder Brot. Die Kriterien einer »klassischen Kalorienrestriktion«, die auf eine Versorgung mit ausreichend lebenswichtigen Nährstoffen achtet, wurden also nicht erfüllt. Schon nach zwei Monaten begannen die Studienteilnehmer unter Schwäche und Schmerzen zu leiden; sie entwickelten Depressionen bis hin zu Selbstmordgedanken und wirkten apathisch, verwirrt und lustlos. Nach Ende des Experiments dauerte es unerwartet lange, bis ihre körperlichen und psychischen Symptome sich verbesserten. Eine Folgeerscheinung aber ist nach all den Jahrzehnten, die seit dem Minnesota-Experiment vergangen sind, äußerst bemerkenswert: 50 Prozent der Studienteilnehmer, die bis zum Alter von 80 Jahren überlebten, lebten mindestens 8 Jahre länger, als man es für Männer erwarten würde, die 1920 in den USA geboren worden waren[104].

Neben den Beobachtungen an Menschen in kurzzeitigen Extremsituationen wie Kriegen oder im Minnesota Starvation Experiment gibt es Formen der Kalorienrestriktion, die gut verträglich sind und von ganzen Bevölkerungsgruppen langfristig praktiziert werden, wie beispielsweise den Bewohner Okinawas, einer Inselgruppe etwa 640 Kilometer südlich vom japanischen Festland. Im Vergleich zu Amerikanern haben die Bewohner Okinawas (Okinawaner) durch ihre bewegungsreiche Lebensweise und ihre energiearme Ernährung dauerhaft etwa 40 Prozent weniger Kalorien zur Verfügung. Die Okinawaner sind aber nicht nur sehr schlank und zierlich; auf Okinawa leben auch etwa vier- bis fünfmal mehr Hundertjährige als in jedem anderen industrialisierten Land der Welt. Zudem haben die Bewohner Okinawas deutlich niedrigere Sterblichkeitsraten durch Herzinfarkte und Krebserkrankungen wie Prostatakrebs, Brustkrebs und Darmkrebs, somit ebenjenen Krebsarten, die auch die WHO nach unserem heutigen Wissenstand großenteils für vermeidbar hält[129].

Leider ersetzt seit den 60er-Jahren eine immer »westlichere« Ernährung die gesunde Kost der Okinawaner, die ursprünglich sehr reich an frischem Gemüse, Süßkartoffeln und Soja war und arm an Proteinen, abgesehen von Soja und frischem Fisch. Von allen Japanern, die ohnehin schon eine sehr hohe Lebenserwartung auszeichnet, konsumierten die Bewohner Okinawas die wenigsten Kalorien und die niedrigsten Mengen an Zucker und Salz[129]. Dabei sei allerdings daran erinnert, dass die Okinawaner nicht ihr gesamtes Kaloriendefizit einem geringeren Nahrungsverzehr verdanken, sondern auch einem weit überdurchschnittlichen Maß an körperlicher Bewegung – und zwar bis ins hohe Alter.

Das Beispiel lehrt: Wenn extreme Ernährungsformen vor allem dauerhaft nur sehr schwierig umzusetzen sind, sollten wir auf additive Effekte setzen – das heißt: unsere Ernährungsweise mit anderen förderlichen Maßnahmen kombinieren. Sport ist der perfekte Kandidat zu diesem Zweck. Erstens, weil er Energie verbraucht und wir somit Kalorien »sparen«, ohne dass wir auf Essen verzichten müssen; und zweitens, weil er wie ein Boost auf das Immunsystem wirkt und eine ganze Reihe von Mechanismen in Gang setzt, die das Krebswachstum hemmen. Doch dazu später mehr.

Das Wichtigste in Kürze

- Eine geplante Kalorienrestriktion (KR) ohne Mangelversorgung hat die Sterblichkeitsrate in der Bevölkerung Dänemarks und Oslos während des Ersten und Zweiten Weltkrieges signifikant gesenkt.
- Extreme KR mit Mangelversorgung an Vitaminen und Mineralien geht beim Menschen mit schweren körperlichen und psychischen Einschränkungen einher.
- Ein Beispiel, wie KR dauerhaft und überaus erfolgreich von einer ganzen Bevölkerungsgruppe praktiziert wird, sind die Nahrungsgewohnheiten der auffallend langlebigen Bewohner Okinawas. Ihre kalorienreduzierte Nahrung ist besonders pflanzenreich und – mit Ausnahme von Fisch, Soja oder Meeresfrüchten – auch besonders proteinarm.

Hands-on!

Hand aufs Herz: Neigen Sie zu Übertreibungen? Um zu vermeiden, dass Sie des Guten zu viel tun, achten Sie bei der Umstellung Ihrer Essgewohnheiten auf zwei Dinge:

- Halten Sie Maß: Reduzieren Sie Ihren Kalorienverbrauch auf eigene Faust und auf längere Zeit nicht um mehr als 20 Prozent. Sollte es damit nicht genug sein, nehmen Sie zum weiteren Vorgehen ärztlichen Rat in Anspruch.
- Besonders wichtig: Sorgen Sie während der Kalorienreduktion immer für eine ausreichende Versorgung an lebenswichtigen Mineralien und Vitaminen.
- Versuchen Sie einen Teil der KR durch Bewegung zu erzielen. Das erleichtert die Versorgung mit wichtigen Nährstoffen aus der Nahrung und bringt weitere positive Effekte.

* * *

Von der Theorie zur Praxis: CALERIE, CRON und Genetik

Inzwischen wurden mehrere klinische Studien durchgeführt, um herauszufinden, wie verträglich eine langfristige Kalorienrestriktion bei gleichzeitig optimaler Versorgung ist und inwieweit die Beobachtungen aus dem Tierreich mit der menschlichen Physiologie übereinstimmen. Aber Studien mit menschlichen Teilnehmern haben ihre Tücken, wie wir gesehen haben. Insbesondere Untersuchungen zur Kalorienrestriktion in klinischen Studien werfen Probleme auf, weil sie neben vielen anderen Störfaktoren unter erheblichen »Compliance-Problemen« leiden – soll heißen, weil die Teilnehmer nicht richtig mitmachen und nach einer Weile immer mehr essen, als sie eigentlich sollten, so dass sie gegen Ende solcher Studien oft sogar wieder zunehmen. Selbst wenn alle Studienteilnehmer top motiviert sind und alle benötigten Lebensmittel gestellt bekommen, sind die

Abbruchquoten mit 30 bis 40 Prozent im Vergleich zu anderen klinischen Studien extrem hoch[130]. So war es auch bei den bekannten CALERIE I und II Trials – den ersten klinischen Studien, die die Auswirkungen einer Kalorienrestriktion bei adäquater Nährstoffversorgung mit gesunden normal- bis übergewichtigen Probanden untersuchten (wobei CALERIE für *Comprehensive Assessment of Long-term Effects of Reducing Intake of Energy* steht).

In der zweijährigen CALERIE-II-Studie wurde von den Teilnehmern anstelle der geplanten 25-prozentigen Kalorienrestriktion durchschnittlich nur eine 11,7-prozentige erreicht[131]; in den letzten 18 Monaten der Studie, in denen die Studienteilnehmer keine Nahrungsmittel mehr gestellt bekamen und sich selbst versorgen mussten, waren es sogar nur noch 9,1 Prozent. Trotz ihrer Schwächen lieferte die CALERIE-II-Studie ein eindeutiges Ergebnis: Sogar eine milde Kalorienrestriktion ist in der Lage, gesundheitliche Parameter, die als bekannte Risikofaktoren für alterstypische Krankheiten wie Herz-Kreislauf-Erkrankungen gelten (beispielsweise Cholesterin und andere Blutfettwerte), weit unter die Normbereiche zu reduzieren, die bei Blutuntersuchungen als Referenzwerte für gesunde Personen üblich sind. Die Entzündungswerte und die Insulin-Level im Blut sanken und die Insulin-Empfindlichkeit verbesserte sich. Anders als bei Tieren wurde allerdings keine Veränderung von IGF-1 oder bestimmten Geschlechtshormonen im Blut beobachtet, was möglicherweise daran liegt, dass die erreichte Kalorienrestriktion in dieser Studie nicht ausreichend war[104, 131]. Leider wurden in dieser Studie nur die Kalorienmengen, nicht aber die Essenszeiten oder die Nahrungszusammensetzung der Studienteilnehmer berücksichtigt.

Vorerst müssen wir uns über die Schwachstellen dieser Studien damit hinweghelfen, dass es glücklicherweise hochdisziplinierte Menschen gibt, die seit circa 15 Jahren freiwillig eine strenge 30-prozentige Kalorienrestriktion praktizieren, weil sie von ihrer Anti-Aging-Wirkung überzeugt sind. Die CRON-Studie (CRON steht für Caloric Restriction with Optimal Nutrition) sammelt die Daten dieser Personen und stellt sie der Wissenschaft zur Verfügung. CRONies, wie sich die

Teilnehmer der CRON-Studie nennen, ernähren sich kohlenhydratarm, pflanzen- und ballaststoffreich, und sind erwartungsgemäß sehr schlank. Zusätzlich zu metabolischen Veränderungen wie reduzierten Insulin- und Blutzuckerwerten lassen sich bei CRONies auch nahezu alle hormonellen Veränderungen beobachten, die man bei langlebigen kalorienrestringierten Mäusen beobachtet und die eine Rolle für die Krebsentstehung spielen[132]. CRONies haben nicht nur eine gesenkte Körperkerntemperatur, sondern auch niedrigere Testosteron- und Östrogenkonzentrationen im Blut[104]. Aber nur bei CRONies, die sehr wenig Protein aßen, sank auch die Menge des krebsfördernden Wachstumsfaktors IGF-1 im Blut[133].

Eine Kalorienrestriktion verringert im Menschen die Aktivität wachstumsstimulierender Signalwege. Gleichzeitig aktiviert sie bekannte Langlebigkeits-Gene wie beispielsweise die FOXO-Genregulatoren FOXO-3A und FOXO-4, die bei Menschen und Tieren Gene hochregulieren, die an der Abwehr von oxidativem Stress und der DNA-Reparatur beteiligt sind. Auch die Autophagie-Gene beclin-1 und LC3, die für den Prozess der Autophagie, sprich: für die Beseitigung alter und defekter Proteine und Zellorganellen notwendig sind, werden bei kalorienrestringierten Menschen und Tieren in FOXO-abhängiger Weise aktiviert. All diese Beobachtungen weisen darauf hin, dass eine kalorienarme Ernährungsweise bei Menschen die Krebsentstehung und das Altern in ähnlicher Weise verlangsamt wie bei Tieren: indem sie krebsfördernden Signalwegen ihren Stimulus entzieht und gleichzeitig Schutz- und Reparaturmechanismen aktiviert.

Dabei gilt es abermals zu beachten, dass eine Kalorienrestriktion sich von dem unterscheidet, was wir als »Abnehmen« bezeichnen. Die Kalorienrestriktion ist eine Form der gesundheitlichen Optimierung, denn sie zeigt ihre Effekte auch bei normalgewichtigen Menschen. »Abnehmen« hingegen reduziert das Krebsrisiko, weil es den krebsfördernden Einfluss des Übergewichts eliminiert. Insbesondere starkes Übergewicht, auch Adipositas oder »Fettleibigkeit« genannt, geht mit erheblichen gesundheitlichen Risiken und einem erhöhten

Krebsrisiko einher. Auf molekularer und klinischer Ebene ähnelt Übergewicht in vielen Aspekten dem Alterungsprozess.

Das Wichtigste in Kürze

- Schon eine moderate Kalorienrestriktion (KR) von durchschnittlich etwa zehn Prozent über eine Zeit von zwölf bis 24 Monaten reicht aus, um Risikofaktoren für alterstypische Erkrankungen zu vermindern. Sie sorgt für verbesserte Cholesterin- und Blutfettwerte, reduzierte Entzündungs- und Insulinwerte sowie verbesserte Insulinempfindlichkeit.
- Eine dauerhafte moderate Kalorienrestriktion von etwa 20 Prozent bei optimaler Ernährung ist langfristig sowohl machbar als auch verträglich.
- Eine 30-prozentige KR bei optimaler Ernährung über 15 Jahre führt zu allen kardiometabolischen, hormonellen und epigenetischen Veränderungen, die die Krebsentstehung verlangsamen: verbesserte Insulin- und Blutzuckerwerte; niedrigere Körperkerntemperatur; niedrigere Testosteron- und Östrogenkonzentrationen; niedrigere IGF-1-Level (nur bei geringem Proteinkonsum).

Hands-on!

Hand aufs Herz: Welche Kalorienrestriktion streben Sie an?

- Falls Sie eine mehr als 20-prozentige KR anstreben, lassen Sie sich ärztlich begleiten. Insbesondere, wenn sie bereits an einer Krebserkrankung leiden.
- Bei Tumorkachexie, wie man den ungewollten Gewichtsverlust nennt, der bei einigen Krebserkrankungen auftritt, ist eine KR kontraindiziert – das heißt: gefährlich und nicht zu empfehlen.
- Für alle anderen gilt: Übertreiben Sie es nicht. Bleiben Sie im moderaten Bereich und achten Sie auf die Qualität ihrer Ernährung.
- Sie können Ihre Fortschritte durch regelmäßige Überprüfung Ihrer Blutzucker-, Cholesterin- und Blutfettwerte kontrollieren.
- Blutzucker-, Blutfett- und Entzündungswerte unterhalb der Norm sind nicht zwangsweise gesundheitsschädlich, solange Sie sich fit

fühlen und keine Mangelerscheinungen oder Erkrankungen haben. Ein Wert unter der Norm heißt nur, dass die meisten anderen Menschen höhere Werte haben.

---

* * *

ÜBERGEWICHT UND KREBS

Der Elefant im Raum

Mit Ratschlägen zur Ernährung macht man sich ähnlich beliebt wie mit Erziehungstipps. In beiden Fällen mischt man sich in persönliche Vorlieben und Verhaltensmuster ein und gerät schnell an die Belastbarkeitsgrenzen seines Gegenübers. Aber damit Krebsprävention wirklich funktioniert, müssen wir bei der Ernährung ansetzen und auch den Mumm haben, die Dinge beim Namen zu nennen: Die weltweite Übergewichtsepidemie ist der Elefant im Raum.

Der Nahrungstrieb ist evolutionär tief und fest in unseren Gehirnen verankert. Essen ist eine hochgradig sensorische, genussvolle und oft auch sozial bedeutsame Tätigkeit – und wenn uns nichts daran hindern würde, äßen wir bis zum Umfallen. Das Fatale daran ist: Heute halten äußere Umstände uns meistens nicht davon ab – im Gegensatz zu früheren Zeiten.

Nahrung steht Tieren in der freien Natur fast nie kontinuierlich und in unbegrenzten Mengen zur Verfügung; dasselbe galt auch Jahrmillionen lang für uns Menschen. Zwischen einzelnen Jagderfolgen und der Ernte saisonaler Früchte oder Nüsse durchlebten unsere Vorfahren oft Phasen, in denen sie mit wenig oder sogar gänzlich ohne Nahrung auskommen mussten. Wir können deshalb mit hoher Sicherheit davon ausgehen, dass eine dauerhafte Überernährung bei gleichzeitigem Bewegungsmangel unnatürlich für uns Menschen ist. Unser Körper ist längere Nahrungspausen gewohnt; er wurde während der Evolution daraufhin optimiert, Kalorien und Nährstoffe möglichst effizient einzulagern und lange davon zu zehren. Weil eine dauerhafte Überernährung ihre lebensbedrohlichen Gesundheitsfolgen erst im Alter zeigt und durch eine verfrühte Geschlechtsreife sogar mit einem »Vermehrungsvorteil« einhergeht, hat die Evolution keine Mechanismen hervorgebracht, um uns vor ihren fatalen Auswirkungen im

Alter zu schützen (dieses Prinzip haben wir in Teil I als antagonistische Pleiotropie kennengelernt).

Heute haben wir in entwickelten Ländern und auch in vielen Schwellenländern nahezu uneingeschränkten Zugang zu hochkalorischer Nahrung und pflegen eine Ernährungsweise, die in der Wissenschaft meist als *Western Diet*, also als »westliche Ernährung«, bezeichnet wird. Sie ist reich an Kohlenhydraten, Fetten, Proteinen und Salz, dafür arm an Ballaststoffen und sekundären Pflanzenstoffen wie Polyphenolen und Carotinoiden, die anti-oxidative und entzündungshemmende Eigenschaften besitzen.

Schätzungen haben ermittelt, dass inzwischen etwa 20 Prozent aller Krebstodesfälle in den USA auf das Konto von Übergewicht gehen. Dabei erhöht Übergewicht vor allem das Risiko für folgende 13 Krebsarten: Speiseröhren-, Magen-, Darm-, Rektums-, Leber-, Gallenblasen-, Bauchspeicheldrüsen-, Brust-, Gebärmutter-, Eierstock-, Nieren- und Schilddrüsenkrebs, Hirnhauttumore und eine Blutkrebsart namens multiples Myelom[134]. Diese Daten sind alarmierend, denn etwa 39 Prozent der erwachsenen Weltbevölkerung sind übergewichtig (BMI>25) oder fettleibig (BMI>30). Wenn alles weiterläuft wie bisher, werden es bis zum Jahr 2030 schon 57,8 Prozent sein[135]. Auch die Anzahl an Kindern und Jugendlichen mit Übergewicht hat sich seit 1980 etwa verdoppelt.

Die westliche Ernährungsweise trägt fraglos eine Mitschuld an der Übergewichtsepidemie, aber sie ist nicht das alleinige Problem. Früher haben wir uns auch nicht unbedingt ausgewogener oder vitaminreicher ernährt. Aber industriell gefertigte und hochverarbeitete Nahrung mit Geschmacksverstärkern und anderen Zusatzstoffen macht es besonders leicht, sich zu überessen, und hält gleichzeitig nicht besonders lange satt. Mit Fastfood oder süßen Snacks abzunehmen, wie Marc Haub es tat, ist deshalb vermutlich die schwierigste Diät, die man wählen kann – zumindest, was die Anforderungen an unsere Disziplin anbelangt. Weil wir uns auch immer weniger bewegen, mehr Zeit sitzend am Schreibtisch und abends vor dem Fernseher verbringen, verbrauchen wir zudem immer weniger von den Kalorien, die wir über das Essen oder gesüßte Getränke zu uns nehmen. Und deshalb werden wir immer dicker. Auch wenn wir Europäer bei Begriffen wie »westlicher Ernährung« oder »Übergewichtsepidemie« immer noch an die USA denken und uns deshalb nicht wirklich angesprochen fühlen, ist die Welle inzwischen längst bei uns angekommen. Etwa die Hälfte aller deutschen Frauen ist übergewichtig (46,6 Prozent) und beinahe zwei Drittel aller Männer (60,5 Prozent)[136]. Obwohl diese Zahlen alarmierend sind, gibt es scheinbar immer noch Luft nach oben, denn in den USA, Mexiko und Chile sind fast 70 Prozent aller Erwachsenen übergewichtig.

Bei uns in Europa leben die meisten übergewichtigen Erwachsenen in Griechenland, Irland und Polen, mit einem besonders alarmierenden Anstieg an übergewichtigen Kindern in Griechenland. Warum ausgerechnet Griechenland, weiß niemand genau, aber epidemiologische Studien ergaben, dass fast die Hälfte aller griechischen Kinder mehr zugesetzten Zucker konsumiert, als die WHO empfiehlt (maximal 40 Gramm pro Tag für Kinder im Alter zwischen sieben und zehn Jahren), und zwar meistens in Form von Fruchtsäften – einem nach Meinung vieler Eltern »gesunden« Getränk. Das aber ist ein gefährlicher Trugschluss, denn es existiert ein linearer Zusammenhang zwischen dem allgemeinen Krebsrisiko und dem Konsum gesüßter Getränke, der für Fruchtsäfte sogar noch stärker gilt als für klassische Softdrinks wie Limonade, Eistee oder Cola. Mit jedem weiteren gesüßten Getränk, das regelmäßig pro Tag konsumiert wird, steigt das allgemeine Krebsrisiko um vier Prozent an; mit jedem weiteren Glas Fruchtsaft um 14 Prozent[137].

Das Wichtigste in Kürze

- Eine dauerhafte Überernährung ist unnatürlich für uns Menschen, weil unser Körper während der Evolution daraufhin optimiert wurde, Kalorien und Nährstoffe möglichst effizient einzulagern und lange davon zu zehren.
- 39 Prozent der erwachsenen Weltbevölkerung sind übergewichtig oder fettleibig.

- Übergewicht erhöht das Risiko für folgende 13 Krebsarten): Speiseröhren-, Magen-, Darm-, Rektums-, Leber-, Gallenblasen-, Bauchspeicheldrüsen-, Brust-, Gebärmutter-, Eierstock-, Nieren- und Schilddrüsenkrebs, Hirnhauttumore und das multiple Myelom.

Hands-on!

Hand aufs Herz: Wissen Sie, ob Sie übergewichtig sind oder nicht? Die Antwort gibt Ihnen Ihr Body-Mass-Index (BMI). Dieser berechnet sich aus dem Quotienten aus Körpergewicht und Körpergröße zum Quadrat (kg/m²). Nehmen Sie also Ihre Waage und dazu ein Zentimetermaß zur Hand. Was ist Ihr Ergebnis?

- BMI: < 18,5: Achtung – Untergewicht!
- BMI 18,5 und 25: Gratulation – perfekt!
- BMI > 25: Achtung – Übergewicht!
- BMI > 30: Alarm – Fettleibigkeit

* * *

Ist leichtes Übergewicht im Alter gesund?

Immer wieder hört man: Leichtes Übergewicht im Alter ist gesund. Aber stimmt das wirklich? Im Jahr 2013 sorgten die Ergebnisse einer systematischen Übersichtsstudie für Verwunderung. Diese Studie zeigte, dass nicht Normalgewichtige, sondern Menschen mit leichtem Übergewicht die niedrigste Gesamtsterblichkeit haben[138]. Damit widersprachen die Ergebnisse dieser Studie scheinbar den Beobachtungen an Tieren zur Kalorienrestriktion und anderen Studien zu der Rolle von Übergewicht bei der Entstehung zahlreicher Krankheiten. Angesichts dieser erfreulichen Nachrichten wurden Limitierungen und Schwächen dieser Studie zur Nebensächlichkeit. Ärzte und Patienten atmeten erleichtert auf: Abnehmen lohnt sich nicht, sonst fehlen einem spätestens im Alter die »schützenden« Kilos.

Leider stimmt das nicht. Innerhalb der Wissenschaft haben systematische Fehler einzelner Studien nur sehr begrenzt negative Auswirkungen, aber in der breiten Bevölkerung und ihrer Medienlandschaft kann jede noch so kleine undurchdachte Studie erheblichen Schaden anrichten, wenn ihre Daten mit den Ergebnissen hochwertiger experimenteller und epidemiologischer Studien gleichgesetzt werden.

Wie also sind diese widersprüchlichen Ergebnisse zu deuten?

In der genannten Studie wurde lediglich der Zusammenhang zwischen dem BMI und der Gesamtsterblichkeit der Studienteilnehmer untersucht. Es wurde also nicht nach Todesursachen wie Unfällen oder Krankheiten wie Krebs, Schlaganfällen oder Infektionen unterschieden. Außerdem blieben wichtige Parameter wie Alter, Geschlecht und Raucherstatus der Studienteilnehmer unberücksichtigt. Die Antwort der Wissenschaft ließ nicht lange auf sich warten: Die Auswertung der Todesursachen von über zwei Millionen *Never-Smokers* (also Personen, die niemals geraucht haben) nach Alter und BMI ergab ein erstaunlich klares Bild[139]. Das Risiko, an Krebs, Herz-Kreislauf- oder Atemwegs-Erkrankungen zu sterben, ist am niedrigsten bei einem normalen BMI (21–25 kg/m²). Je jünger Menschen sind, desto stärker ist die Korrelation zwischen BMI und der Sterblichkeit und desto niedriger liegt das BMI-»Optimum« für die häufigsten krankheitsbedingten Todesursachen. Wer unter 50 Jahre alt ist, hat das niedrigste allgemeine Sterberisiko im niedrigen bis mittleren Normalbereich, also bei etwa 21 kg/m² – was bei einer Körpergröße von 1,70 Metern etwa 61 Kilogramm entspricht; dasselbe gilt auch für Krebserkrankungen allgemein. Es ist wahr, dass sich der optimale BMI in Hinsicht auf diese Erkrankungen mit dem Alter nach oben, also in Richtung leichtem Übergewicht, verschiebt, aber dieser Effekt kommt erst um das 80. Lebensjahr zum Tragen. Und das liegt vermutlich nicht daran, dass Übergewicht dann doch plötzlich gesundheitliche Vorteile bringt, sondern an dem Phänomen der reversen Korrelation, wonach Krankheiten im Alter aufgrund unterschiedlichster Mechanismen generell sehr viel häufiger werden (z. B. durch Immunoseneszenz, *Inflammaging*, Thymusrückbildung, reduzierte Autophagie), und dann auch mehr normalgewichtige Menschen betreffen, wodurch sich der Effekt des BMIs auf das Sterberisiko verwäscht.

Eine geringe »Schutzwirkung« von leichtem Übergewicht (bis zu einem BMI von 27 kg/m²) ließ sich nur für neurologische und Verhaltensstörungen und Unfälle (außer Autounfällen) beobachten. Und wie immer bei derartigen Korrelationen ist das Wort »Schutzwirkung« natürlich vollkommen falsch, denn ein ursächlicher Zusammenhang wird dadurch überhaupt nicht bewiesen. Die erhöhte Unfallgefahr Normalgewichtiger muss nicht zwangsweise mit körperlichen Faktoren wie einer geringeren Knochendichte zusammenhängen, sondern könnte auch darauf zurückzuführen sein, dass Übergewichtige seltener körperlich anspruchsvolle Tätigkeiten oder Berufe ausüben. Sie könnten also auch einfach deshalb seltener verunglücken, weil sie sich gar nicht erst in Gefahr begeben.

Übergewicht verkürzt das Leben und erhöht das Risiko für Herz-Kreislauf-Erkrankungen und Krebs. Ein BMI über 30 verkürzt die mittlere Überlebenszeit um bis zu vier Jahre; ein BMI über 40 um bis zu zehn Jahre, was mit den Auswirkungen des Rauchens auf die Überlebenszeit vergleichbar ist. Mit jeweils fünf BMI-Punkten steigt die Gesamtsterblichkeit um 30 Prozent an und die Sterblichkeit durch Krebs um zehn Prozent[140].

Das Wichtigste in Kürze

- Die niedrigste Krebssterblichkeit wird bei einem normalen BMI beobachtet. Es empfiehlt sich, den BMI innerhalb des Normalbereichs so niedrig wie möglich zu halten.
- Bei jungen Menschen liegt das BMI-Optimum niedriger als bei Älteren.
- Ein BMI über 30 verkürzt die mittlere Überlebenszeit um bis zu vier Jahre, ein BMI über 40 um bis zu zehn Jahre (entspricht den Auswirkungen des Rauchens).
- Je mehr BMI Punkte, desto höher die Gesamtsterblichkeit und die Sterblichkeit durch Krebs.

Hands-on!

Hand aufs Herz: Befindet Ihr BMI sich im grünen Bereich? Wenn nicht, gibt es eine einfache Handlungsempfehlung:

- Bringen Sie Ihren BMI auf einen Wert zwischen 18,5 und 24,9.
- Benutzen Sie die heimische Waage, statt sie zu ignorieren.
- Wenn Sie Ihrer Waage nicht trauen: Stellen Sie sich nackt vor den Spiegel und betrachten Sie sich von allen Seiten. Ein Bild sagt mehr als tausend Zahlen.
- (Kraft-)Sportler aufgepasst: Eine ausgeprägte Muskulatur kann den BMI nach oben hin verfälschen. In diesem Fall gilt: Vertrauen Sie Ihrem eigenen Urteil oder lassen Sie Ihren Körperfettanteil messen.

* * *

Übergewicht verursacht krebsfördernde Entzündungen

Abgesehen von einigen sehr wenigen genetischen Ausnahmen wird Übergewicht durch einen Nettoüberschuss an Kalorien verursacht. Das bedeutet, dass über längere Zeit mehr Kalorien mit der Nahrung aufgenommen als verbraucht werden. Wer abnehmen möchte, hat also zwei Möglichkeiten: weniger essen – oder sich mehr bewegen. Tatsächlich aber gibt es noch eine dritte Option: Man kann ein bisschen weniger essen und sich etwas mehr bewegen. Über Monate und Jahre gesehen hat diese Methode die größten Erfolgsaussichten, weil sie weniger unangenehm und trotzdem ebenso effektiv ist. Beim Essen müssen wir uns zügeln; zum Sport hingegen überwinden. Dieses Kapitel über Ernährung dient deshalb der Abschreckung, das über Sport der Motivation.

Also, was passiert in unserem Körper bei Übergewicht? Und warum trägt es zur Krebsentstehung bei?

Wenn wir mehr essen, als wir benötigen, wird überschüssige Nahrungsenergie in den Fettgeweben unseres Körpers eingelagert.

Normalerweise gelangt Fett aus der Nahrung zuerst in die subkutanen Fettgewebe unter unserer Haut, insbesondere an den Hüften, Oberschenkeln und dem Gesäß. Auch überschüssiger Nahrungszucker, der nicht von Muskelzellen und anderen Körperzellen erfasst werden kann, wird von Fett- und Leberzellen aufgenommen und in speicherbares Fett umgewandelt. Weil Fettzellen sich selbst nicht mehr teilen und nur zu einem gewissen Maß aus Vorläuferzellen neu gebildet werden können, laufen die Fettspeicher irgendwann über. Fett lagert sich dann auch vermehrt im Bauchraum als viszerales Fett und in Organen wie der Leber an. Auf diese Weise entsteht eine gefährliche Fettleber, die in entwickelten Ländern als wichtigste Vorstufe für Leberkrebs gilt (Hepatozelluläres Karzinom). Ältere Menschen und Männer sind insgesamt anfälliger für die Anlagerung von viszeralem Fett, das wesentlich gefährlicher ist als subkutanes Fett – auch, oder gerade, für die Krebsentstehung.

Übergewicht trägt zur Krebsentstehung bei. Gleichzeitig erschwert es auch oftmals die Krebsdiagnose – und das ist nicht minder fatal. Bei Adipositas werden bildgebende Verfahren erschwert und Blutwerte verfälscht. Männer mit Übergewicht haben niedrigere PSA-Werte und eine vergrößerte Prostata, wodurch die Wahrscheinlichkeit sinkt, bei einer Biopsie erkranktes Gewebe zu erwischen und bösartige Veränderungen rechtzeitig zu erkennen[141]. Ähnlich ist es bei Brustkrebs, denn bei Übergewicht ist auch das Brustgewebe durch vermehrte Fetteinlagerungen vergrößert, was den Tastbefund und die Biopsie-Entnahme erschwert.

Übergewicht verursacht eine gefährliche krebsfördernde Entzündung im gesamten Körper, die als »systemische Entzündung« bezeichnet wird und im Blut übergewichtiger Patienten anhand einer Reihe von erhöhten Entzündungsstoffen nachgewiesen werden kann. Ihr Ursprung liegt in den überlasteten Fettgeweben und in der Leber, wo Signale und Substanzen aus dem Inneren gestresster und absterbender Zellen das Immunsystem aktivieren und die Regeneration anregen. Das viszerale Bauchfett ist deshalb besonders gefährlich, weil es eine Quelle krebsfördernder Entzündungsstoffe in der Nähe lebenswichtiger

Organe darstellt. Zumal Organe wie Magen, Darm, Leber und Bauchspeicheldrüse, die im Austausch mit der Umwelt und ihren Karzinogenen stehen, besonders anfällig für krebsfördernde Einflüsse sind.

Eine der wichtigsten Aufgaben des Immunsystems ist die Wundheilung. Wenn wir uns verletzen, registrieren Immunzellen diesen Schaden und senden Botenstoffe aus, die andere Immunzellen anlocken und ihnen den Eintritt in das Gewebe erleichtern. Die Blutgefäße weiten sich und das Gewebe schwillt an, wird warm und bekommt die typische rötliche Färbung, die der »Entzündung« ihren Namen verleiht. In deren Zentrum produzieren Immunzellen weiterhin Entzündungsstoffe und Substanzen, die eintretende Krankheitserreger bekämpfen und gleichzeitig umliegende Körperzellen zur Vermehrung anregen, bis die Wunde wieder verschlossen ist. Solche vorübergehenden akuten Entzündungen sind wichtig für unsere Gesundheit, denn sie heilen unsere Wunden und bilden die erste Verteidigungslinie gegen eindringende Krankheitserreger.

Manchmal aber gelingt es unserem Immunsystem nicht, einen Schaden zu beheben, weil dieser entweder von bleibender Dauer ist oder immer wiederkehrt. Dadurch entsteht eine chronische Entzündung, die dauerhaft auf Körperzellen einwirkt und dadurch das Krebsrisiko im betroffenen Organ erhöht.

Ein Beispiel dafür ist die Fettleber, deren Verbreitung in westlichen Ländern inzwischen ein epidemisches Ausmaß erreicht hat. Sie tritt häufig in Kombination mit Übergewicht und dem metabolischen Syndrom auf und gilt in vielen Ländern, darunter in Frankreich, den USA und im Vereinigten Königreich, als die am schnellsten zunehmende Ursache von Leberkrebs [142, 143]. Allein in Deutschland leben etwa zehn bis 20 Millionen Menschen mit einer Fettlebererkrankung. Es wird geschätzt, dass ein Viertel der gesamten Weltbevölkerung davon betroffen sein könnte[144, 145]. Bei 11,7 Prozent der Patienten geht die entzündliche Fettleber mit der Zeit in Leberkrebs über, was nur durch eine rechtzeitige Umstellung auf eine kalorienarme Kost oder Fasten verhindert werden kann[145 146]. Das wiederum setzt aber voraus, dass die betroffenen Menschen überhaupt von dieser Krankheit wissen, was wiederum ein Bewusstsein für die gesundheitlichen Folgen von Übergewicht voraussetzt.

Ebenso wie die überlasteten Fettdepots bei Übergewicht gelten auch chronische Entzündungen in Organen wie der Leber als Ursache systemischer Entzündungen, weil die lokal produzierten Entzündungsstoffe über die Blutbahn im gesamten Körper verteilt werden. Und im Gegensatz zu akuten Entzündungen gibt es nichts, wofür dauerhafte chronische Entzündungen gut wären.

Systemische Entzündungen sind immer mit schwereren Verläufen und schlechteren Heilungsaussichten verbunden – gleichgültig, ob es sich um Herzinfarkt oder Krebs handelt. Sie stehen sogar in Zusammenhang mit der Entstehung von Depressionen, und manche Entzündungsstoffe, die zur Behandlung von viraler Hepatitis eingesetzt werden, wie die Interferon-Therapie, haben schwere bekannte Nebenwirkungen wie Depressionen und Suizidgedanken[147].

Wie fatal chronische Entzündungen im Hinblick auf die Krebsentstehung sind, wird eindrucksvoll durch die krebshemmende Wirkung von Medikamenten untermauert, die man *Nonsteroidal Anti-Inflammatory Drugs* nennt, kurz NSAIDs. Dieser lange Name heißt im Grunde nichts anderes als »entzündungshemmend, aber kein Kortison«, und beinhaltet bekannte Wirkstoffe wie Aspirin und Ibuprofen.

Von Aspirin wurde gezeigt, dass es als »Breitband-Krebspräventionsmittel« wirkt, weil es bei regelmäßiger Einnahme sowohl das Krebsrisiko als auch die Krebssterblichkeit reduziert und in experimentellen Studien das Wachstum und die Metastasierung einer Vielzahl von Tumoren unterdrückt[148]. Ab einer geringen täglichen Aspirin-Dosis von nur 75 Milligramm, was etwa der Dosis von »Baby-Aspirin« zur Prävention von Herzinfarkten entspricht, reduziert Aspirin bei langjähriger Einnahme das Risiko für Speiseröhren-, Bauchspeicheldrüsen-, Magen-, Darm-, Prostata-, Lungen- und Gehirntumore[149].

Da die präventive Wirkung von Aspirin bei höheren Dosen nicht mehr weiter zunimmt, scheint bereits eine geringe Dosis für den vollen Schutz zu genügen. Den stärksten Effekt gegen Krebs zeigt Aspirin im Alter von 65 Jahren. Die altersabhängige Wirksamkeit wird vermutlich dadurch verursacht, dass Entzündungen im Alter insgesamt zunehmen *(Inflammaging)*, ebenso wie andere Inflammationsursachen, zum Beispiel Übergewicht und entzündliche Erkrankungen. Bei rechtzeitigem Beginn könnte Aspirin bei den entsprechenden Risikogruppen sowohl die Sterblichkeit durch Herz-Kreislauf-Erkrankungen und Krebs reduzieren als auch dem Phänomen des *Inflammagings* entgegenwirken, das den Alterungsprozess anfeuert [91].

Weil Entzündungshemmer wie Aspirin das Blutungsrisiko erhöhen und bei langfristiger Einnahme Schleimhautschäden und Magengeschwüre verursachen können, wird ihr breitflächiger Einsatz in der jungen und gesunden Bevölkerung nicht empfohlen. Bei bestimmten Risikogruppen könnte sich das jedoch zukünftig ändern. Beispielsweise könnte Aspirin zur Prävention von Krebserkrankungen des Verdauungstraktes bei Risikogruppen eingesetzt werden, die an einer bekannten genetischen Veranlagung leiden, oder auch bei übergewichtigen älteren Männern, die sich fleischreich ernähren und wenig Sport treiben – allerdings im Rahmen einer personalisierten Prävention und unter ärztlicher Aufsicht. Dazu mehr in Teil III.

Das Immunsystem ist unser stärkster Verbündeter im Kampf gegen Krebs. Aber es gibt eine Kehrseite: Je weiter ein Tumor fortschreitet, desto mehr wird das Immunsystem zu einem Verbündeten der Krebserkrankung. Viele Tumore entstehen durch chronische Entzündungen und fast alle metastasieren mit ihrer Hilfe. Je größer ein Tumor wird und je schneller er wächst, desto weniger kommt das umliegende Gewebe mit der Neubildung von Blutgefäßen hinterher, die Zellen im Inneren des Tumors mit ausreichend Sauerstoff und Nährstoffen versorgen. Die Krebszellen im Tumorzentrum beginnen abzusterben.

Dieses Absterben erscheint zuerst erfreulich, denn wollen wir nicht genau das: dass Krebszellen sterben?

Die unerfreuliche Wahrheit ist, dass Tumore von dem Zellsterben in ihrem Inneren profitieren können – und zwar durch eine erleichterte Metastasierung. Das Immunsystem nimmt die absterbenden

Tumorzellen nämlich fälschlicherweise als Gewebeschaden wahr und setzt ein Wundheilungsprogramm in Gang. Mit fatalen Folgen: Dieselben Mechanismen, die uns bei Verletzungen helfen, indem sie das Gewebe auflockern und den rekrutierten Immunzellen das Eindringen in das Gewebe ermöglichen, unterstützen nun auch die Tumorzellen dabei, ihren Ursprungsort zu verlassen und sich in unserem Gewebe auszubreiten. Gleichzeitig stimulieren die Immunzellen die Krebszellen mit Wachstumsfaktoren, weil sie versuchen, die vermeintliche »Wunde« wieder zu verschließen[150]. Schon vor über 160 Jahren stellte der deutsche Arzt Rudolph Virchow, einer der Begründer der Pathologie, fest, dass Tumore häufig an Stellen entstehen, die dauerhaft entzündet sind und unter dem Mikroskop besonders viele Immunzellen enthalten[151]. Unsere heutigen Daten verleihen Rudolph Virchows alter Auffassung von »Krebs, als eine Wunde, die niemals heilt« ungeahnte Aktualität.

Das Wichtigste in Kürze

- Übergewicht, insbesondere starkes Übergewicht, verursacht lokale und systemische krebsfördernde Entzündungen.
- Systemische Entzündungen sind bei Krebserkrankungen mit schwereren Verläufen und schlechteren Heilungsaussichten verbunden.
- Systemische Entzündungen beschleunigen zudem den Alterungsprozess und die Bildung von Atherosklerose; sie stehen unter Verdacht, Depressionen zu verursachen.
- Innerhalb von Tumoren können lokale Entzündungen deren Wachstum anregen und die Metastasierung beschleunigen.
- Bestimmte entzündungshemmende Medikamente, NSAIDs genannt, zu denen auch Aspirin zählt, zeigen bei langjähriger, niedrigdosierter Einnahme eine präventive Wirkung für viele Krebsarten.
- Ihre Einnahme zu Präventionszwecken könnte zukünftig unter ärztlicher Aufsicht für Risikogruppen empfohlen werden, insbesondere gegen Darmkrebs.

Hands-on!

Hand aufs Herz: Wussten Sie, dass Sie aktiv krebsfördernde systemische Entzündungen in Ihrem Körper eindämmen können? Dies sind die wichtigsten Handlungsempfehlungen:

- Achten Sie auf ein gesundes Körpergewicht. Dieses erlangen Sie durch regelmäßige Bewegung und eine maßvolle Ernährung, die reich an Ballaststoffen, Antioxidantien und Omega-3 Fettsäuren ist, beispielsweise Fisch, Nüsse, Gemüse, Samen, Obst und rote Beeren.
- Viel trinken hilft. Vorzugsweise ungesüßte Getränke wie Wasser, Kaffee oder Tee.
- Gönnen Sie sich sieben bis acht Stunden Schlaf pro Nacht.
- Falls Sie stark übergewichtig sind und weitere Risikofaktoren vorliegen (z. B. männliches Geschlecht, fortgeschrittenes Alter, Bluthochdruck, erhöhter Cholesterinspiegel oder Diabetes), besprechen Sie mit Ihrem Arzt, ob die tägliche Einnahme von Aspirin für Sie sinnvoll ist. Führen Sie eine dauerhafte Einnahme jedoch niemals in Eigenregie durch.
- Behandeln und überwachen Sie chronisch entzündliche Lungen-, Magen-, Darm- und Lebererkrankungen, da diese mit einem erhöhten Krebsrisiko im betroffenen Organ einhergehen.

* * *

Übergewicht schwächt die Immunabwehr

Übergewicht erhöht nicht nur die Produktion von krebsfördernden Entzündungsstoffen, sondern das Immunsystem übergewichtiger Patienten reagiert auch weniger effizient auf Krankheitserreger und auf Impfungen. Trotz einer entzündlichen Überreaktion des »angeborenen« Immunsystems leidet also die gezielte adaptive Immunantwort, die spezifisch auf bestimmte Krankheitserreger oder Proteine reagiert und die wir zum Eliminieren von Infektionen, seneszenten Zellen und vor allem Krebszellen dringend benötigen. Die Coronakrise hat uns diese Problematik in aller Deutlichkeit vor Augen geführt. Die schwereren Krankheitsverläufe übergewichtiger Patienten waren keine Besonderheit des Coronavirus, sondern ein generelles und weiterhin unterschätztes Phänomen bei übergewichtigen Patienten.

Die Auswirkungen von Übergewicht auf das Immunsystem, insbesondere die erhöhten Entzündungswerte und die geschwächte Immunabwehr, ähneln stark dem Phänomen des *Inflammaging* bei älteren Menschen. Es wurde gezeigt, dass Übergewicht im Menschen den Thymus vorzeitig altern lässt, was sich als verfrühte Fetteinlagerung in das Thymusgewebe und durch eine nachlassende Produktion an neuen T-Lymphozyten bemerkbar macht. Darüber hinaus beobachtet man bei übergewichtigen Patienten eine verminderte Vielfalt reifer T-Lymphozyten im Blut[152]. Eine Kalorienrestriktion kann die Fetteinlagerung in das Thymusgewebe verhindern und auf diese Weise die altersbedingte Thymus-Rückbildung verlangsamen, die mit einer gesteigerten Infektanfälligkeit und einem erhöhten Krebsrisiko assoziiert wurde[153].

Das Wichtigste in Kürze

- Das adaptive Immunsystem schützt uns vor Infektionen und beseitigt alte Zellen, Krebsvorläuferzellen und Krebszellen.
- Bei Übergewicht arbeitet das adaptive Immunsystem weniger effizient. Übergewichtige Personen sind daher infektionsanfälliger und reagieren schwächer auf Impfungen.
- Die Auswirkungen von Übergewicht auf das Immunsystem ähneln denen, die während des Alterns auftreten, inklusive des schrumpfenden Thymus und einer Abnahme der Immunzellvielfalt.

Hands-on!

Hand aufs Herz: Mit welchen schlechten Gewohnheiten schwächen Sie Ihr Immunsystem? Und was tun Sie, um es zu stärken? Hier ein paar Empfehlungen:

- Halten Sie Ihr Immunsystem jung, indem Sie Ihr Körpergewicht im Normalbereich halten.
- Falls Sie rauchen oder oft Alkohol trinken: Hören Sie damit auf!
- Schlafen Sie ausreichend und treiben Sie regelmäßig Sport.
- Folgen Sie den Ratschlägen zur Ernährung, die in den anschließenden Kapiteln folgen werden.

---

* * *

Übergewicht verändert den Stoffwechsel

Zusätzlich zum weißen Speicherfett, das in Wirklichkeit eigentlich gelb ist und seine Färbung durch Carotinoide aus der Nahrung erhält, gibt es noch eine weitere Sorte von Fett: das braune Fettgewebe, das eine wichtige Rolle für unseren Stoffwechsel und das Krebswachstum spielt. Es ist reich an Mitochondrien, einer Sorte von Organellen, die man als Kraftwerke unserer Zellen bezeichnet und die dem braunen Fettgewebe seine typische dunkle Färbung verleihen. Es trägt zum Erhalt unserer Körpertemperatur bei und verbrennt dabei sogar ordentlich Kalorien. Als Säuglinge besitzen wir das meiste braune Fettgewebe, hauptsächlich am Rücken, im Nacken und an den Schultern verteilt, wo es unsere exponierte, von der Mutter abgewandte Körperrückseite vor Auskühlung schützt, wie es bei »Traglingen« im Tierreich üblich ist. Braunes Fettgewebe gilt als gesundheitsfördernd und krebshemmend, weil es Entzündungen reduziert und den Zuckerhaushalt positiv beeinflusst. Aber braunes Fettgewebe entsteht nicht durch übermäßiges Essen, vielmehr reduzieren sich sein Anteil und seine Aktivität bei Übergewicht sogar, weil Menschen mit einem hohen Körperfettanteil weniger Energie für den Erhalt ihrer Körpertemperatur aufwenden müssen als schlanke Personen. Man kann das braune Fettgewebe allerdings durch Kälte, Sport, Kalorienrestriktion oder Fasten wieder vermehren und reaktivieren.

Bei Kälte hat braunes Fettgewebe, ebenso wie Tumorgewebe, einen sehr hohen Zuckerbedarf. Es wurde gezeigt, dass eine kälteabhängige Aktivierung des braunen Fettgewebes ausreichend ist, um den Blutzucker deutlich zu senken und das Wachstum unterschiedlichster Krebsarten, inklusive therapieresistenter Tumore, bei Mäusen zu unterdrücken[154]. Auch beim Menschen wurde dieser Effekt auf das Tumorwachstum beobachtet, allerdings wird er wieder aufgehoben, wenn man in der Kälte zuckerhaltige Nahrung zu sich nimmt.

Es ist bekannt, dass Kälte die Lebenserwartung von Tieren erhöht[155]. Eine bekannte Wirkung der Kalorienrestriktion bei Mäusen und Menschen ist, dass sie die Körperkerntemperatur senkt. Erstaunlicherweise leben Mäuse auch dann länger, wenn man ihre Körperkerntemperatur gentechnisch um 0,3–0,5 Grad reduziert[156]. Und sogar menschliche Zellen zeigen bei moderater Kälte (36 Grad statt 37) einen Rückgang von altersbedingten intrazellulären Proteinablagerungen, die neurodegenerative Erkrankungen und Alterungsprozesse antreiben[157]. Doch keine Angst, wir müssen uns deshalb nicht in Kältekammern einsperren oder gar Erfrierungen riskieren. Schon eine Absenkung der nächtlichen Raumtemperatur von 24 auf 19 Grad, so das Ergebnis einer Studie, reicht aus, um den Anteil an braunem Fettgewebe zu erhöhen[158]. Drehen Sie also nachts ruhig mal die Heizung ab. Ihre Gesundheit und ihr Konto werden es Ihnen danken. Die Natur außerdem.

Das Wichtigste in Kürze

- Braunes Fettgewebe erzeugt Wärme und verbrennt dabei Energie, insbesondere Zucker aus dem Blut.
- Sein Anteil ist bei schlanken Personen größer. Bei Übergewicht ist seine Menge und Aktivität in unserem Körper reduziert.
- Braunes Fettgewebe wird durch Kälte, Fasten, Nahrungsmangel oder Sport aktiviert.
- Bei Kälte kann die erhöhte Aktivität des braunen Fettgewebes in Mausexperimenten das Krebswachstum temporär verlangsamen, weil es mit Krebszellen um Zucker aus dem Blut konkurriert.

Hands-on!

Hand aufs Herz: Wussten Sie, dass es braunes Fett in Ihrem Körper gibt? Und welche segensreiche Rolle es bei der Krebsprävention spielt? So können Sie es unterstützen:

- Aktivieren Sie braunes Fett durch Abnehmen, Kälte, Fasten und Sport.
- Gehen Sie im Winter öfter an die frische Luft. Wintersportarten sind ideal, denn Sie kombinieren die Effekte von Kälte und Sport.
- Schlafen Sie nachts bei niedriger Raumtemperatur.

* * *

Übergewicht verursacht krebsfördernden Diabetes

Eine der gefährlichsten Folgen von Übergewicht ist, dass es die Entstehung von krebsfördernden Stoffwechselstörungen begünstigt. Diese Stoffwechselstörungen machen sich aber nicht sofort als Diabetes Typ II bemerkbar, woran weltweit etwa eine halbe Milliarde Menschen leiden, sondern oft gehen der Erkrankung Jahre bis Jahrzehnte voraus, in denen der Zuckerstoffwechsel unbemerkt bereits krankhaft verändert ist[159]. Die Dunkelziffer von Diabetes und seinen Vorstufen ist darum sehr hoch.

Insulin ist das wichtigste Hormon im Zuckerhaushalt. Es wird ausgeschüttet, wenn wir zucker- oder kohlenhydrathaltige Nahrung zu uns nehmen, und steuert die Wiederaufnahme von Zucker aus dem Blut in Körperzellen wie Fett- und Muskelzellen, wo er in Fett oder speicherbares Glykogen umgewandelt wird. Dies funktioniert allerdings, wie wir bereits wissen, nur bis zu einem gewissen Maß. Wenn die Speicher voll sind, wird der Zucker auch in anderen Organen wie der Leber eingelagert.

Übergewicht wird häufig von einer Insulinresistenz und dem metabolischen Syndrom begleitet, die als wichtige Diabetes-Vorstufen gelten und bei denen das Insulin in seiner gewöhnlichen Konzentration bereits nicht mehr ausreicht, um Zucker aus dem Blut in Körperzellen zu befördern. (Beim metabolischen Syndrom sind zusätzlich zur Insulinresistenz und Übergewicht auch noch weitere Risikofaktoren für Herz- und Stoffwechselerkrankungen vorhanden, darunter erhöhte Blutfettwerte und ein erhöhter Blutdruck.) Anders als bei angeborenem Diabetes Typ I, bei dem die Beta-Zellen der Bauchspeicheldrüse von Geburt an kein Insulin produzieren können, das für die Zuckeraufnahme in Körperzellen benötigt wird, ist das Insulin bei Patienten mit Diabetes Typ II in ausreichender Menge vorhanden, aber die Zellen reagieren nicht mehr angemessen auf seine Wirkung. Die Folge dieser Insulinresistenz ist, dass der Zucker aus der Nahrung zu lange und in zu hohen Konzentrationen im Blut zurückbleibt. Der Körper versucht zunächst, die schwindende Empfindlichkeit für die Wirkung des Insulins durch eine Überproduktion zu kompensieren. Erst wenn es dem Körper nicht mehr gelingt, den Blutzucker durch eine Überproduktion an Insulin zu senken, kommt es zu Symptomen wie einer lebensgefährlichen Überzuckerung, und der Typ II Diabetes wird diagnostiziert und entsprechend behandelt.

Das Fatale an einer Insulinresistenz also ist, dass es meist viele Jahre bis Jahrzehnte dauert, bis sie erkannt wird. Dadurch sind unsere Körperzellen sehr lange Zeit einem hohen Zucker- und Nahrungsangebot aussetzt – auch solche, die bereits genetische Veränderungen erworben haben oder zu Krebszellen mutiert sind. Gleichzeitig wirkt Insulin, das bei einer Insulinresistenz und Diabetes Typ II in zu hohen Konzentrationen vorhanden ist, aber auch selbst wachstumsfördernd auf Körperzellen, und somit natürlich auch krebsfördernd[160].

Die wichtige Rolle von Insulin für die Lebenserwartung und die Krebsentstehung haben wir bereits weiter oben im Zusammenhang mit der Kalorienrestriktion kennengelernt. Insulin beschleunigt den Alterungsprozess und die Krebsentstehung, weil es das Wachstum und die Teilung von Körperzellen über den mTOR-Signalweg stimuliert und gleichzeitig das Absterben alter und defekter Zellen verhindert[161, 162]. Bei Tieren wurde gezeigt, dass auch Mutationen, die den Geschmacks- und Geruchssinn schädigen, verlängernd auf die

Lebensspanne wirken[15]. Weil sowohl Menschen als auch Tiere bereits auf den Geschmack oder den Geruch von Essen mit einer vermehrten Ausschüttung von Insulin reagieren, rücken diese Daten den künstlich intensivierten Geschmack und Geruch industriell hergestellter Nahrungsmittel in ein völlig neues Licht. Sie verleiten uns nicht nur dazu, uns zu überessen – sie kurbeln auch die Insulinproduktion an und könnten auf diesem Wege Alterungsprozesse inklusive der Krebsentstehung weiter beschleunigen.

In mehreren Metaanalysen und systematischen Reviews mit vielen Millionen Teilnehmern wurde Diabetes mit einem erhöhten Krebsrisiko und einer gesteigerten Aggressivität von Tumoren assoziiert. Der Zusammenhang war für Leber-, Bauchspeicheldrüsen- und Darmkrebs besonders deutlich[163–166]. Aber auch das Risiko für Nieren-, Blasen-, Blut-, Gebärmutter-, Eierstock- und Brustkrebs ist bei Diabetes erhöht. Für Prostatakrebs ist die Datenlage widersprüchlich, allerdings verhalten sich Prostatatumore von Männern mit Typ II Diabetes deutlich aggressiver[161, 167].

Unstrittig aber ist: Eine zuckerreiche Ernährung fördert die Entstehung einer Insulinresistenz, Diabetes und Übergewicht; Übergewicht trägt wiederum zu Insulinresistenz und Diabetes bei. Wie genau das funktioniert, ist noch nicht ganz erforscht, aber freie Fettsäuren und Entzündungsstoffe im Blut übergewichtiger Patienten scheinen die Insulinsensitivität zu stören.

Insulin ist darum das wichtigste Verbindungsglied zwischen Übergewicht, Diabetes und Krebs. Die meisten Krebszellen tragen Insulinrezeptoren auf ihrer Oberfläche und reagieren auf das Hormon mit vermehrten Zellteilungsraten und einer beschleunigten Metastasierung[168]. Während viele Gewebe bei Übergewicht zunehmend unempfindlich für die Wirkung von Insulin werden, entwickeln Krebszellen oftmals Mechanismen, um ihre Insulinempfindlichkeit zu erhalten[169]. Mehrere klinische Studien haben daher in den letzten Jahren versucht, die Insulinspiegel im Blut von Krebspatienten zu reduzieren oder den nachgeschalteten Insulinsignalweg in Krebszellen mithilfe von Medikamenten zu blockieren.

Das Diabetes-Medikament Metformin beispielsweise senkt den Blutzucker und reduziert das Wachstum von Krebszellen[161]. Ebenso wie Rapamycin ahmt also auch Metformin in gewisser Weise eine Kalorienrestriktion auf molekularer Ebene nach, weshalb diese beiden Wirkstoffe zurzeit intensiv als Anti-Aging-Wundermittel diskutiert und in klinischen Studien für einen möglichen präventiven Einsatz im Menschen getestet werden. Aber Laborstudien weisen darauf hin, dass auch diese neuen »Wundermittel« wohl niemals eine echte Kalorienrestriktion ersetzen werden[170]. Sie können ihre Effekte nur verstärken. Wenn man die Nahrung von Fadenwürmern, die aufgrund einer Mutation im Insulin/IGF-1-Signalweg extrem langlebig sind, mit zwei Prozent Zucker versetzt, schwindet ihre Langlebigkeit nahezu gegen null. Das ist eine erstaunliche Feststellung, denn es bedeutet, dass Mäuse oder Menschen mit ähnlichen Mutationen sehr viel länger leben könnten, wenn ihre Nahrung einen niedrigeren glykämischen Index hätte [15]. Das heißt, wenn ihre Nahrung den Blutzucker nur sehr langsam oder schwach in die Höhe triebe. Den höchsten glykämischen Index hat purer Zucker, nämlich 100.

Wenn wir das Tumorwachstum wirklich verlangsamen wollen, müssen wir den Zucker-Input herunterschrauben, ob uns das gefällt oder nicht. Auch wenn es paradox klingt, könnte gerade Zucker die Wirkung von zukünftigen Medikamenten zunichtemachen, die die Zuckerwahrnehmung blockieren. Auf Wundermittel zu hoffen, nutzt also vermutlich wenig. Sie können uns nur auf einem Weg unterstützen, den wir selber gehen müssen. In Kombination mit einer Kalorienrestriktion und Sport aber könnten die neuen Präventivmedikamente der Zukunft eine starke Wirksamkeit zeigen.

Das Wichtigste in Kürze

- Diabetes Typ II ist ein gefährlicher Krebsförderer.
- Übergewicht und eine stark zuckerhaltige Ernährung sind die häufigsten Ursachen von Diabetes.
- Insulin ist das wichtigste Hormon im Zuckerhaushalt. Es wird aus-

geschüttet, wenn wir zucker- oder kohlenhydrathaltige Nahrung zu uns nehmen und steuert die Wiederaufnahme von Zucker aus dem Blut in Körperzellen.

- Insulinresistenz ist eine Vorstufe von Diabetes, die oft jahrelang verborgen bleibt. Dabei sind unsere Körperzellen sehr lange Zeit überhöhten Zucker- und Insulinkonzentrationen aussetzt – auch solche, die bereits genetisch verändert oder zu Krebszellen geworden sind.
- Gelegentlich ein Stück Kuchen oder Schokolade stellt keine unmittelbare Gefährdung dar. Aber auf Dauer wirkt Zucker als Krebsförderer und begünstigt die Entstehung von Übergewicht und weiteren krebsfördernden Stoffwechselstörungen.
- Auch Stress und Schlafmangel erhöhen das Risiko für eine Insulinresistenz.

Hands-on!

Hand aufs Herz: Kennen Sie die Höhe Ihres Blutzuckerspiegels? So können Sie ihn auf ein gesundes Maß senken:

- Lassen Sie regelmäßig Ihren Blutzucker- und Ihre Insulinwerte überprüfen und behandeln Sie Diabetes frühzeitig.
- Vermeiden Sie Übergewicht und den Konsum von Lebensmitteln mit einem hohen glykämischen Index. Das sind in der Regel alle Lebensmittel, die viel Zucker, Weißmehl oder Stärke enthalten, wie Süßigkeiten, Pommes frites, Cornflakes, Kartoffeln, Kuchen, Chips, weißes Brot oder weißer Reis.
- Steigen Sie auf zuckerfreie Alternativen und Vollkornprodukte um.
- Meiden Sie Fruchtsäfte und gesüßte Getränke.
- Trainieren Sie Ihre Muskulatur, damit Nahrungszucker vermehrt in Muskelzellen aufgenommen wird und nicht in andere Körperzellen oder Organe gelangt.

* * *

Übergewicht verändert den Hormonhaushalt

Unser Fettgewebe spielt eine wichtige Rolle im Hormonhaushalt. Es ist ein Speicherort für fettlösliche Hormone und gleichzeitig eine Produktionsstätte des weiblichen Geschlechtshormons Östrogen. Vor der Menopause wird es hauptsächlich in den Eierstöcken produziert, aber bei starkem Übergewicht, insbesondere nach den Wechseljahren, ist die Menge an Fettgewebe in unserem Körper für die Östrogenproduktion am entscheidendsten. Östrogen habe ich in Teil I bereits als starken Krebsförderer für das Gewebe der Brust und Eierstöcke vorgestellt.

Interessanterweise wird das Hormon im Fettgewebe aber nur zu einem geringeren Teil neu hergestellt (De-novo-Synthese); der Hauptanteil des Östrogens im Fettgewebe wird produziert, indem das männliche Geschlechtshormon Testosteron von einem Enzym namens Aromatase in Östrogen umgewandelt wird. Auch bei Männern. Ein erhöhter Körperfettanteil senkt daher bei Männern den Testosteronspiegel und erhöht die Östrogenproduktion, was neben Veränderungen am äußeren Erscheinungsbild wie Gynäkomastie, also Männerbrüsten, vor allem einen fatalen Verlust an Muskelmasse zur Folge hat.

Sowohl bei Männern als auch bei Frauen steuert Testosteron den Muskelaufbau – beziehungsweise wirkt dem altersbedingten Muskelabbau entgegen. Weil die Testosteronkonzentration insbesondere bei Männern ab dem 30. Lebensjahr kontinuierlich sinkt, beschleunigt ein hoher Körperfettanteil den altersbedingten Verlust an Muskelmasse. Diese Rückbildung der Muskulatur ist deshalb fatal, weil unsere Muskeln ein wichtiges und extrem unterschätztes Stoffwechselorgan sind. Sie verbrennen nicht nur viel Energie (also Kalorien) und tragen dadurch zur Aufrechterhaltung unserer Körpertemperatur bei – sie spielen auch eine wichtige Rolle im Zuckerhaushalt. Weil sie Zucker aus dem Blut sehr effizient aufnehmen und speichern, senken ausgeprägte Muskeln den Blutzuckerspiegel und verbessern die Insulinsensitivität. Deshalb muss der Körper nach den Mahlzeiten weniger Insulin ausschütten, um den Blutzucker wieder zu senken, was sich wiederum positiv auf den Alterungsprozess und die Krebsentstehung auswirkt, weil unsere Körperzellen auf Dauer niedrigeren Insulin- und Zuckerkonzentrationen ausgesetzt sind.

Bei Frauen ist Übergewicht zudem problematisch, weil Fett auch in der Brust eingelagert wird und somit in direkter Nähe zu den Brustepithelzellen, die von Natur aus eine sehr hohe Teilungsrate besitzen. Übergewichtige Frauen haben aus diesem Grund ein erhöhtes Brustkrebsrisiko[171]. Außerdem haben Brustkrebspatientinnen mit Übergewicht schlechtere Überlebenschancen als normalgewichtige Frauen, und bei ihnen treten auch häufiger Komplikationen nach Operationen und Bestrahlungen auf. Sie erleiden öfter Rückfälle, und sowohl Chemo- als auch Hormontherapien sind bei ihnen weniger effektiv – selbst wenn die Dosis der Medikamente auf das Körpergewicht abgestimmt ist[172].

Auch bei Männern steigern hohe Testosteronkonzentrationen im Blut das Risiko, an Prostatakrebs zu erkranken[173]. Aber der Testosteronspiegel sinkt bei Übergewicht, weil das Hormon im Fettgewebe zu Östrogen umgewandelt wird. Man könnte daher vermuten, dass übergewichtige Männer einem niedrigeren Prostatakrebsrisiko ausgesetzt sind. Dem ist jedoch nicht so, denn auch das Risiko, an dieser Krebsart zu erkranken, ist bei einem BMI von 20 am geringsten und steigt dann bis zu einem BMI von etwa 30 an, der die Grenze von Übergewicht zur Fettleibigkeit (Adipositas) markiert[139]. Erst danach, im Bereich von sehr starkem Übergewicht, gibt es eine leichte Tendenz nach unten, was das Prostatakrebsrisiko betrifft (allerdings mit zunehmend schwächerer Aussagekraft). Die Nachteile des Übergewichts scheinen den Vorteil eines reduzierten Testosteronspiegels auf das Prostatakrebsrisiko demnach weitestgehend zu dezimieren.

Bei Übergewicht wandert also mit dem Fett eine unmittelbare Quelle von krebsfördernden Entzündungsstoffen und Hormonen direkt in unsere krebsanfälligsten Organe ein. Aber Fettzellen bilden nicht nur Östrogen und Entzündungsstoffe, sondern auch eine ganze Reihe eigener Hormone und löslicher Substanzen, die man als Adipokine bezeichnet.

Eine Funktion der Adipokine besteht darin, den Stoffwechsel, die Zellteilung und die Neubildung von Blutgefäßen innerhalb des wachsenden Fettgewebes zu regulieren. Über die Blutbahn gelangen diese Substanzen zudem ebenfalls in den Körper und können dort das Wachstum von Krebsvorstufen und Tumoren erleichtern oder anregen. Es existieren auch Adipokine, die hemmend auf das Wachstum von Tumoren wirken, wie beispielsweise Adiponectin – allerdings wird dies mit zunehmendem Übergewicht in immer niedrigeren Mengen produziert. Auch das bekannte Sättigungshormon Leptin, das in vielen Diätmitteln enthalten ist, wirkt stimulierend auf das Zellwachstum und hat einen krebsfördernden Effekt. Entgegen der weitläufigen Meinung fehlt es Übergewichtigen allerdings nicht an diesem Hormon, sondern sie produzieren ganz im Gegenteil zu viel davon. Bei Übergewicht hat sich also bereits eine gefährliche zentrale hypothalamische Leptinresistenz ausgebildet. Das bedeutet, das Hormon schafft es nicht mehr, dem Gehirn das Signal zu geben, dass wir satt sind und die Speicher überfüllt. Es wirkt aber weiterhin anregend auf das Wachstum von Blutgefäßzellen[95]. Also Finger weg!

Die Abnehmspritze Wegovy mit dem Wirkstoff Semaglutid wirkt anders als die herkömmlichen Appetitzügler. Sie senkt den Blutzucker, hemmt den Hunger und verstärkt das Sättigungsgefühl. Eine Resistenz oder krebsfördernde Wirkung wie für Leptin wurde für Semaglutid bisher nicht beobachtet. Aber auch sie kann eine gesunde Ernährung oder Bewegung nicht ersetzen. Jedoch können Medikamente wie Semaglutid bei starkem Übergewicht helfen, einen Anfang zu machen. Danach fällt das Weitermachen oft leichter.

Das Wichtigste in Kürze

- Das Fettgewebe ist ein Herstellungsort für Östrogen, das krebsfördernd auf die Gewebe von Brust und Eierstöcken wirkt. Nach den Wechseljahren ist die Menge an Fettgewebe für die Östrogenproduktion entscheidend.
- Bei Männern senkt ein hoher Anteil an Körperfett den Testoste-

ronspiegel und beschleunigt den alterstypischen Muskelabbau. Das wirkt sich nachteilig auf den Zuckerstoffwechsel und die Entstehung von krebsfördernden Stoffwechselstörungen wie Diabetes aus.

- Bei Übergewicht erhöht sich die Produktion krebsfördernder Adipokine durch Fettzellen.
- Neben Übergewicht erhöht auch Alkohol den Östrogenspiegel im Blut.
- Abnehmen und Sport senken das Level von Sexualhormonen wie Östrogen.

Hands-on!

Hand aufs Herz: Was haben Sie je bewusst für Ihren Hormonhaushalt getan? Hier einige Empfehlungen, denen Sie mit Blick auf Ihre Krebsprävention folgen sollten:

- Trinken Sie keinen oder nur sehr wenig Alkohol.
- Treiben Sie regelmäßig Sport.
- Finger weg von Diätpillen oder anderen Produkten, die das »Sättigungshormon« Leptin enthalten.
- Frauen: Verzichten Sie auf östrogenhaltige hormonelle Verhütungsmittel. Nehmen Sie Hormonersatztherapien nach den Wechseljahren nicht grundlos ein. Ihr Arzt wird Ihnen bei der Risikoabwägung und bei der Wahl geeigneter Präparate helfen.
- Phytoöstrogenhaltige Lebensmittel wie Soja oder Tofu erhöhen nach aktueller Studienlage nicht das Brustkrebsrisiko.

* * *

Übergewicht blockiert die Autophagie

Auch unsere Zellen müssen gelegentlich »aufräumen« und alte oder defekte Proteine beseitigen, damit die Prozesse im Inneren der Zelle richtig funktionieren und nicht in ihrem Ablauf gestört werden. Ein wenig erinnert es an einen überfüllten Kleiderschrank: Wenn man immer nur hinzukauft, aber niemals ausmistet, stapeln sich spätestens nach ein paar Jahren im Schrank die alten Kleidungsstücke. Nur wenigen Menschen gelingt es (ich gehöre leider nicht dazu), nur so viel Kleidung zu besitzen, dass alle Sachen regelmäßig aus dem Schrank geholt werden. Entsprechend könnte man sagen, dass wir unsere Zellen bei dauerhafter Überernährung in eine Art überfüllten Kleiderschrank verwandeln: Irgendwann wird es zu voll und unordentlich. Alte und fehlgeformte Proteine sammeln sich an oder lagern sich ab, bis sie den Arbeitsablauf der Zelle stören und sogar zu ernsthaften Problemen wie genetischen Veränderungen führen.

Normalerweise beseitigen und recyceln unsere Zellen alte Proteine und Zellorganellen regelmäßig in einem Arbeitsprozess, der, wie schon beschrieben, Autophagie genannt wird. Diese Selbstverdauung ermöglicht es unseren Zellen, alte und defekte Proteine oder Zellorganellen zu zersetzen und wieder in brauchbare neue Bausubstanzen wie Aminosäuren umzuwandeln.

Ein gewisses Grundlevel an Autophagie ist immer in unseren Zellen aktiv, aber die Autophagierate wird in Phasen der Nahrungsknappheit, wie zwischen den Mahlzeiten oder während des Fastens, stark erhöht. Im normalen »Zellalltag« wird sie benötigt, um beispielsweise undicht gewordene Mitochondrien zu entsorgen – das sind die länglich-rundlichen Gebilde, in deren Innerem die Zellatmung abläuft, die unsere Körperzellen mit Energie versorgt. Sie werden daher auch als die Kraftwerke unserer Zellen bezeichnet. Und wie alle anderen Kraftwerke werden diese gefährlich, wenn sie altern und nicht regelmäßig erneuert werden. Konkret: Bei gealterten Mitochondrien gelangen chemisch hoch reaktive Zwischenprodukte durch undichte Membranen vermehrt ins Zytoplasma *(Leaky Mitochondria)*. Im Alter nimmt die Menge defekter und undichter Mitochondrien zu, weshalb die sogenannte mitochondriale Dysfunktion zu den anerkannten *Hallmarks of Aging* zählt und somit zu den zwölf biologischen Veränderungen und Prozessen, die untrennbar mit dem Alterungsvorgang verknüpft sind. Gleichzeitig zählt aber auch eine gestörte Autophagie zu den zwölf *Hallmarks of Aging*, weil die Aktivität von Autophagie-Genen im Alter immer mehr nachlässt.

Übergewicht imitiert den Alterungsprozess in vielerlei Hinsicht. Es beschleunigt die Thymusrückbildung, die Immunalterung und verursacht eine niederschwellige Entzündungsreaktion im Blut. Aber Übergewicht stört auf zellulärer Ebene auch die Autophagie und verursacht eine mitochondriale Dysfunktion[174–176]. Eine kalorienreduzierte Lebensweise fördert die Autophagie und wirkt dadurch der Ansammlung undichter Mitochondrien und fehlgefalteter und oxidierter Proteine entgegen. Indem wir eine dauerhafte Überernährung vermeiden, schützen wir unsere Zellen also vor oxidativem Stress und sichern die Qualität von Proteinen und Enzymen, die an der DNA-Reparatur und am Schutz vor unkontrollierten Wachstumsprogrammen beteiligt sind.

Der Zusammenhang zwischen einer gestörten Autophagie und der Krebsentstehung ist inzwischen eindrucksvoll belegt. Defekte in Autophagie-Genen werden häufig in menschlichen Brust-, Eierstock- und Prostatatumoren gefunden, und Mäuse mit angeborenen Autophagie-Defekten erkranken früher und häufiger an Krebs[177]. Sie sind deutlich anfälliger für spontane Krebserkrankungen, weshalb man annimmt, dass die Autophagie (zumindest im Anfangsstadium) einen Schutzmechanismus vor Krebs darstellt, dessen Blockierung oder genetische Inaktivierung die Krebsentstehung erleichtert.

Deshalb können wir unser Krebsrisiko reduzieren, indem wir weniger und vor allem seltener essen. Die Pausen könnten für die Aktivierung der Autophagie entscheidender sein als die Essensmengen, was sich vor allem darin widerspiegelt, dass intermittierendes Fasten die Krebsentstehung und den Alterungsprozess von Tieren ähnlich verlangsamt wie eine Kalorienrestriktion. Auf das Fasten kommen wir später noch zurück.

Das Wichtigste in Kürze

- Die Autophagie ist ein wichtiger zellulärer Aufräum- und Recycling-Prozess, der dabei hilft, alte und beschädigte Proteine und Zellorganellen zu beseitigen.
- Nicht nur die Immunfunktion lässt im Alter immer mehr nach, sondern auch die Effizienz der Autophagie.
- Eine verlangsamte Autophagie ist eine der insgesamt zwölf Säulen des Alterns *(Hallmarks of Aging)*.
- Übergewicht unterdrückt die Autophagie und blockiert somit deren krebshemmende Wirkung.

Hands-on!

Hand aufs Herz: Behindern auch Sie durch Ihre Essgewohnheiten die Autophagie in Ihrem Zellhaushalt? Mit folgenden Maßnahmen können Sie den Aufräum- und Recycling-Prozess bei Tisch fördern:

- Vermeiden Sie grundsätzlich, sich zu überessen. Vertrauen Sie dem japanischen Sprichwort *Hara hachi bu*, es bedeutet: Höre auf zu essen, wenn der Bauch zu 80 Prozent voll ist.
- Auch wenn Sie sich nach einer Mahlzeit noch hungrig fühlen: Statt einen Nachschlag zu nehmen oder sich auf das Dessert zu stürzen, warten Sie ein paar Minuten, und das Sättigungsgefühl stellt sich ganz von allein ein.
- Halten Sie längere Esspausen ein.

* * *

Übergewicht schadet unserer Darmflora

Eine gesunde Darmflora ist wichtig für die Gesundheit. Aber sie gerät bei vielen Erkrankungen und auch bei Übergewicht oft aus dem Gleichgewicht. Warum passiert das und wie beeinflusst es die Krebsentstehung?

Meistens stellen wir uns die Darmflora als eine Ansammlung Milliarden kleiner »Helferchen« vor, die uns die Verdauung erleichtern und Nahrung in einzelne Bestandteile zersetzen, die molekular genug sind, um von den Zellen der Darmwand aufgenommen und über das Blut zu den Geweben transportiert zu werden. Aber die Mikroben können viel mehr als nur das. Sie produzieren auch Substanzen, die unsere Darmbarriere schützen oder ortsansässigen Immun- und Darmepithelzellen als direkte Nahrungsquelle dienen.

Bei Übergewicht verändert sich die Zusammensetzung unserer Darmmikroben in krankhafter Weise, die man als Dysbiose bezeichnet. Das auffälligste Merkmal ist dabei eine reduzierte Mikrobenvielfalt und eine veränderte Zusammensetzung – das heißt, die Darmmikroben sind anders und weniger vielfältig als bei schlanken Menschen. Interessanterweise begleiten ähnliche dysbiotische Veränderungen wie bei Übergewicht auch eine Vielzahl an Entzündungskrankheiten und sogar den Alterungsprozess. In all diesen Fällen sind weniger unterschiedliche Darmmikroben vorhanden als es bei schlanken, gesunden oder jüngeren Menschen der Fall ist, wobei die reduzierte Mikrobendiversität, und das ist in unserem Zusammenhang entscheidend, mit einer krebsfördernden niederschwelligen chronischen Entzündungsreaktion im Darmgewebe einhergeht[178].

Ein gesunder Darm scheint also auf ein gewisses Maß an Diversität seiner Mikroben angewiesen zu sein, um ordnungsgemäß zu funktionieren. Aber warum führt Übergewicht zu einer einseitigeren Darmflora? Die Ursache ist ein zu hoher Fett-, Kohlenhydrat- und Zuckergehalt in der Nahrung, kombiniert mit zu wenigen Ballaststoffen und anderen Pflanzenstoffen, die unterschiedlichsten Mikrobenarten als Nahrungsquelle dienen.

Jede Mikrobenart besetzt eine spezielle »ökologische Nische« in unserem Darm und ist auf die Verstoffwechselung bestimmter Substanzen spezialisiert, die natürlicherweise in unser Nahrung vorkommen – beziehungsweise vorkamen. Je nach dem, was wir bevorzugt essen, züchten wir durch unsere Ernährung also ganz bestimmte Mikrobensorten heran. Wer wenig Pflanzliches wie Salat, Gemüse oder

Vollkorn isst, bei dem verkümmern ebenjene Mikrobenpopulationen, deren Stoffwechselprodukte unsere Darmbarriere schützen und Immunzellen im Darm als Energiequelle dienen. Bei besonders starkem Mangel an Ballaststoffen können Darmmikroben sogar Glykoproteine in der Schleimschicht verdauen, die den Darm auskleidet und gegen seinen Inhalt abgrenzt, was zu erheblichen Barriereschäden führt[179].

Eine durchlässige Darmbarriere ermöglicht den Eintritt von Mikroben und Substanzen aus dem Darm in das Gewebe, wo diese auf Immunzellen treffen und eine lokale krebsfördernde Entzündungsreaktion verursachen[180, 181]. Entzündungsstoffe und mikrobielle Produkte aus dem Darm können aber auch über das als Pfortadersystem bezeichnete Venensystem, das Blut aus den Bauchorganen zur Leber leitet, in den gesamten Körperkreislauf gelangen.

Auf diese Weise kann eine westliche Ernährung sogar ganz ohne Übergewicht zu einer systemischen Entzündung beitragen, die an der Entstehung von Arteriosklerose, Autoimmunerkrankungen, Diabetes, Depressionen und Krebs beteiligt ist (*Leaky-gut*-Hypothese)

Studien haben gezeigt, dass bestimmte, vor allem in Fertiggerichten verarbeitete Bindemittel, z. B. Lecithin (E322), Saccharoseester (E473), Carboxymethylcellulose (E466), Mono- und Diglyceride von Speisefettsäuren (E471) und Polysorbat 80 (E433) die Darmflora verändern und die schützende Schleimschicht angreifen, die das Darmepithel sicher gegen die Darmflora und andere Stuhlbestandteile abschirmt[182–184]. Niedrige Mengen an Carboxymethylcellulose und Polysorbat 80 im Futter von Mäusen sind ausreichend, um Übergewicht und eine niederschwellige Darmentzündung zu verursachen, den Blutzucker zu erhöhen und die Insulinempfindlichkeit zu reduzieren[182].

Darum Augen auf beim Lebensmittelkauf! Denn vieles weist darauf hin, dass der nahezu universale Einsatz von Bindemitteln in Fertiggerichten und industriell hergestellten Lebensmitteln ganz wesentlich zur Zunahme chronischer Entzündungskrankheiten, Adipositas, des metabolischen Syndroms und bestimmter Krebsarten in unserer Gesellschaft beiträgt. Bindemittel kommen in Puddings, Saucen, Milchgetränken, Kuchen, Keksen, Brot- und Backwaren vor, ebenso wie in Margarine, Schokolade, Trockensuppen und Instantgerichten. Sie besitzen seifenartige Eigenschaften, was ihnen die Fähigkeit verleiht, fett- und wasserhaltige Komponenten von Lebensmitteln miteinander zu verbinden. Und die Schleimbarriere in unserem Darm zu schädigen – sofern sich die Daten von Mäusen auf den Menschen übertragen lassen, worauf große epidemiologische Studien hinweisen.

In einer prospektiven Kohortenstudie mit mehr als 100 000 französischen Erwachsenen mittleren Alters wurde der Konsum verschiedenster Bindemittel mit einem erhöhten allgemeinen Krebsrisiko und einem deutlich erhöhten Risiko für Brust- und Prostatakrebs assoziiert[185, 186]. Allerdings enthalten industrielle Nahrungsmittel oft sehr viele verschiedene Zusatzstoffe, und der Konsum industrieller Nahrungsmittel geht auch generell mit einem erhöhten Krebsrisiko einher, was die Auswertung von Studien, die gesundheitliche Auswirkungen einzelner Nahrungsmittelzusätze untersuchen, massiv erschwert[187, 188]. Deshalb kann ich Ihnen an dieser Stelle nur ans Herz legen, industrielle Nahrungsmittel zu meiden und selbst zu kochen oder sich bekochen zu lassen.

Auch Antibiotika, insbesondere Breitband-Antibiotika, die gegen sehr viele unterschiedliche »Keime« wirken, bringen die Darmflora aus dem Gleichgewicht und verursachen dysbiotische Veränderungen. Ihr Einsatz wurde mit einem erhöhten Darmkrebsrisiko assoziiert und wird neben dem Verzehr industrieller Nahrungsmittel als mögliche Ursache für die Zunahme von Darmkrebsfällen im jungen und mittleren Erwachsenenalter in entwickelten Ländern diskutiert[189]. Also prüfen Sie vor jeder Gabe von Antibiotika, ob diese auch wirklich notwendig ist.

Das Wichtigste in Kürze

- Ein gesunder Darm ist essentiell für unsere Gesundheit.
- Darmgesundheit zeichnet sich durch Diversität der Darmflora und eine intakte Darmbarriere aus.
- Bei Übergewicht verändert sich die Zusammensetzung unserer Darmmikroben in krankhafter Weise. Das auffälligste Merkmal einer solchen »Dysbiose« ist eine reduzierte Mikrobenvielfalt.
- Eine durchlässige Darmbarriere ermöglicht Mikroben, mikrobiellen Produkten und anderen Substanzen aus dem Darm in das Gewebe einzudringen, wodurch lokale krebsfördernde Entzündungsreaktionen verursacht werden.
- Bindemittel in industriell hergestellten Nahrungsmitteln stehen unter Verdacht, Entzündungskrankheiten, Übergewicht, das metabolische Syndrom und bestimmte Krebsarten zu begünstigen.
- Antibiotika, insbesondere Breitband-Antibiotika, bringen die Darmflora aus dem Gleichgewicht.

Hands-on!

Hand aufs Herz: Ihr Darm war Ihnen bisher sch...egal? So können Sie Ihre Darmflora und Ihre Darmbarriere schützen:

- Tauschen Sie Weißmehl- gegen Vollkornprodukte.
- Reduzieren Sie weißen Reis und Industrieprodukte, die Weißmehl enthalten, wie Kuchen, Brote, Nudeln und Pizza.
- Vermeiden Sie Fertig- und Instantgerichte sowie andere industriell hergestellte Nahrungsmittel, die Bindemittel und andere Zusatzstoffe enthalten.
- Lebensmittel mit hohem Bindemittelanteil sind insbesondere Saucen, Puddings und milchhaltige Getränke aus dem Kühlregal wie Milchshakes oder fertige Kaffeegetränke.
- Verwenden Sie Antibiotika nur, wenn es wirklich erforderlich ist.

* * *

WANN ESSEN GEGEN KREBS?

Fasten oder: Nicht alle Wege führen nach Rom

Es entbehrt nicht einer gewissen Ironie, dass in Zeiten, in denen sich Essen zu einer neuen Religion entwickelt und die richtige Ernährungsweise zu einer Glaubensfrage geworden ist – gerade die Religionen sich in einem Punkt überraschend einig sind: Der Mensch soll fasten. Nicht immer, aber zumindest ab und zu.

Die Wurzeln dieser Praktik sind ungewiss, aber ich vermute, dass diese Form der Mäßigung nicht nur den damals limitierten Ressourcen geschuldet war oder als Zeichen der Disziplin und moralischen Stärke galt, sondern dass den Menschen auch vor tausenden von Jahren bereits auffiel, dass ein gemäßigter Lebenswandel mit einem gesteigerten geistigen und körperlichen Wohlergehen verbunden ist. Heute können wir dies von Seiten der Wissenschaft ohne Vorbehalt unterschreiben und sogar erklären – auch wenn wir, zumindest, was das Timing angeht, vielleicht noch ein paar Verbesserungsvorschläge anzubieten haben.

Wiederholte Fastenperioden verlängern das Leben von Tieren ebenso wie eine Kalorienrestriktion. Das klingt erst einmal nicht sonderlich erstaunlich, denn sowohl »Fasten« als auch »Kalorienrestriktion« klingt irgendwie nach »weniger essen«. Allerdings unterscheiden sich diese beiden Ernährungsweisen genau in diesem Punkt und werden daher in der Wissenschaft strikt unterschieden. Eine Kalorienrestriktion verlängert das Leben von Mäusen um bis zu 50 Prozent, indem die Tiere dauerhaft bis zu 40 Prozent weniger Kalorien zu sich nehmen als Mäuse mit uneingeschränktem Nahrungszugang (*Ad-libitum*-Fütterung). Fasten hingegen verlängert das Leben von Mäusen, indem lediglich das Zeitfenster der Nahrungsaufnahme eingegrenzt wird – nicht jedoch die Kalorienmenge. Und das ist in der Tat erstaunlich, denn es bedeutet, dass ein Teil der lebensverlängernden und auch krebshemmenden Wirkung einer Kalorieneinschränkung möglicherweise auf den Esspausen zwischen den Mahlzeiten beruht, und nicht, wie man annehmen könnte, ausschließlich auf der reduzierten Kalorienmenge.

Bei kalorienrestringierten Labormäusen wurde beobachtet, dass sie ihre gesamte tägliche Futterration in kürzester Zeit vertilgen und sich dadurch selbst längere regelmäßige Nahrungsunterbrechungen auferlegen, als es bei Kontrolltieren der Fall ist, die den ganzen Tag uneingeschränkten Futterzugang haben[190]. Die Effektivität des Fastens wurde eindrucksvoll durch eine sogenannte *Caloric-Dilution*-Diät demonstriert. Diese Nahrung ist extrem kalorienarm und ermöglicht es Mäusen zu fressen, ohne dabei nennenswerte Kalorienmengen zu sich zu nehmen. Überraschenderweise lässt sich bei dieser Form der Einsparung aber keine verlängerte Lebensspanne beobachten. Die energiearme Nahrung veranlasste die Tiere nämlich zu einer Art kompensatorischem Dauerfressen, das scheinbar ausreichte, um die lebensverlängernde Wirkung der Kalorienrestriktion vollständig aufzuheben[105, 108, 191]. Nicht Kalorienmangel allein, sondern auch regelmäßige Esspausen sind also offenbar für den lebensverlängernden und gesundheitsförderlichen Effekt der Kalorienrestriktion verantwortlich[192].

Auch bei uns Menschen hat das Fasten eine ähnlich gesundheitsfördernde Wirkung wie die Kalorienrestriktion. Anders als bei Mäusen, bei denen Fasten bei gleichbleibender Kalorienmenge ausreicht, um eine stark lebensverlängernde und gesundheitsfördernde Wirkung zu erzielen, scheint das Fasten bei uns Menschen nur in Kombination mit einer zumindest moderaten Kalorienreduktion innerhalb bestimmter Tageszeitfenster zu funktionieren.

Der Grund für diese Diskrepanz zwischen Mäusen und Menschen ist möglicherweise darin zu finden, dass wir Menschen einfach sehr viel länger fasten können als Mäuse. Stoffwechselaktive kleine Nagetiere sterben bereits nach nur zwei bis vier Tagen ohne Nahrung. Menschen können bei normaler Reserve mehr als 30 Tage ohne Nahrung überleben. Und auch die Produktion sogenannter Ketonkörper, die bei Nahrungsmangel in der Leber aus Fettsäuren hergestellt werden, um die Energieversorgung von Gehirn und Muskulatur sicherzustellen, beginnt im Menschen erst nach etwa 18–24 Stunden und steigt dann über Tage kontinuierlich weiter an[105]. Deshalb müssen wir das Fasten mit einer zumindest leichten Kalorienreduktion und idealerweise auch noch Sport kombinieren, um innerhalb eines relativ kurzen und realistischen Zeitfensters von beispielsweise 12–14 Stunden in einen Nährstoffstatus zu gelangen, der krebshemmende Schutz- und Reparaturmechanismen aktiviert.

Wenn wir uns zwischen den Essenspausen quasi »*ad libitum*« von Schokolade, Pommes und Hamburgern ernähren, ist zu erwarten, dass der Effekt des Fastens geringer ausfällt als bei Labormäusen, die außerhalb der Fastenzeiten eine ballaststoffreiche, pflanzliche und speziell auf ihre Bedürfnisse abgestimmte Trockennahrung erhalten. Die Zusammensetzung des Essens spielt also auch beim regelmäßigen »Nichts-Essen« weiterhin eine Rolle, zumindest für uns Menschen.

Das Wichtigste in Kürze

- Regelmäßiges Fasten verlängert das Leben von Labortieren ähnlich wie eine Kalorienrestriktion (KR).
- Beim Fasten wird das Zeitfenster der Nahrungsaufnahme eingegrenzt – dies kann mit oder ohne eine zusätzliche Einschränkung der Kalorienmenge praktiziert werden.
- Regelmäßige Esspausen sind notwendig für die lebensverlängernde Wirkung der KR bei Mäusen. Auf einer stark kalorienverdünnten Diät, die häufiges Essen fördert, leben Mäuse nicht länger als *ad libitum* gefütterte Kontrolltiere.
- Weil wir Menschen sehr viel länger fasten können als Mäuse, empfiehlt es sich, das Fasten mit einer leichten KR und Sport zu kombinieren, um innerhalb eines realistischen Zeitfensters krebshemmende Schutz- und Reparaturmechanismen zu aktivieren.

Hands-on!

Hand aufs Herz: Haben Sie es schon mal mit Fasten versucht? Wenn nicht, hier ein paar Tipps für den Einstieg:

- Wählen Sie für den Anfang einen Zeitpunkt, zu dem Fasten sich auch äußerlich lohnt. Zum Beispiel vor dem Badeurlaub.
- Suchen Sie Verbündete. Fasten geht leichter zu zweit.
- Viel Trinken hilft gegen das Hungergefühl, beispielsweise warmen Tee.
- Führen Sie ein Fastentagebuch. Sowohl zur eigenen Kontrolle wie auch zur Selbstmotivation und Belohnung.
- Die praktikabelsten Arten zu fasten folgen in den nächsten Abschnitten.

---

* * *

Intervallfasten

Es gibt unterschiedliche Arten des Fastens, aber nicht alle sind gleich wirksam oder praktikabel. Beginnen wir also mit der Frage, welche die zielführendste und praktikabelste ist.

Damit es nicht zu Verwechselungen kommt, müssen wir vorab ein paar Begriffe klären. Das Intervallfasten beschreibt eine Form des Fastens, bei der sich ein oder mehrere, aufeinanderfolgende oder über die Woche verstreute, Fastentage mit wiederkehrenden Phasen des uneingeschränkten Essens abwechseln. Es wird aufgrund seiner regelmäßigen Unterbrechungen auch als intermittierendes Fasten bezeichnet. Obwohl die Begriffe »Intervallfasten« und »intermittierendes Fasten« oft verwendet werden, um längere tägliche etwa 14–16-stündige Esspausen zwischen dem frühen Abend und dem nächsten Morgen zu beschreiben, werden solche tageszeitlichen Fastenzyklen in der Wissenschaft eigentlich als *Time-restricted feeding* (TRF) bezeichnet. Tägliche Essenspausen stellen also eine besonders kurzzyklische Sonderform des Intervallfastens dar, das normalerweise einen bis mehrere essensfreie oder extrem essensarme Tage pro Woche beutetet.

Aber wie kann Fasten uns dabei helfen, länger – und vor allem krebsfrei – zu leben?

Eine gängige Form des Intervallfastens bei Labortieren ist das *Every-other-day feeding* (EOD), bei dem die Tiere immer im Wechsel einen Tag lang fasten und einen Tag uneingeschränkten Nahrungszugang haben. EOD verlängert das Leben von Mäusen und bewahrt sie weitestgehend vor Übergewicht, Herz-Kreislauf-Erkankungen, Bluthochdruck, Diabetes und altersbedingtem Nervenzellabbau. Ihr längeres Leben verdanken sie allerdings nicht der grundsätzlichen Anti-Aging-Wirkung des Fastens, sondern hauptsächlich seiner Anti-Krebs-Wirkung[14].

Eintägige oder mehrwöchige Nahrungsunterbrechungen sind in der Natur keine Seltenheit und standen einst auch für uns Menschen regelmäßig auf der Tagesordnung. Heute hat der uneingeschränkte und unmittelbare Zugang zu Nahrung dazu geführt, dass wir in den meisten entwickelten Ländern nicht mehr von den gesundheitlichen Vorteilen profitieren, die diese regelmäßigen Fastenperioden mit sich brachten. Obwohl es bisher keine aussagekräftigen Studien gibt, die die Auswirkungen des Intervallfastens auf die Krebsentstehung beim Menschen untersuchen, kann man schon heute sagen, dass regelmäßiges Fasten der Krebsentstehung entgegenwirkt. Klinische Studien zeigen, dass regelmäßige Fastenperioden beim Menschen ähnliche metabolische Verbesserungen bewirken wie eine dauerhafte Kalorienrestriktion. Schon allein der durch das Fasten bewirke Gewichtsverlust sowie die reduzierten Entzündungs-, IGF-1-, Blutzucker- und Insulinwerte reichen aus, um diese Aussage zu untermauern[193].

Eine Vielzahl an experimentellen und kleineren klinischen Studien hat in den letzten Jahren zudem gezeigt, dass man den Erfolg einer Chemo- oder Strahlentherapie verbessern kann, indem man Krebszellen bestimmte Bausteine oder Materialen vorenthält, die sie zur Reparatur oder zum Wachstum benötigen. Fasten kurz vor oder während der Chemotherapie kann Krebszellen empfänglicher für die Wirkung einer Chemotherapie machen und gleichzeitig gesunde Körperzellen vor ihren Nebenwirkungen bewahren[116, 193–196]. Das mag paradox klingen, ist es aber keineswegs. Gesunde Körperzellen passen ihr Wachstumsverhalten kontinuierlich dem Nahrungsangebot an.

Bei Nahrungsmangel pausieren sie vorübergehend in ihrem Wachstum und nehmen daher auch weniger giftige chemische Substanzen in ihr Zellinneres auf. Anders ist es bei Krebszellen, die aufgrund ihrer vielzähligen genetischen Veränderungen bereits unabhängig von äußeren wachstumsregulierenden Einflüssen wie dem Nahrungsangebot geworden sind. Weil sie nicht auf die verminderte Essensmenge reagieren und ihren Stoffwechsel entsprechend herunterfahren können, nehmen sie trotz Nahrungsmangels die volle Dosis wachstumshemmender Krebsmedikamente auf.

Chemotherapeutika sind in der Regel wachstumshemmende Medikamente, die in ihrer chemischen Struktur normalen Nährstoffen oder Bausubstanzen nachempfunden sind. Dadurch werden sie bevorzugt in Zellen mit hohen Teilungsraten aufgenommen, zu denen auch Krebszellen gehören – aber leider nicht nur. Auch gesunde Gewebe mit hohen Teilungsraten nehmen diese Medikamente auf, wie beispielsweise das Darmepithel, blutbildende Zellen im Knochenmark oder die Zellen in der Haarwurzel. Dies ist, nebenbei, auch der Grund für die schweren Nebenwirkungen der meisten Chemotherapeutika wie Übelkeit und Erbrechen, Blutarmut oder Haarausfall. Fastet ein Patient also um den Zeitpunkt der Chemotherapie herum, passen seine Körperzellen ihr Wachstumsverhalten dem verminderten Nahrungsangebot an und nehmen entsprechend weniger von den wachstumshemmenden chemotherapeutischen Substanzen aus dem Blut auf. Die Nebenwirkungen fallen geringer aus, ohne dass die Effektivität der Chemotherapie darunter leidet.

Dabei gilt es allerdings eine Rücksichtsmaßnahme zu beachten. Eine gefürchtete Folge von Krebserkrankungen ist die Tumorkachexie. Die Kachexie bezeichnet eine extreme Form der Abmagerung und Auszehrung bei Krebspatienten, die insbesondere bei Krebserkrankungen des Verdauungstrakts auftritt und schlimmstenfalls sogar lebensgefährlich werden kann. Deshalb ist echtes Fasten oft keine Option, und die Erforschung von sogenannten Scheinfasten-Diäten, bei denen Krebspatienten mit ausreichend Energie versorgt werden, extrem wichtig.

Das Wichtigste in Kürze

- Beim Intervallfasten wechseln sich ein oder mehrere, aufeinanderfolgende oder über die Woche verstreute, Fastentage mit wiederkehrenden Phasen des uneingeschränkten Nahrungszugangs ab.
- Regelmäßige Fastenperioden bewirken metabolische Verbesserungen (Gewichtsverlust sowie reduzierte Entzündungs-, IGF-1-, Blutzucker- und Insulinwerte) in ähnlicher Weise wie eine dauerhafte Kalorienrestriktion.
- Fasten kurz vor oder während einer Chemotherapie macht Krebszellen empfänglicher für deren Wirkung und schützt gleichzeitig gesunde Körperzellen vor Nebenwirkungen.
- Fasten ist bei Krebserkrankungen kontraproduktiv, wenn beim Patienten bereits starke Abmagerung und ungewollter Gewichtsverlust eingetreten sind.
- In solchen Fällen könnten zukünftig sogenannte Scheinfasten-Diäten helfen, die krebsfördernde Signalwege hemmen und Krebspatienten trotzdem mit ausreichend Energie versorgen.

Hands-on!

Hand aufs Herz: Ist Ihnen der Einstieg ins Fasten gelungen?

- Auch wenn es hilfreich sein kann, müssen es nicht immer gleich ganze Fastentage oder sogar mehrtägige Kuren sein.
- Wenn Sie sich schwertun, über einen längeren Zeitraum zu fasten, tun Sie es nach der Uhr. 12–14-Stunden-Intervalle über Nacht können schon kleine Wunder bewirken. Die Regelmäßigkeit ist auf Dauer entscheidender.
- Falls Sie an einer Krebserkrankung leiden, fasten Sie nur in Rücksprache mit Ihrem Arzt oder Ihrer Ärztin.

* * *

Fasten allein ist keine Krebstherapie!

Immer wieder kann man hören oder lesen, eine Krebserkrankung ließe sich einfach aushungern. Auch wenn das in der Regel Menschen behaupten, die selbst weder Krebs noch eine wissenschaftliche Ausbildung haben, stellt sich die Frage, was es mit dieser These auf sich hat. Dabei wird sich beispielhaft zeigen, wie die falsche Interpretation wissenschaftlicher Daten in die Irre führen kann.

In mehreren Studien erwies sich eine Kombination aus Chemotherapie und Fasten als die einzige Behandlung, mit der sich bei einem stabilen Prozentsatz an behandelten Mäusen ein kompletter Tumorrückgang oder zumindest ein langfristiges Überleben erzielen ließ[193, 197, 198]. Das sind wichtige Erkenntnisse für die Krebsforschung, weil sie eine vollkommen neue Perspektive für zukünftige Behandlungsmöglichkeiten eröffnen. Doch Vorsicht: Fasten allein reicht selten aus, um eine vergleichbare wachstumshemmende Wirkung zu erzielen wie eine Kombination aus Krebsmedikamenten und Fasten[199]. Das Wachstum lediglich zu verlangsamen, kann vielmehr in einem Spiel mit dem Tod enden. Wer sein Leben nicht riskieren will, sollte nicht auf eine klassische Therapie verzichten.

Dabei gilt es, eine häufige und folgenschwere Verwechselungsgefahr zu beachten. Ernährungsformen, die sich zur Krebsprävention eignen, müssen nicht zwangsweise dieselben sein, die sich vorteilhaft auf den Verlauf einer Krebstherapie auswirken. Verhindern heißt nicht behandeln. Das Rauchen ist ein sehr gutes Beispiel, um diesen Punkt zu veranschaulichen: Nur weil es nachgewiesen ist, dass Rauchen die Entstehung von Lungenkrebs begünstigt, bedeutet dies im Umkehrschluss nicht, dass ein »Rauchstopp« Lungenkrebs heilt, auch wenn es natürlich von Vorteil ist, mit dem Rauchen aufzuhören, um die Erkrankung nicht weiter zu verschlechtern. Auf unsere Ernährungsthematik übertragen heißt das, dass man fortgeschrittene Krebserkrankungen nicht automatisch heilen beziehungsweise »aushungern« kann, indem man plötzlich die gewohnten Nahrungsmittel weglässt, die seine Entstehung begünstigt haben.

Eine krebsfördernde Ernährung kann also Krebsvorstufen und frühe Tumore zum Wachstum anregen, und man kann das Wachstum von Krebsvorstufen durch eine gezielte und strikte Ernährungsumstellung verlangsamen. Fortgeschrittene Tumore allein durch eine Ernährungsumstellung auszuheilen, sei sie noch so radikal, ist hingegen wohl unmöglich. Dafür haben die meisten fortgeschrittenen bösartigen Tumore bereits zu viele genetische und epigenetische Veränderungen angesammelt. Nur wenn diese fehlregulierten Wachstumsprogramme gleichzeitig durch gezielte molekulare Therapien gestoppt werden, kann eine Restriktion an Nährstoffen wieder ihr wachstumshemmendes Potential entfalten.

Der Erfolg einer echten »Anti-Krebs-Ernährung« wird also in großem Maße von den charakteristischen genetischen Veränderungen innerhalb eines Krebspatienten abhängen und fällt somit in den Themenbereich der personalisierten Krebsmedizin, der wir uns in Teil III im Detail widmen werden. Unterschiedliche Krebsarten können je nach Organ und sogar je nach Patient und seinem individuellen »Mutations-Spektrum« ganz spezielle Nährstoff-Anforderungen besitzen. Da Tumore aber all ihre Energie und Baumaterialien aus der Ernährung beziehen, bietet sie einen wichtigen Ansatzpunkt in Ergänzung zu einer Krebstherapie. Darmzellen können beispielsweise Zucker und Fruchtzucker direkt aus dem Darminhalt aufnehmen und als Nahrungsquelle nutzen; Pankreaszellen hingegen haben aufgrund ihrer Funktion in der Produktion von Hormonen einen sehr hohen Bedarf an Aminosäuren – also Proteinen; Brustepithelzellen wiederum haben einen sehr hohen Bedarf an bestimmten Fettsäuren und Lipoproteinen und reagieren besonders stark auf eine Stimulation mit Östrogen. Es empfehlen sich also mehrere unterschiedliche »Anti-Krebs-Diäten«, die sich jeweils auf ein spezielles Organ oder eine bestimmte Krebsart konzentrieren. Und anders als die meisten Ernährungsratgeber behaupten, liegt das Geheimnis einer wahren Anti-Krebs-Diät nicht im Konsum einer oder mehrerer bestimmter Wundermittel oder »Superfoods«, sondern vor allem und zuallererst in der Kunst des Weglassens.

»Ernährungstherapien«, die das Krebswachstum in Ergänzung zur Krebstherapie verlangsamen, werden derzeit intensiv erforscht. Sie könnten angesichts ihrer dringenden Notwendigkeit in einigen Fällen auch radikaler ausfallen. Zur Krebsprävention hingegen sind weniger radikale Maßnahmen und insbesondere solche Fastenmethoden geeignet, die unseren Alltag möglichst wenig dominieren, denn nur dann haben sie auch Chancen auf Erfolg – vor allem langfristig. Die Nacht in die Fastenperiode miteinzuschließen macht es nicht nur einfacher, die vielen Stunden bis zur nächsten Mahlzeit durchzustehen, sondern ergibt auch wissenschaftlich Sinn. Denn unser Stoffwechsel verhält sich nicht zu jeder Tages- und Nachtzeit gleich.

Das Wichtigste in Kürze

- Fasten allein reicht bei Tierexperimenten in der Regel nicht aus, um eine vergleichbare wachstumshemmende Wirkung zu erzielen wie durch eine Kombination von Krebsmedikamenten und Fasten. In Kombination sind die Effekte von Fasten und Krebstherapie jedoch teilweise sehr stark.
- Verhindern ist nicht gleichzusetzen mit behandeln. Ernährungsformen, die sich zur Krebsprävention eignen, müssen nicht zwangsweise dieselben sein, die sich vorteilhaft auf den Verlauf einer Krebstherapie auswirken.
- Fortgeschrittene Tumore haben bereits zu viele genetische und epigenetische Veränderungen angesammelt, um allein durch Fasten oder eine Ernährungsumstellung gestoppt zu werden, wie zum Beispiel den Verzicht auf Zucker. Sie können nur durch gezielte molekulare Therapien gestoppt werden.
- Der Erfolg einer echten »Anti-Krebs-Ernährung« wird in großem Maße von den charakteristischen genetischen Veränderungen innerhalb eines jeden Krebspatienten abhängen und fällt in den Themenbereich der personalisierten Medizin, die wir in Teil III kennenlernen werden.

Hands-on!

Hand aufs Herz: Glauben Sie, dass die Natur übernatürliche Kräfte besitzt? Und Fasten allein die Heilung bringen könnte? Wenn ja, muss ich Sie leider enttäuschen – die Natur verfügt nur über natürliche Kräfte. Darum mein dringender Rat:

- Wenn Sie Ihr Leben nicht riskieren wollen, sollten Sie im Fall einer bösartigen Krebserkrankung nicht auf eine Krebstherapie verzichten, sondern diese mit den Effekten bestimmter Ernährungsformen wie Fasten kombinieren.
- Diese Vorsicht ist bei allen alternativen, allein auf natürliche Heilkräfte bauenden »Therapien« angezeigt.

* * *

Timing ist alles

Labormäuse sind nachtaktive Tiere. In der Natur gehen sie nachts auf Beutezug und verzehren daher auch einen Großteil ihrer Nahrung nachts. Im Laboralltag werden Mäuse allerdings fast immer tagsüber gefüttert, weil Menschen nachts schlafen – zumindest die meisten.

Solche kleinen, scheinbar unwesentlich wirkenden organisatorischen Details können einen erheblichen Einfluss auf Forschungsergebnisse haben. Weil kalorienrestringierte Labormäuse ihre tägliche Nahrungsportion auf einmal vertilgen und für den Rest des Tages fasten müssen, essen *ad libitum* gefütterte Kontrolltiere nicht nur mehr und öfter als kalorienrestringierte Tiere, sondern auch mehr und öfter entgegen ihrem inneren Biorhythmus. Eine Vielzahl an Arbeiten hat in den letzten Jahren dazu beigetragen, dass wir dem Timing von Mahlzeiten heute deutlich mehr Beachtung schenken – und dies aus gutem Grund. Obwohl wir die goldene Regel »frühstücke morgens wie ein Kaiser, iss zu Mittag wie ein König und wie ein Bettler zu Abend« meist von Kind auf kennen, missachten die meisten

Menschen in westlichen Ländern sie. Schlimmer noch: Unsere Mahlzeiten werden gegen Abend immer üppiger; meistens essen wir die größte Mahlzeit abends und gönnen uns zur Feier des Tages dazu oder im Anschluss noch eine kleine Nascherei und ein Gläschen Rotwein.

Wie die meisten anderen alkoholischen Getränke ist auch Wein eine Kalorienbombe. In Kombination mit der krebsfördernden Wirkung, die Alkohol in vielen Organen entfaltet, bleibt von der gesundheitsförderlichen Wirkung seiner geringen Resveratrol-Menge nicht viel übrig. (Es gibt Berechnungen, wonach man täglich etwa ein Gramm des antioxidativen sekundären Pflanzenstoffs Resveratrol konsumieren müsste, damit Resveratrol seinen »therapeutischen Nutzen« entfaltet, wofür es bisher allerdings keine schlüssigen klinischen Beweise gibt[200-202]. Je nach Traube entspräche das etwa einer Menge von 500–2700 Litern Rotwein, 795 Kilogramm frischen roten Trauben oder 2875 Kilogramm dunkler Schokolade – pro Tag[203]. Das ließe sich nur in Form von Tabletten erreichen. Immerhin wurde gezeigt, dass eine tägliche Resveratrol-Gabe von einem Gramm pro Tag als sicher gilt und in der Lage ist, einige Entzündungswerte und Stoffwechselmarker zu verbessern, Letzteres allerdings nur bei Typ II Diabetikern.)

Die meisten Menschen nutzen also bevorzugt die ruhigen und entspannten Abendstunden, um zu essen. Diese Mahlzeiten, meist in Gesellschaft eingenommen, haben einen wichtigen sozialen und kulturellen Charakter. Trotzdem weist eine immer schwerer werdende Studienlast darauf hin, dass dieses abendliche Essverhalten in Kombination mit unserer energiereichen Nahrung und einem massiven Mangel an körperlicher Arbeit eine erhebliche Mitschuld an der Übergewichts-, Fettleber- und Diabetesepidemie in vielen Ländern dieser Welt trägt. Einer der Gründe: Unsere biologische Uhr ist darauf programmiert, Nahrung in den Mittags- oder Morgenstunden deutlich effizienter zu verwerten als abends oder nachts.

Welche Folgen es haben kann, dauerhaft gegen den inneren Biorhythmus zu essen, zeigen experimentelle Studien. Mutationen in Genen, die den biologischen Tag-Nacht-Rhythmus von Mäusen steuern, verändern den Zuckerstoffwechsel, verursachen Fettleibigkeit und verkürzen das Leben[204]. Einen vergleichbaren Effekt haben unregelmäßige Fütterungszeiten, die nicht dem Biorhythmus der Tiere entsprechen[105, 205]. So reicht es aus, die Mahlzeiten auf die Tagesmitte zu beschränken, um einen signifikanten Gewichtsverlust zu bewirken, Entzündungsmarker zu senken und die Blutzucker-, Blutfett- und Insulinwerte zu reduzieren[108]. Gleichermaßen reichen 30 aufeinanderfolgende Tage mit einer nächtlichen 14-stündigen Fastenperiode bei gesunden Menschen aus, um mehrere Blutmarker, die mit der Diabetes- und Krebsentstehung assoziiert werden, in positiver Weise zu beeinflussen[105, 206].

Bei gleichbleibender Kalorienmenge wirkt sich ein großes Frühstück und ein kleines Abendessen besser auf die Gesundheit unseres Stoffwechsels aus (Zucker-, Insulin-, Blutfettwerte) als ein kleines Frühstück und ein großes Abendessen. Die Mahlzeiten hingegen nur auf den Nachmittag oder die Abendstunden zu beschränken, bewirkte in Studien meistens gar keine messbaren Effekte oder führte sogar zu einer Verschlechterung der Blutzucker- und Blutfettwerte und des Blutdrucks[108]. Das Timing der Mahlzeiten scheint also eine große Rolle für die Gesundheit unseres Stoffwechsels und unser Körpergewicht zu spielen (und somit auch für die Krebsentstehung), denn auch wenn die Mahlzeiten nur nachmittags oder abends konsumiert werden, hatten die Studienteilnehmer immerhin eine bedeutende Stundenzahl während des Tages gefastet.

Abends haben wir eine schlechtere Blutzuckerkontrolle als bei Tage[207]. Weil die Insulinempfindlichkeit am Abend geringer ist als am Morgen, bleibt der Blutzucker nach kohlenhydratreichen Mahlzeiten wie Nudeln, Pizza oder Chips abends länger erhöht, und es muss mehr Insulin ausgeschüttet werden, um den Blutzucker wieder ins Gleichgewicht zu bringen. Auf diese Weise kann eine dauerhafte »Nicht-Übereinstimmung« unseres Essverhaltens mit unserer inneren biologischen Uhr die Krebsentstehung fördern. Insbesondere, da erhöhte Blutzucker- und Insulinspiegel auch zur Entstehung einer Insulinresistenz und schlimmstenfalls sogar Typ II Diabetes beitragen – eine Stoffwechselstörung, die beim Menschen bekanntermaßen mit einem gesteigerten allgemeinen Krebsrisiko einhergeht. Und ein weiterer Aspekt kommt noch hinzu: Weil wir abends meist weniger aktiv sind als tagsüber und deshalb auch weniger Energie verbrauchen, wird weniger von dem Blutzucker direkt in Muskelzellen aufgenommen und verbrannt. Der Blutzucker wird stattdessen vermehrt in das Fettgewebe eingelagert und dort in speicherbares Fett umgewandelt. Mit anderen Worten: Essen am Abend macht auch schneller dick.

In einer klinischen Studie mit 2413 Frauen in einem frühen Stadium von Brustkrebs reduzierte eine nächtliche Fastenperiode von mehr als 13 Stunden das Rückfallrisiko[208]. Leider verfügen wir bisher nicht über genügend aussagekräftige klinische Studien, um eine allgemeine Empfehlung auszusprechen, zumal die Wirksamkeit und benötigte Fastendauer je nach Krebs und Patient verschieden ausfallen könnte. Die experimentellen Daten sind jedoch vielversprechend, insbesondere in Bezug auf die additive Wirkung einer Kalorienrestriktion mit tageszeitlich begrenzten Nahrungsfenstern. In einer Studie verlängerte eine 30-prozentige Kalorienrestriktion die Lebensspanne von Mäusen um zehn Prozent; in Kombination mit einem täglichen, an den Biorhythmus der Tiere angepassten Fastenintervall verlängerte sich die Lebensspanne der Mäuse sogar um 35 Prozent[209].

Wenn wir die Fenster unserer täglichen Esspausen klug wählen, können wir also die Wirkung einer kalorienreduzierten Ernährung auf unsere Lebensspanne und die Krebsentstehung deutlich potenzieren. Fasten fällt über Nacht nicht nur leichter als tagsüber, sondern erhöht auch eindeutig unsere Chance, krebsfördernde Stoffwechselstörungen und Übergewicht zu verhindern oder zu reduzieren.

Das Wichtigste in Kürze

- Längere Essenspausen sind notwendig, um krebshemmende Schutz- und Reparaturmechanismen zu aktivieren. Darum ist es besser, drei Mahlzeiten zu sich zu nehmen als mehrere kleine über den Tag verteilt.
- Unsere biologische Uhr ist darauf programmiert, Nahrung in den

Morgen- und Mittagsstunden effizienter zu verwerten als abends oder nachts.

- Bei gleicher Kalorienmenge wirkt sich ein großes Frühstück und ein kleines Abendessen besser auf unseren Zuckerstoffwechsel aus als ein kleines Frühstück und ein großes Abendessen.
- Die Mahlzeiten nur auf den Nachmittag oder die Abendstunden zu beschränken, bewirkt meistens keine messbaren Effekte und kann sogar zu einer Verschlechterung der Blutzucker- und Blutfettwerte sowie einer Erhöhung des Blutdrucks führen.
- Während der Abend- und Nachtstunden befindet sich unser Stoffwechsel in einem »prä-diabetischen« Zustand. In dieser Zeit bleiben der Blutzucker und der Insulinspiegel länger erhöht, und man nimmt leichter zu.

Hands-on!

Hand aufs Herz: Halten Sie sich wie unsere Altvorderen an die alte Bauernregel »Frühstücke wie ein Kaiser, iss zu Mittag wie ein König und zu Abend wie ein Bettler«? Wenn nicht, probieren Sie es einmal mit folgenden Empfehlungen:

- Nehmen Sie den Großteil Ihrer täglichen Kalorienmenge am Morgen oder Mittag zu sich.
- Nutzen Sie für die Fastenperioden die Abendstunden und die Nacht.
- Verstärken Sie die Wirkung einer kalorienreduzierten Ernährung auf die Krebsentstehung durch längere nächtliche Fastenperioden.

* * *

WAS ESSEN GEGEN KREBS?

Vegetarismus

Nachdem wir uns ausgiebig mit der Frage beschäftigt haben, wie viel und wann man essen sollte, fragen Sie sich jetzt vielleicht: »Darf ich eigentlich überhaupt noch etwas essen?« Natürlich. Wohl aber sollten wir uns fragen, *was* wir essen sollten!

Die gute Botschaft vorab: Eine gesunde Ernährung gegen Krebs ist ebenso einfach wie kostengünstig – wir brauchen weder komplizierte Rezepte noch teure Superfoods. Doch kann es eine universale Anti-Krebs-Diät überhaupt geben, die vor allen Krebsarten schützt, so wie beispielsweise die salzarme DASH-Diät *(Dietary Approaches to Stop Hypertension)* vor Bluthochdruck?

Krebs ist keine einheitliche Erkrankung, vielmehr bezeichnet der Begriff eine extrem heterogene Gruppe von Erkrankungen, und einige – wie etwa kindliche Gehirntumore – entstehen weitestgehend unabhängig von äußeren Faktoren. Den Großteil aller Krebsarten jedoch können wir sehr wohl durch unsere Ernährung beeinflussen – und zwar all jene, die über viele Jahre entstehen und deren Häufigkeit im Alter deutlich zunimmt. Und obwohl Tumorzellen je nach Organ und Patient sehr unterschiedliche Bedürfnisse haben können, zeigen einige Nahrungsmittel und Ernährungsformen in der Prävention von Krebs ganz eindeutig Vorteile. Andere Nahrungsmittel erhöhen das Krebsrisiko, weil sie genverändernd und somit karzinogen sind. Um sie zu meiden, muss man sie kennen.

Dabei haben viele der in Frage stehenden Ernährungsformen eines miteinander gemein: Sie reklamieren für sich, die einzig richtige zu sein. Manche, wie Keto, Low-Carb oder Paleo, erheben sogar den Anspruch, die Krebsentstehung entscheidend zu hemmen oder vollständig zu verhindern. Auch der Vegetarismus steht bei vielen Menschen in dem Ruf, das Krebsrisiko signifikant zu senken.

Fragen wir also: Was ist wirklich dran an diesen Diäten?

Kaum eine Ernährung wurde so ausgiebig untersucht wie die vegetarische. Trotzdem ist die Datenlage gemischt, ob eine vegetarische Ernährung vor Krebs schützt oder nicht. Das hat zwei Gründe. Erstens: Nicht für alle Fleischsorten und Produkte konnte in wissenschaftlichen Studien ein eindeutiger Zusammenhang mit der Krebsentstehung nachgewiesen werden. Zweitens: Auch Vegetarier müssen bei ihrer Ernährung einiges beachten, damit diese vor Krebs schützt. Nur auf Fleisch zu verzichten, ist nicht genug. Ein übergewichtiger Vegetarier, der sich nur von Nudeln und Süßigkeiten ernährt, hat ein höheres Krebsrisiko als ein normalgewichtiger Nicht-Vegetarier, der sich maßvoll von Fisch, Hähnchen und Gemüse ernährt. Auch wenn es viele gute Gründe für eine vegetarische Lebensweise gibt, soll es in diesem Abschnitt nur um die Frage gehen, ob und inwieweit sie helfen kann, das Krebsrisiko zu minimieren.

Alle Fleischprodukte, die industriell stark verarbeitet werden wie Wurst, Speck, Schinken oder Fleischkonserven gelten laut Internationaler Agentur für Krebsforschung (IARC) und WHO als Karzinogene der Gruppe 1. Damit fallen diese Produkte in die am umfangreichsten belegte Gefahrenkategorie und nehmen somit einen Platz in derselben Gruppe ein wie Alkohol und Zigaretten. Der Grund dafür sind die vielen krebserregenden chemischen Verbindungen, die verarbeitete Fleischwaren enthalten, insbesondere Konservierungsstoffe wie Nitritpökelsalze. In Kombination mit proteinhaltigen Lebensmitteln wie Speck oder Würstchen bilden sich aus diesen Verbindungen beim langen oder starken Erhitzen krebserregende Substanzen (N-Nitrosoverbindungen, heterozyklische Amine und polyzyklische Kohlenwasserstoffe), die Mutationen in Darmepithelzellen verursachen können und das Darmkrebsrisiko erhöhen. Außerdem erhöhen hochverarbeitete Fleischwaren auch das Risiko für Brust-, Gebärmutter-, Lungen-, und Leberkrebs[210].

Rotes Fleisch wie Rind-, Schweine-, Ziegen- oder Lammfleisch gilt als Gruppe-II-Karzinogen. Das bedeutet, dass ein Bezug beobachtet wurde, aber der kausale Zusammenhang bisher noch weitestgehend ungeklärt ist. Rotes Fleisch wurde mit einem erhöhten Krebsrisiko in Brust, Darm, Rektum, Lungen und Nieren in Verbindung gebracht[210]. Es gibt mehrere mögliche Gründe für diesen Zusammenhang. Zum einen enthalten tierische Proteine im Vergleich zu pflanzlichen mehr essentielle Aminosäuren und damit Proteinbausteine, die auch wir Menschen wunderbar gebrauchen können. Tierische Proteine enthalten beispielsweise oft hohe Mengen an Leucin, einer essentiellen Aminosäure, die den Nährstoffsensor mTOR aktiviert und dadurch das Zellwachstum anregt[211]. Eine hohe Dichte anderer Nährstoffe im Fleisch könnte ebenfalls zu einer verstärkten mTOR-Aktivierung beitragen. Auch für Häm-Eisen, das in rotem Fleisch in hohen Mengen vorkommt, wurde in Studien eine genverändernde Wirkung nachgewiesen, wodurch sein Anteil ebenfalls zu dem erhöhten Darmkrebsrisiko beim Genuss von rotem Fleisch beitragen könnte.

Bedeutsam ist in diesem Kontext auch eine Studie, die wir bereits in Teil I in Zusammenhang mit »Peto's Paradoxon« kennengelernt haben und die das Krebsrisiko von unterschiedlichen Zootierarten untersucht hat. Wie bereits erwähnt, haben große Tierarten wie Wale oder Elefanten seltsamerweise ein niedrigeres Krebsrisiko als kleine Tierarten wie Mäuse. Die Erklärung dahinter war, dass große Lebewesen ihre Schutzmechanismen vor Krebs im Laufe der Evolution deutlich verbessert haben. Dieselbe Studie lieferte aber noch eine weitere, nicht minder spannende Beobachtung: Die Krebssterblichkeit von Säugetieren ist ernährungsabhängig. Fleischfressende Säugetiere, insbesondere »Säugetier-fressende« Säugetiere haben die höchste Krebssterblichkeit von allen Tierarten [49]. Gleichzeitig scheinen einige Wiederkäuer und Paarhufer wie die Hirschziegenantilope trotz ihrer beträchtlichen Körpergröße weitestgehend von Krebs verschont zu bleiben.

Anders als für Säugetier-fressende Säugetiere beobachteten die Autoren dieser Studie kein erhöhtes Krebsrisiko für Säugetiere, die hauptsächlich Fisch, Reptilien oder Vögel fraßen. Das passt zu epidemiologischen Studien, die wiederholt zeigten, dass nur der Konsum von rotem (Säugetier-) Fleisch, nicht aber der Verzehr von Fisch oder hellem Fleisch wie Hähnchen mit einem erhöhten Krebsrisiko in Verbindung gebracht wurde. Dabei entstehen auch beim Erhitzen von Fisch und Hühnchen dieselben chemischen Verbindungen wie beim Grillen oder Braten von rotem Fleisch, die gerne als Erklärung für das erhöhte Krebsrisiko angeführt werden. Helles Fleisch wurde nicht mit einem erhöhten Krebsrisiko assoziiert, und Fischkonsum scheint das Krebsrisiko sogar zu senken. An dieser Stelle ist anzumerken, dass insbesondere Fisch reich an Omega-3 Fettsäuren und Vitamin D ist und somit zwei der wichtigsten Mikronährstoffe, für deren Einnahme oder Verzehr in unzähligen Studien ein reduziertes Krebsrisiko beobachtet wurde. Sowohl Omega-3 Fettsäuren als auch Vitamin D wirken entzündungshemmend und stärken das Immunsystem, wodurch das Immunsystem defekte, alte oder Krebszellen besser erkennen und angreifen kann. Sie müssen Ihren Bedarf aber nicht zwangsweise mit Fisch decken, denn auch Algen, Algenöl oder Nüsse sind sehr gute Quellen für Omega-3 Fettsäuren. Außerdem kann Vitamin D bei Tageslicht auch über die Haut gebildet werden. Weil es schwierig ist, seinen Bedarf an Vitamin D allein durch die Nahrung zu decken, empfiehlt es sich, insbesondere im Winter zusätzlich Vitamin D einzunehmen. Studien weisen darauf hin, dass die Krebssterblichkeit in der Bevölkerung allein durch die tägliche Einnahme von Vitamin D um zwölf Prozent gesenkt werden könnte[212].

Allerdings sei an dieser Stelle nochmal daran erinnert, dass Fischkonsum trotz Studienlage nicht zwangsweise alleine für ein reduziertes Krebsrisiko verantwortlich sein muss, da bestimmte Lebensmittel und Ernährungsweisen oft auch an bestimmte gesunde oder ungesunde Lebensweisen gebunden sind: Wer häufig Fisch isst, lebt in der Regel ganz allgemein gesünder als jemand, der viel Speck und Würstchen verzehrt.

Ein Zweites kommt hinzu: Eine fleischreiche Ernährung ist oft arm an Ballaststoffen und reich an Kalorien, sie geht somit Hand in Hand mit zwei bekannten Risikofaktoren für die Krebsentstehung[213]. Im Tierreich gilt: Fleischfresser haben im Vergleich zu Allesfressern oder Pflanzenfressern eine geringere Mikroben-Vielfalt im Darm, und eine reduzierte Mikroben-Vielfalt (»Dysbiose«) wurde auch beim Menschen als Risikofaktor für viele entzündliche Erkrankungen und auch für Darmkrebs identifiziert[214]. Fleischfresser befinden sich zudem an der Spitze der Nahrungskette, wodurch es auch zu einer stufenweisen Anlagerung karzinogener Substanzen oder Umweltgifte kommen kann. Gleichzeitig birgt der Konsum von rohem Fleisch im Tierreich das Risiko für Infektionen. Auch beim Menschen werden 10–20 Prozent aller Krebsfälle durch Viren verursacht, wie beispielsweise Humane Papillom- oder Hepatitis-Viren[215]. Über krebsverursachende Viren bei Tieren wissen wir viel weniger; es ist darum nicht auszuschließen, dass sie der Grund sind, weshalb gerade der Verzehr von Säugetierfleisch für Säugetiere mit einem hohen Krebsrisiko assoziiert ist, da Viren besonders leicht auf nah verwandte Arten überspringen [49]. Auch Antibiotika, die häufig und in sehr großen Mengen in der Fleischindustrie verwendet werden, können zu dysbiotischen Veränderungen führen, mit denen wir uns in dem Abschnitt über Übergewicht bereits beschäftigt haben.

Abschließend können wir also festhalten, dass eine an rotem Fleisch und hochverarbeiteten Fleischwaren reiche Ernährung das Krebsrisiko deutlich erhöht. Andererseits müssen aber auch Vegetarier darauf achten, was sie zu sich nehmen, weil sie, wenn sie sich aus Mangel an fleischlosen Alternativen ausschließlich oder hauptsächlich von Nudeln und anderen Weißmehlprodukten ernähren, ebenfalls ihr Krebsrisiko erhöhen und eine Mangelernährung riskieren. Auch im Supermarkt erhältliche Fleischersatzprodukte wie vegetarische Schnitzel oder Würste gelten als krebserregend, weil sie wie fast alle industriell hochverarbeiteten Nahrungsmittel zu viel Fett, Zucker, Bindemittel und andere Zusatzstoffe enthalten.

Das Wichtigste in Kürze

- Eine vegetarische Ernährung kann vor Krebs schützen – vorausgesetzt, es wird auf industriell hochverarbeitete Fleischersatzprodukte und andere Lebensmittel verzichtet, bei gleichzeitig ausreichender Versorgung mit Mikronährstoffen.
- Hochverarbeitete Fleischwaren wie Würstchen, Speck und Schinken gehören aufgrund der vielen krebserregenden Verbindungen, die sie enthalten, zu den Gruppe-I-Karzinogenen der internationalen Agentur für Krebsforschung (IARC) und der WHO. Das bedeutet, dass ausreichend viele Beweise für eine krebserzeugende Wirkung beim Menschen vorliegen.
- Rotes Fleisch gilt als »wahrscheinlich krebserregend« und gehört daher zu den Gruppe-II-Karzinogenen. Diese vorsichtige Negativ-Einstufung ist hauptsächlich auf den noch fehlenden ursächlichen Mechanismus zurückzuführen.
- Säugetier-fressende Säugetiere haben die höchsten Krebsraten ihrer Klasse. Sowohl bei Tieren als auch bei Menschen wurde der Verzehr von Geflügel oder Fisch nicht mit einem erhöhten Krebsrisiko assoziiert.

Hands-on!

Hand aufs Herz: Steht bei Ihnen noch Fleisch im Zentrum der Hauptmahlzeiten? Und der Rest sind »Beilagen«? Sollte dies der Fall sein, können Sie den Spieß ja einfach mal umdrehen:

- Machen Sie Gemüse zu Ihrem Hauptgericht – und Fleisch zur Beilage.
- Essen Sie höchstens 300 Gramm rotes Fleisch pro Woche.
- Verzichten Sie auf verarbeitete Fleisch- und Wurstwaren ebenso wie auf Schinken – sie gelten als ebenso sicher krebserregend wie Rauchen.
- Bei Fleisch gilt »Qualität vor Quantität«. Lieber wenig gutes, aber besser schmeckendes Biofleisch als Unmengen von zwar billigem, aber fadem Supermarktfleisch.
- Geben Sie Huhn und Pute den Vorzug vor Rind, Schwein und Kalb.
- Essen Sie mehr Fisch als Fleisch für Ihre Proteinversorgung.

- Wählen Sie häufiger pflanzliche Proteinquellen wie Nüsse, Hafer, Tofu, Edamame, Linsen, Bohnen oder Kichererbsen.
- Nehmen Sie täglich Vitamin D ein. Empfohlen wird eine tägliche Dosierung von 400–4000 IE (wobei gilt: 1 Mikrogramm = 40 IE, für »Internationale Einheiten«). Wenn Sie unsicher sind, wie viel Sie nehmen sollen, fragen Sie bei Ihrem Arzt oder in der Apotheke nach. Vermeiden Sie Überdosierungen und Kombi-Präparate, da diese laut Studien keine gesundheitlichen Vorteile bringen.

* * *

Und was ist mit Milch?

Beim Thema Milch scheiden sich die Geister. In der Vergangenheit gab es immer wieder Studien, die Milchkonsum mit einem erhöhten Krebsrisiko assoziiert haben – und andere Studien, in denen genau der gegenteilige Effekt beobachtet wurde. Eine Metaanalyse im Jahr 2016 ergab, dass der Verzehr von Vollmilchprodukten insgesamt keinen Einfluss auf die Krebssterblichkeit hat, während ein geringer Vollmilchkonsum die Krebssterblichkeit sogar leicht reduzierte[216]. Gleichzeitig zeigte dieselbe Studie allerdings auch, dass Vollmilch bei Männern das Risiko erhöht, an Prostatakrebs zu sterben.

Anhand der Ergebnisse mehrerer Metaanalysen halten Gesundheitsorganisationen wie die World Cancer Research Foundation (WCRF) den Konsum von Milch für unbedenklich, denn ein eindeutiger Zusammenhang zwischen Milchkonsum und einem erhöhten allgemeinen Krebsrisiko konnte bisher nicht beobachtet werden; im Zusammenhang mit Darmkrebs wurde wiederholt sogar ein schützender Effekt beobachtet[217]. Allerdings haben viele der bisherigen Metaanalysen nicht nach wichtigen Details wie beispielsweise der Art der konsumierten Milchprodukte (z. B. Fettgehalt und Fermentation) oder der Menge des Konsums unterschieden.

Eine sehr umfangreiche Metaanalyse aus dem Jahr 2022, die insgesamt 34 prospektive Kohortenstudien mit weit über drei Millionen Teilnehmern gemeinsam auswertete, stellt die bisherigen Empfehlungen nun allerdings in Frage[218]. In dieser Metaanalyse wurde ein hoher Milchkonsum bei Frauen mit einer erhöhten Krebssterblichkeit in Verbindung gebracht; dasselbe galt für Männer und Frauen, die Milch mit einem Fettgehalt von mehr als 3,5 Prozent tranken. Ein hoher Milchkonsum wurde dabei vor allem mit einem erhöhten Risiko, an Leber-, Eierstock- und Prostatakrebs zu sterben, assoziiert. Gleichzeitig wurde für einen hohen Verzehr von fermentierten Milchprodukten (z. B. Buttermilch, Sourcream oder Joghurt) eine geringere Krebssterblichkeit beobachtet, und auch hier war der Zusammenhang besonders auffällig bei Frauen. Fermentierte Milchprodukte wie Joghurt enthalten probiotische Bakterien, die Milchzucker wie Laktose und Galaktose zu Milchsäure und anderen Stoffwechselprodukten vergären; diese schützen unsere Darmbarriere und verbessern die Immunantwort im Darm. Gleichzeitig enthalten fermentierte Milch und Käse dadurch insgesamt weniger Zucker, was sich wiederum positiv auf die Gesundheit unseres Stoffwechsels auswirken kann[218].

Milch im Erwachsenenalter ist die eine Sache. Aber als Säugetiere sind wir Menschen in den ersten Monaten unseres Lebens auf Milch als Nahrungsquelle angewiesen. Die menschliche Milch unterscheidet sich dabei von der Milch anderer Tierarten, weil sie wesentlich süßer ist und dafür weniger Protein enthält als Kuh- oder Ziegenmilch. Der erhöhte Zuckergehalt menschlicher Milch könnte mit dem erhöhten Zuckerbedarf des in Relation zur Körpergröße sehr großen menschlichen Gehirns zusammenhängen. Warum der Proteingehalt menschlicher Milch niedriger ist als der von tierischer Milch, ist nicht bekannt. Allerdings wirkt sich der Proteingehalt in Säuglingsnahrung, die als Stillersatz dient, bei Babys auf das Größenwachstum und das Körpergewicht aus. Ein hoher Proteingehalt in kuhmilchbasierter Anfangsnahrung kann die IGF-1-Konzentrationen im Blut von Säuglingen und Kleinkindern erhöhen und das Körperwachstum und die Gewichtszunahme in den ersten Lebensjahren verstärken[219-221].

Milchpulverprodukte, die als Säuglingsanfangsnahrung dienen, werden zwar so angepasst, dass der Gehalt an Fetten und Zucker der menschlichen Muttermilch entspricht, allerdings sind die darin enthaltenden Proteinmengen in der Regel höher [219]. Muttermilch hat einen Proteingehalt von 0,9–1,2 g/100 ml; der Proteingehalt von kommerziell erhältlicher Anfangsnahrung liegt meistens darüber[223]. Zudem besteht ein bedeutender Anteil der Proteine in Muttermilch aus Antikörpern, anderen immunaktiven Substanzen und sogar ganzen Immunzellen, die zur Entwicklung des kindlichen Immunsystems beitragen und somit im späteren Leben möglicherweise die Abwehr krebserregender Infektionen und die Überwachungsfunktion auf Krebszellen verbessern.

Es gilt darum die Empfehlung, Babys, wann immer möglich, in den ersten Lebensmonaten ausschließlich zu stillen. Die wichtigsten Gründe dafür sind: Stillen reduziert das Krebsrisiko, sowohl bei dem gestillten Kind als auch bei der stillenden Mutter. Gleichzeitig senkt es beim Kind das Risiko für Übergewicht, spätere Autoimmunerkrankungen und Stoffwechselstörungen, die ebenfalls zur Krebsentstehung beitragen können[219]. Falls Sie nicht stillen können, achten Sie auf Säuglingsnahrung, die dem Proteingehalt der Muttermilch angepasst ist, und füttern Sie keine normale Kuhmilch zu. Glücklicherweise hat sich die Zusammensetzung von Anfangsmilch in den letzten Jahren immer weiter verbessert; ersetzen kann sie die Muttermilch mit ihren Antikörpern, Abwehrstoffen, Immun- und sogar Stammzellen allerdings nicht.

Das Wichtigste in Kürze

- Was für Milch spricht: Der World Cancer Research Fund (WCRF) stuft Milchprodukte als unbedenklich ein und empfiehlt einen moderaten Konsum. Dieser wird mit einem reduzierten Darmkrebsrisiko assoziiert.
- Fermentierte Milchprodukte wie Joghurt oder Buttermilch wurden mit einer geringeren Krebssterblichkeit in Zusammenhang gebracht, insbesondere bei Frauen.

- Was gegen Milch spricht: Ein hoher Milchkonsum kann bei Frauen zu erhöhter Krebssterblichkeit führen.
- Vollfettmilch mit einem Fettgehalt über 3,5 Prozent, aber nicht fettarme Milch, wurde mit einer erhöhten Krebssterblichkeit bei Männern und Frauen assoziiert. Dies gilt vor allem für Leber-, Prostata- und Eierstockkrebs.
- Das Stillen eines Säuglings geht mit einem reduzierten Krebsrisiko einher. Das gilt sowohl für die Mutter als auch für das Kind.

Hands-on!

Hand aufs Herz: Lieben auch Sie Milch und Milchprodukte? Dann beachten Sie bei ihrem Genuss folgende Hinweise:

- Trinken Sie Milch nur in moderaten Mengen.
- Bevorzugen Sie fettarme Milch und fermentierte Milchprodukte wie Joghurt. Wählen sie dabei zuckerfreie Varianten. Das heißt auch: keine Fruchtjoghurts!
- Falls Sie ein Kind stillen: Stillen Sie es, wenn möglich, in den ersten sechs Monaten ausschließlich und bis zum vollendeten zweiten Lebensjahr zusätzlich zur Nahrungseingewöhnung, gern auch darüber hinaus.
- Falls Sie nicht stillen können: Wählen Sie solche Säuglingsnahrung, die dem Proteingehalt der Muttermilch angepasst ist. Muttermilch enthält etwa 0,9–1,2 Gramm Protein auf 100 Milliliter. Füttern Sie keine Kuhmilch zu.

* * *

Keto oder Low Carb? Low Protein!

Abnehmen ist schwer. Die meisten klassischen Diäten wurden daher mit dem Ziel entwickelt, das Abnehmen zu erleichtern. Dafür verlassen sich diese Diäten in der Regel auf einen von zwei bekannten

Tricks: Entweder sie verzichten weitestgehend auf bestimmte Makronährstoffe wie Kohlenhydrate oder Fett, von denen man annimmt, dass sie besonders stark dick machen, oder aber sie setzen auf einen bestimmten Makronährstoff, von dem man annimmt, dass er besonders schnell satt macht und vor »Überessen« schützt. Am Ende kommt bei beiden Arten von Diäten jedoch immer wieder mehr oder weniger dasselbe heraus: dass sie reich sind an satt machenden Proteinen und arm an »dick machenden« Kohlenhydraten.

Dies gilt auch für »Low Carb« und »Keto«. Der Grund für den Erfolg dieser Abnehmdiäten ist, dass unser Körper über molekulare Nährstoffsensoren verfügt, die registrieren, ob wir Nahrung zu uns genommen haben oder nicht. Dabei spielen Proteine eine übergeordnete Rolle. Wir benötigen ihre Bausteine, die Aminosäuren, zur Herstellung unserer eigenen Proteine und Enzyme. Im Grunde ist alles, was wir anhand der Vorlage unserer DNA herstellen, ja nichts anderes als Protein, das Kollagen in unserer Haut ebenso wie die Antikörper in unserem Blut oder das Keratin in unseren Haaren oder Nägeln. Der wichtigste molekulare Nährstoffsensor, der Proteine und bestimmte Aminosäuren aus der Nahrung wahrnehmen kann, ist das uns bereits vertraute Enzym mTOR. Das aber verheißt nichts Gutes.

Welche Rolle die Proteinmenge in unserer Nahrung für die Lebenserwartung und die Krebsentstehung spielt, wurde lange Zeit viel weniger erforscht als die Rolle von Kohlenhydraten oder Fetten. Das änderte sich erst vor einigen Jahren, als immer mehr Publikationen mit seltsamen Ergebnissen aufwarteten. In einer dieser Studien untersuchten Wissenschaftler, welche Nahrungskomposition sich am vorteilhaftesten auf das Überleben von Mäusen auswirkt[224]. Dafür gaben sie Mäusen *ad libitum* 25 verschiedene Diäten, die alle einen unterschiedlichen Anteil an Proteinen, Kohlenhydraten oder Fetten aufwiesen. Sie dokumentierten die Lebensspanne und die Mengen, die die Tiere davon freiwillig fraßen. Und der Gewinner war keine High-Protein-Diät wie Keto oder Low Carb, sondern tatsächlich eine High-Carb-Diät mit Low Protein – also viele Kohlenhydrate mit wenig Protein.

Die höchste Lebensspanne bei gleichzeitig bestem Gesundheitszustand ließ sich dann beobachten, wenn das Protein in der Nahrung durch Kohlenhydrate ersetzt wurde, weil Kohlenhydrate das kompensatorische »Überessen«, das durch Proteinmangel verursacht wird, am effizientesten verhinderten. Ohne dieses »Überessen« sank also die Menge der aufgenommenen Nahrung, und zugleich nahm bei dieser Diät insbesondere auch die Proteinaufnahme ab. Da stellt sich die Frage: Warum sollte weniger Protein für Tiere gut sein und das Leben verlängern? Die Antwort habe ich schon im vorigen Abschnitt im Zusammenhang mit dem Proteingehalt von Säuglingsmilch angedeutet: Proteine und essentielle Aminosäuren in der Nahrung sind starke mTOR-Aktivatoren und besitzen somit eine starke wachstumsstimulierende Pro-Aging-Wirkung. Obwohl Tiere auf einer High-Protein-Diät weniger an Gewicht zunahmen, verkürzte sich ihr Leben im Vergleich zur Kontrollgruppe, die mit einer Standarddiät gefüttert wurde. Man kann die Lebensspanne also in der Tat auch durch das Verhältnis an bestimmten Makronährstoffen regulieren, nur vermutlich anders als bisher angenommen. Diese Beobachtungen erklären möglicherweise auch, weshalb die protein- und fettreiche Atkins-Diät mit gesundheitlichen Risiken verbunden ist. Ein hoher Fettgehalt im Futter verhinderte bei Mäusen übrigens kein »Überessen« und könnte somit auch bei Menschen nicht mit einer besseren Gewichtskontrolle verbunden sein.

Aber gibt es auch Daten, die den Zusammenhang zwischen Proteinkonsum und dem Krebsrisiko beim Menschen bestätigen?

Ja, die gibt es. Verglichen mit einem niedrigen Proteinkonsum erhöht ein moderater (10–19 Prozent der Nahrungskalorien aus Protein) bis hoher Proteinkonsum (mehr als 20 Prozent aller Nahrungskalorien aus Protein) bei Erwachsenen im Alter von 50 bis 65 Jahren das allgemeine Sterberisiko um 75 Prozent und das Risiko, an Krebs zu sterben, sogar 4-fach[225]. Dieser statistisch eindeutige Zusammenhang wurde bis zu einem Alter von 65 Jahren beobachtet, danach drehte er sich um – vermutlich, weil Proteine ab diesem Alter, insbesondere in Kombination mit Sport, dem altersbedingten Muskulaturabbau entgegenwirken und auf diese Weise zu einer verbesserten Blutzuckerkontrolle und anderen wichtigen Stoffwechselprozessen beitragen. Über alle Altersstufen hinweg jedoch konnte beobachtet werden, dass ein hoher Proteinkonsum das Risiko verfünffacht, an Diabetes zu sterben. Diese Beobachtung könnte mit der bekannten Fähigkeit von Proteinen in Verbindung stehen, ähnlich wie Zucker die Insulinausschüttung anzuregen, was auf Dauer die Insulinempfindlichkeit herabsetzt.

Das erhöhte Krebsrisiko bei Erwachsenen mittleren Alters hingegen wurde interessanterweise reduziert, wenn die Proteine aus pflanzlicher statt tierischer Quelle stammten, was vermutlich damit zusammenhängt, dass sie jeweils eine sehr verschiedene Aminosäurekomposition aufweisen. Pflanzliche Proteine enthalten weniger essentielle, also lebenswichtige Aminosäuren.

Dieselbe Studie zeigte auch, dass Mäuse auf einer Low-Protein-Diät (vier Prozent der Kalorien aus Protein) ein reduziertes Krebsrisiko haben und implantierte Brustkrebs- und Melanomzellen langsamer wuchsen als bei Mäusen mit einer High-Protein-Diät (18 Prozent der Kalorien aus Protein)[225, 226]. Sowohl Menschen als auch Mäuse auf Low-Protein-Diäten haben reduzierte IGF-1-Level, was die Aktivität des wachstumsstimulierenden und krebsfördernden mTOR-Signalwegs reduziert[133, 225, 226].

Damit stehen wir vor einem Dilemma. Dieses resultiert aus Untersuchungen zur Keto-Diät im Zusammenhang mit Krebs. Die Keto-Diät zeichnet sich dadurch aus, dass sie sehr arm an Kohlenhydraten ist. Deshalb senkt sie den Blutzucker und veranlasst den Körper zur Produktion von sogenannten Keton-Körpern, die in der Leber aus Fettsäuren hergestellt werden und dem Gehirn und der Muskulatur bei Nahrungsmangel als Zuckerersatz dienen. Weil viele Tumore sehr stark vom Zuckerangebot abhängig sind, wurde daraus die Vermutung abgeleitet, dass eine ketogene Diät das Krebswachstum verhindert oder hemmt. Aber auch hier müssen wir beachten, dass es bei solchen Studien einen Unterschied macht, ob ein Einflussfaktor das Krebswachstum verhindert oder hemmt. Während Ernährungsweisen mit wenig Protein auch in Bevölkerungsstudien mit einem reduzierten Krebsrisiko assoziiert wurden und die Krebsentstehung daher also scheinbar verhindern oder verlangsamen, gibt es bisher tatsächlich keine Hinweise darauf, dass eine Keto-Diät das Krebsrisiko im Menschen reduziert oder das Überleben von Krebspatienten verbessert[226, 227]. In einigen Mausstudien jedoch konnte eine ketogene Ernährung, die klassischerweise aus einem hohen Fettanteil, einem moderaten Proteinanteil und einem niedrigen Kohlenhydratanteil besteht, das Krebswachstum verlangsamen[228, 229]. Teilweise war bei diesen Keto-Diäten auch die Proteinmenge im Vergleich zur Kontrollgruppe reduziert, so dass sich abschließend nicht sagen lässt, wodurch der wachstumsreduzierende Effekt letztlich verursacht wurde[226]. Allerdings gibt es auch Experimente, in denen die Diät bei gleicher Proteinmenge in der Test- und Kontrollgruppe das Tumorwachstum reduzierte[230].

In der Praxis geht »Keto« häufig mit einem sehr hohen Protein-Konsum in Form von Fleisch und Wurstwaren einher. Diese Ernährung hat wenig mit der echten Keto-Diät gemeinsam, die maximal einen moderaten Proteinanteil und nur sehr wenig Kohlenhydrate aufweist. »Keto« ist kein Freifahrtschein für kalorienreiche ungesunde Lebensmittel oder Nahrungsmittel, die das Krebsrisiko erhöhen. Gesundes Maßhalten und die Qualität im Auge behalten – das gilt auch hier.

Das Wichtigste in Kürze

- Die Komposition der Makronährstoffe beeinflusst nicht nur die Kalorienaufnahme eines Menschen, sondern auch sein Sterberisiko.
- Bei Mäusen wird die längste Lebensspanne und das geringste kompensatorische »Überessen« bei Diäten beobachtet, die einen niedrigen Proteinanteil und einen hohen Kohlenhydratanteil aufweisen.
- Ein moderater bis hoher Proteinkonsum (mehr als zehn Prozent aller Nahrungskalorien aus Protein) erhöht bei Männern und Frauen das Risiko, an Krebs zu sterben. Wenn die Proteine aus pflanzlicher Quelle stammen, reduziert sich dieser Effekt.

- Proteine stimulieren das Zellwachstum über den mTOR-Signalweg und regen die Produktion krebsfördernder Hormone wie IGF-1 und Insulin an.
- Pflanzliche Proteine enthalten weniger essentielle Aminosäuren und täuschen daher auf molekularer Ebene Proteinmangel vor.
- Erst – und nur – ab dem Alter von 65 Jahren wirkt sich ein höherer Proteinanteil in der Nahrung vorteilhaft auf die Krebssterblichkeit aus.
- Pflanzliche und ballaststoffreiche Lebensmittel wie Hülsenfrüchte, Vollkorn und Nüsse gelten als optimal, weil sie nur pflanzliche Proteine enthalten und dazu sättigende Kohlenhydrate und Ballaststoffe. Außerdem haben sie einen niedrigen glykämischen Index. Dieser bewirkt, dass der Blutzucker und infolgedessen auch der Insulinpegel langsamer steigt und insgesamt niedriger bleibt, was wiederum die mTOR-Aktivität gering hält.

Hands-on!

Hand aufs Herz: Gehören Sie zu den Menschen, die Proteinen in der Nahrung den Vorzug vor Ballaststoffen geben, weil Sie diese als »Ballast« empfinden? Dann wird es Zeit, folgende Regeln zu beachten:

- Ersetzen Sie fehlende Proteinanteile in der Nahrung durch Kohlenhydrate mit einem niedrigen glykämischen Index wie Vollkornnudeln, Vollkornbrot, Haferflocken, Bohnen oder Linsen. Auch Gemüse oder fermentierte Milchprodukte wie Joghurt oder Käse sind geeignet.
- Ersetzen Sie tierische durch pflanzliche Proteine, z. B. Fleisch durch Hülsenfrüchte, Vollkornprodukte, Nüsse, Samen, Tofu, Edamame oder andere proteinreiche Gemüse wie Brokkoli, Spinat und Erbsen.
- Ersetzen Sie klassische Beilagen durch ebenso sättigende und oft besser schmeckende Hülsenfrüchte wie Linsen, Kichererbsen oder Bohnen.

---

* * *

Mediterran, Okinawa oder Paleo?

Die Regale in den Buchläden sind voll von Büchern mit unterschiedlichen Ernährungstrends und Diäten. Italienische Mittelmeerküche, asiatische Currys und die Steinzeit-Diät »Paleo« locken allesamt mit dem Versprechen, die Gesundheit zu verbessern und das Leben zu verlängern. Insbesondere die mediterrane Ernährung gilt als das Ideal aller Ernährungsformen und wird auch von Gesundheitsorganisationen und Ernährungsgesellschaften empfohlen.

Aber eignet sich eine mediterrane Ernährung oder eine der anderen Kochtraditionen und Diäten auch zur Krebsprävention?

Die meisten Ernährungsformen wurzeln in den natürlichen geografischen und kulturellen Gegebenheiten eines Landes oder einer Region. Die Mittelmeerküche ist im Idealfall reich an Gemüse, Obst, Vollkorn, Samen, Nüssen und Blattgemüse mit einem moderaten Konsum von Fisch, Meeresfrüchten und Olivenöl sowie einem niedrigen Konsum von Wein, rotem Fleisch, verarbeiteten Fleischwaren wie Schinken, Speck, Würsten und Milchprodukten. In der Realität steht diese Liste allerdings meistens auf dem Kopf. Pizza, Nudeln, Steak und Schinken mit viel Rotwein klingen nach einem lustigen italienischen Abend, sind aber nicht gerade das, was die WHO empfiehlt. Und sie unterstützen sicher nicht die Krebsprävention. Denn für die mediterrane Küche gilt dasselbe wie für alle Kochtraditionen dieser Welt: Sie enthalten sowohl hochwertige Nahrungsmittel, die reich sind an Vitaminen, Mineralien und Ballaststoffen, als auch andere, die eher reich sind an Kohlenhydraten oder Fetten. Man kann aus jeder Region und jeder Küche sehr viel Gutes verwenden, aber es gibt kein Land und keine Kochtradition, die nicht auch Schädliches im Angebot hat. Was Marc Haub uns für die »ungesunde Küche« vor Augen geführt hat, gilt umgekehrt auch für die »gesunde Küche«: Die Verantwortung für die Qualität und Menge tragen wir selbst. Und, wie wir nun ebenfalls wissen, auch für das Timing.

Kochbücher können uns nicht die Verantwortung für unsere eigene Ernährung abnehmen. Aber sie können Lust auf Neues machen und zum Selberkochen anregen. Damit schützen sie uns bereits insofern vor Krebs, dass wir dann automatisch weniger fertige und hochverarbeitete Nahrungsmittel verwenden, die zu viel Zucker, Fett, Salz und andere Zusatzstoffe enthalten, aber kaum Ballaststoffe und Mikronährstoffe, die uns vor Übergewicht und Entzündungen schützen und unseren Stoffwechsel, unsere Darmflora und unser Immunsystem gesund halten.

Weil die Kochtraditionen anderer Länder oft mit Zutaten arbeiten, die es bei uns nicht gibt, ist das Kochen nach ihren Rezepten oft teuer und aufwendig. Dabei gibt es eigentlich keinen Grund, weshalb eine Ernährung, die vor Krebs schützt, aufwendig oder teuer sein muss. Man kann sich sehr einfach auch gesund ernähren mit Dingen, die die Natur in unseren Breiten hervorbringt – und fährt dabei meistens noch sehr viel günstiger. Nur weil Goji-Beeren gerade »in« sind, heißt das nicht, dass unsere heimischen Johannis- oder Blaubeeren weniger die Gesundheit fördern. Wir müssen nicht jede Mode mitmachen und uns in das Korsett einer Ernährungsform oder Trenddiät zwängen, nur weil von ihr behauptet wird, sie sei gesünder oder besser als andere. Trenddiäten sind vorübergehende Erscheinungen und verschwinden meistens ebenso schnell, wie sie kommen.

Keine Frage, die Wissenschaft hat längst noch nicht alles verstanden, was unsere Ernährung betrifft. Aber sie bemüht sich, und Schritt für Schritt versteht sie immer mehr. Zu unser aller Vorteil: Wenn wir wissen, was uns guttut und was nicht, können wir uns aus allen Kochbüchern und Diäten das Beste für uns heraussuchen. Das Schöne an der Wissenschaft ist ja, dass sie eben an keine geografischen, kulturellen und landestypischen Ernährungsregeln oder -gewohnheiten gebunden ist. Sie ist davon frei und unabhängig, und sie justiert sich selbst immer wieder aufs Neue nach, allein nach dem Fortschritt ihrer Erkenntnisse.

So können wir Elemente der mediterranen Küche nach Belieben zur Krebsprävention einsetzen, wenn wir uns an den Erkenntnissen orientieren, die die Wissenschaft bereits gewonnen hat. Dasselbe gilt für die japanische, die mexikanische oder die chinesische

Küche. Insofern sind auch Ansätze wie die paläolithische oder Paleo-Ernährung interessant. Diese basieren auf der Idee, der Mensch solle nur essen, was er schon zu Urzeiten aß, in der nicht unlogischen Annahme, dass eine solche Ernährungsweise am ehesten seinen natürlichen Bedürfnissen entspricht. Doch die Sache hat einen Haken. Denn damit schließt die Paleo-Ernährung auch Getreide und fermentierte Milchprodukte aus, weil diese ja erst nach der Einführung des Ackerbaus und der Landwirtschaft auf unserem Speiseplan erschienen sind. Vollkorn und probiotische Bakterien können jedoch mit Blick auf die Krebsprävention von großem Nutzen sein, insbesondere bei der Prävention von Darmkrebs, einer der häufigsten Krebsarten weltweit. Ich finde, solchen Erkenntnissen sollte man sich nicht verschließen, nur um einer Idee gerecht zu werden.

Ein meiner Meinung nach gelungener Entwurf, wie eine wissenschaftlich fundierte und nachhaltige Präventiv-Diät der Zukunft aussehen könnte, ist die sogenannte »nordische Diät« *(New Nordic Diet)*, die in Ländern wie Dänemark, Schweden, Norwegen und Finnland nach wissenschaftlichen Kriterien entwickelt wurde[231]. Sie setzt auf regionale und saisonale Obst- und Gemüsesorten, insbesondere auf Äpfel, Birnen, Heidel- und Preiselbeeren, Vollkornprodukte wie Roggen oder Hafer, Wurzelgemüse wie Karotten oder Rüben und Blattgemüse wie zum Beispiel Grünkohl. Gleichzeitig bevorzugt sie Fisch und Nüsse als Proteinquelle, die reich an Omega-3 Fettsäuren sind, sowie fermentierte Milchprodukte wie Joghurt oder Käse, gesunde Öle wie Rapsöl, und rät ferner dazu, Zucker und verarbeitete Nahrungsmittel zu meiden.

Die nordische Diät ist relativ neu und deshalb noch weitgehend unbekannt. Auch wurde sie bisher nicht in Studien auf ihren Nutzen für die Krebsprävention getestet[232]. Sie hat aber meines Erachtens mehrere wirklich überzeugende Vorteile. Zum einen kennt man alle Zutaten und findet sie auf dem Wochenmarkt, ja, oft sogar auch beim Discounter. Zum anderen schont sie wirklich die Umwelt, weil sie regional und saisonal ist. Und weil sie nach wissenschaftlichen Kriterien entwickelt wurde, enthält sie sehr viele sinnvolle Ernährungstipps, die mit den Richtlinien zur Krebsprävention übereinstimmen. Aber auch bei einer wissenschaftlich fundierten Diät wie der *New Nordic Diet* gilt: Sie selbst und niemand sonst sind der Chef – in Ihrer Küche und von Ihrem Körper.

Das Wichtigste in Kürze

- Viele Ernährungsformen, die als besonders gesund gelten, sind aus den geografischen, klimatischen und kulturellen Gegebenheiten einer Region heraus entstanden.
- Für alle Kochtraditionen dieser Welt gilt: Sie enthalten sowohl hochwertige Nahrungsmittel, die reich an Vitaminen, Mineralien und Ballaststoffen sind, als auch solche, die einen hohen Kohlenhydrat-, Fleisch- oder Fettanteil aufweisen.
- Man kann in jeder Region und jeder Küche sehr viele Zutaten finden, die der Krebsprävention förderlich sind. Aber es gibt keine regional gewachsene Kochkultur, die nicht auch Schädliches im Angebot hat.
- Man kann sich mit jeder Landesküche gut oder schlecht ernähren. Doch wenn wir wissen, welche Nahrungsmittel der Krebsprävention dienen und welche nicht, können wir aus allen Traditionen das Beste heraussuchen.
- Die Verantwortung über Menge, Qualität und Timing Ihrer Mahlzeiten liegt immer bei Ihnen. Sie selbst entscheiden, wie Sie sich ernähren!

Hands-on!

Hand aufs Herz: Wie viele Modediäten oder Kochtrends, die ewige Jugend und Gesundheit versprechen, haben Sie schon ausprobiert? Und welche haben Ihnen tatsächlich genützt? Seien Sie Ihr eigener Küchenchef und kreieren Sie Ihre eigene Diät, auf Basis der wissenschaftlichen Erkenntnisse, mit denen Sie inzwischen vertraut sind.

- Greifen Sie selbst zum Kochlöffel. Selbstgekochtes ist nicht nur gesünder, sondern schmeckt auch besser als industriell gefertigte Nahrungsmittel.

- Kochen Sie nach Ihrem Geschmack und persönlichen Vorlieben – die Ernährung soll nicht nur gesund sein, sondern auch Genuss verschaffen. Doch prüfen Sie alle Zutaten auf ihre Nützlich- bzw. Schädlichkeit.
- Verwenden Sie regionale und saisonale Lebensmittel. Sie sind in der Regel frischer, gesünder und preiswerter als exotische Zutaten. Zudem unterstützen Sie so die heimische Landwirtschaft und schützen die Umwelt.
- Greifen Sie beim Gemüse öfter mal zu Sorten, die unter der Erde wachsen. Dazu gehören Karotten, Rote Beete, Pastinaken, Zwiebeln und Radieschen. Sie enthalten am wenigsten Pestizide und Chemikalien.
- Zu guter Letzt: Tauschen Sie Ihre Erfahrungen mit Freundinnen und Freunden aus. Kochen verbindet!

---

* * *

Wo bleibt der Genuss?

Sicherlich haben Sie sich bei der Lektüre dieses Ernährungsteils hier und da gefragt, wo bei alldem Kaloriensparen, Intervallfasten und asketischen Maßregeleien noch Raum und Zeit zum Leben und Genießen bleibt. Ist es nicht übertrieben, so viel Aufwand zu betreiben, um eine Krankheit zu verhindern oder zu verlangsamen, von der man gar nicht weiß, ob man ihr wirklich zum Opfer fällt? Was, wenn am Ende alles vergebliche Liebesmüh war, weil man an einem Herzinfarkt, Schlaganfall oder einer neuen Seuche stirbt?

Die Chancen, dass uns eine Krebserkrankung ereilt, sind leider sehr hoch – die Gründe habe ich in Teil I erklärt. Jeder Zweite von uns wird in seinem Leben mindestens einmal mit einer Krebsdiagnose konfrontiert. Aber es gibt noch andere gute Gründe, weshalb sich Krebsprävention lohnt. Der offensichtlichste ist, dass Krebsprävention nicht nur vor Krebs schützt, sondern auch vor vielen anderen

Erkrankungen und Beschwerden. Eine Ernährungsweise, die Krebs vorbeugt, verlangsamt zum Beispiel den gesamten Alterungsprozess, inklusive des alterstypischen geistigen und immunologischen Verfalls. Zusätzlich schützt sie vor Bluthochdruck, Herzinfarkt, Schlaganfall, Übergewicht und Stoffwechselstörungen wie Diabetes Typ II. Krebsprävention steht deshalb nicht im Widerspruch zu einem genussvollen Leben, sondern ist im Gegenteil dessen Voraussetzung, vor allem auf lange Sicht.

Wie bei den meisten Dingen im Leben, gibt es auch beim Essen zweierlei Arten von Genuss. Die eine steht für schnelle und kurzfristige Lustbefriedigung, ich nenne sie einfachheitshalber »Genuss-Typ 1«. Ein gutes Beispiel dafür ist, wenn man hungrig an einer Imbissbude vorbeikommt und sich spontan einen großen Burger mit Pommes bestellt. Das unerwartete »Festmahl« mit reichlich Salz, Fett, Proteinen und Kohlenhydraten aktiviert direkt unser Belohnungszentrum im Gehirn und macht uns kurzzeitig glücklich. Dieses Glück ist meistens aber nur von kurzer Dauer, denn schon nach wenigen Minuten fühlt man sich übersättigt, und vom Genuss bleibt nur das schlechte Gewissen übrig: Eigentlich wollten wir doch gar nicht so viel essen – und vor allem nicht so ungesundes Zeug! Außerdem haben wir vielleicht auch noch Vorräte im Kühlschrank, die nicht nur gesünder sind, sondern auch noch viel besser schmecken, doch die nun verderben, weil wir mal wieder unserer Genuss- beziehungsweise Esslust zum Opfer gefallen sind.

Das Gemeine an der Sache ist: Schneller Genuss in Form von Fastfood, Süßigkeiten oder Snacks überlistet unsere körpereigenen Sättigungsmechanismen. Wir überessen uns schneller, als unser Körper uns das Signal geben kann, dass er satt ist. Wenn wir immer wieder auf Genuss-Typ 1 hereinfallen, wird es für uns sehr schwierig, einen Genuss vom Typ 2 zu erleben.

Der Genuss vom Typ 2 ist schwieriger zu erreichen und erfordert meistens höheren Zeitaufwand; oft verlangt er sogar, dass wir auf eine Vielzahl an Typ-1-Genüssen verzichten. Doch ist dies wirklich ein Verzicht? Indem wir uns die kurzfristige Befriedigung unseres

Heißhungers versagen, können wir zwar seltener genießen, doch die verbleibenden Genüsse werden umso begehrenswerter und dadurch intensiver.

Ein Beispiel für einen Typ-2-Genuss ist eine gute berufliche Ausbildung. Diese ist vielleicht während der Lehr- und Studienjahre mit zahlreichen Entbehrungen verbunden wie ausgelassenen WG-Partys, aber im späteren Leben bedeutet sie ein gutes Einkommen und einen sicheren Job.

Der wichtigste und größte aller Typ-2-Genüsse aber ist das Leben in einem gesunden Körper. Ein schmerzfreier und leistungsfähiger Körper ermöglicht uns auf Dauer Erlebnisse und Genüsse, die durch den Konsum von Alkohol oder Schokolade oder sonstiger kurzfristiger Genussmittel nicht erzielt werden können.

Viele Menschen leben, als hätten sie mehrere Leben. Paradoxerweise wird diese Blauäugigkeit oft damit begründet, dass man schließlich nur einmal lebt. Aber wenn man sich bewusst macht, dass man nur ein Leben hat – sollten wir es dann nicht so sorgsam und fürsorglich behandeln wie nur möglich, anstatt es leichtfertig zu verspielen?

Das Wichtigste in Kürze

- Krebsprävention klingt oft nach großem Aufwand für einen ungewissen Nutzen. Dabei schützt sie uns nicht nur vor Krebs, sondern auch vor anderen Erkrankungen und vorzeitigem Altern.
- Als scheinbarer Widerspruch zu einem genussvollen Leben, ist Krebsprävention in Wahrheit der Schlüssel zu einem der höchsten Genüsse überhaupt: einem gesunden und krankheitsfreien Leben.
- Häufige Genüsse wie Snacks, Drinks oder Süßigkeiten lauern jederzeit und hinter jeder Ecke und hindern uns daran, an Genüssen teilzuhaben, die uns ein gesunder und sportlicher Körper liefern kann.

Hands-on!

Tun Sie sich schwer damit, bei Süßigkeiten, Desserts oder alkoholischen Drinks »nein« zu sagen? Dann hier ein paar Tipps:

- Fokussieren Sie sich auf die positiven Erlebnisse, die Sie durch Ihren kurzzeitigen Verzicht langfristig erzielen werden.
- Identifizieren Sie die ungesunden Verlockungen in Ihrem Alltag und schaffen dafür gesündere Alternativen. Wenn Sie nachmittags gerne naschen, kaufen Sie sich neue Kaffee- oder Teesorten und machen Sie den nachmittäglichen Kaffee- oder Teegenuss zu Ihrem Ritual. Freuen Sie sich über die gesparten Mahlzeiten, die Sie Ihrem Ziel näherbringen.
- Bevor Sie den ganzen Nachmittag lang hungern oder naschen, essen Sie lieber früher zu Abend. Freuen Sie sich im Idealfall über die gewonnene Verlängerung in Ihrem nächtlichen Fastenfenster.
- Kaufen Sie Ungesundes am besten gar nicht erst ein. Was man nicht im Haus hat, kann man auch nicht verzehren. Für das gesparte Geld gönnen Sie sich etwas Schönes, zum Beispiel ein neues Buch oder Kleidungsstück.
- Umgehen Sie Dinge, deren Verlockungen Sie nicht widerstehen können. In Ihrem Freibad gibt es so eine leckere Currywurst? Dann gehen Sie vorher an dem Laden mit den herrlichen Salaten und Bowls vorbei. So hilft Ihnen ein kleiner Umweg auf Ihrem Weg zum Ziel.
- Wenn Sie ausgehen oder eingeladen sind: Denken Sie während des Abends daran, wie schön es sein wird, morgens aufzuwachen und sich gesund und munter zu fühlen, anstatt müde und verkatert.
- Versuchen Sie möglichst wenig oder keinen Alkohol zu trinken. Und wenn es sich nicht vermeiden lässt: Trinken Sie langsam, damit Ihnen niemand nachschenkt, und greifen öfter zum Wasserglas.

---

* * *

SPORT, SCHLAF UND STRESS

Sport oder: Der entscheidende Wettlauf

Kennen Sie das? Sie gehen mit jemandem spazieren, dessen Tempo deutlich gemächlicher ist als das Ihre. Oder: In einer überfüllten Fußgängerzone müssen Sie andauernd Ihren Schritt verlangsamen, weil Sie von lauter schlendernden Shoppern umzingelt sind. Was mich dann immer wundert ist die Tatsache, dass es offenbar keinem dieser Menschen peinlich ist, sich vollkommen ungeniert und für jedermann sichtbar so langsam zu bewegen.

Ich weiß, das klingt etwas sonderbar, aber wenn die Leute wüssten, was ihre normale Gehgeschwindigkeit über sie verrät, würden sie ihre Beine in die Hand nehmen und zusehen, dass sie Land gewinnen. Lassen Sie mich das also kurz erklären.

Es gibt ein einfaches klinisches Testverfahren, das sehr genau vorhersagt, wie gesund Sie sind und wie lange Sie leben werden. Ahnen Sie, welches? Es ist die Analyse Ihrer normalen Gehgeschwindigkeit. Kaum etwas sagt so viel über Gesundheitsprobleme und die Sterbewahrscheinlichkeit eines Erwachsenen aus wie sein gewohntes Schritttempo. Die Korrelation ist sogar so stabil, dass sie dosisabhängig ist, das heißt, für jede 0,10 m/s, die Sie in gewohntem Tempo schneller gehen, sinkt Ihr Sterberisiko um zwölf Prozent. Jahre bis Jahrzehnte, bevor Sie an Demenz erkranken, verlangsamt sich Ihr Schritt, und wenn Sie als Kind ein eher verhaltenes Tempo hatten, dann zeigen Sie jetzt im Erwachsenenalter vermutlich mehrere Anzeichen einer beschleunigten Alterung und liegen durchschnittlich 16 IQ-Punkte hinter den schnellsten Fußgängern. Da sorgen wir uns alle unentwegt um unseren Datenschutz und dann geben wir gleichzeitig unsere sensibelsten Daten preis – indem wir gehen, wie wir gehen.

Das normale Gehen ist ein sehr gutes Beispiel, um zu zeigen, wie sehr unser Verhalten und unsere Gesundheit sich gegenseitig beeinflussen. Wer ein schnelles und flüssiges Gangbild zeigt, besitzt meist einen gesünderen oder jüngeren Körper, denn ein rascher Schritt verlangt, dass mehrere Organsysteme in koordinierter Weise zusammenspielen. Muskeln, Sehnen und Gelenke müssen intakt sein, um fließende Bewegungen zu erzeugen. Informationen aus den Gleichgewichtsorganen und visuelle Eindrücke müssen im Gehirn richtig verarbeitet werden, um beim Gehen die Balance zu halten und nicht ständig zu stolpern oder gegen einen Baum zu laufen.

Wie schnell wir gehen können, ohne uns anzustrengen, hängt außerdem von der Leistungsfähigkeit unseres Herzens und der Kapazität unserer Lunge ab. Da die Schrittgeschwindigkeit jederzeit und ohne invasive Eingriffe bestimmt werden kann, ist sie ein beliebtes Mittel, um in wissenschaftlichen Studien die Sterbewahrscheinlichkeit von Erwachsenen vorherzusagen. In der TAME-Studie, die untersucht, ob das Diabetes-Medikament Metformin das Altern verlangsamen und die Entstehung altersbedingter Erkrankungen wie Krebs verhindern kann, gilt zum Beispiel eine Schrittgeschwindigkeit von maximal 0,4–1 m/s sogar als Zulassungskriterium. Wer schneller geht, kann nur aufgenommen werden, wenn er bereits an Krebs, einer Herz-Kreislauf-Erkrankung oder beginnender Demenz leidet.

Die Gesundheit unserer Gewebe und Organe bestimmt aber nicht nur, wie schnell wir normalerweise gehen, sondern durch zügiges Gehen kann auch unsere Gesundheit deutlich verbessert werden. Sport und andere körperliche Betätigungen lassen nicht nur die Muskeln wachsen und die Fettdepots schrumpfen, auch im Inneren unseres Körpers vollzieht sich bei körperlicher Belastung eine Reihe interessanter Veränderungen. Das Besondere an diesen Veränderungen ist, dass sie mehrere Organsysteme wie Herz, Blutgefäße, Muskulatur, Lunge und Immunsystem in koordinierter Weise betreffen. Aber Sport verändert auch unseren Stoffwechsel und senkt zugleich die Menge an Nährstoffen, Wachstumsfaktoren und Stresshormonen in unserem Blut. Sport ist deshalb eine einzigartige und extrem wirkungsvolle Methode, um die Entstehung und den Verlauf von komplexen Erkrankungen wie Krebs positiv zu beeinflussen.

Sitzen – das neue Rauchen?

Unser Körper ist eine im gesamten Tierreich einzigartige Höchstleistungsmaschine, die in unserer modernen Welt jedoch mehr und mehr verkümmert. Selbst Menschen, die regelmäßig Sport treiben, erreichen nur noch selten das Ausmaß an Bewegung, das für unsere Vorfahren üblich war. Bürojobs, lange Autofahrten, Abende auf dem Sofa und immer ausgeprägterer Zeitmangel führen zu einem großen Ungleichgewicht in einem System, das auf körperliche Arbeit und Anstrengung ausgelegt ist.

Das hat fatale Folgen: Bewegungsmangel trägt zur Entstehung von mehr als 35 chronischen Krankheiten bei, darunter Herzinfarkt, Alzheimer und Krebs[233]. Als bedeutender Risikofaktor fördert Bewegungsmangel die Entstehung von 21 bis 25 Prozent aller Brust- und Darmkrebsfälle, zwei der häufigsten Krebsarten überhaupt in hoch entwickelten Ländern[234]. Aber auch Gebärmutter-, Eierstock-, Prostata-, Lungen-, Nieren-, Leber-, Blasen- und Magenkrebs wurden wiederholt mit Bewegungsmangel in Verbindung gebracht[235–239].

Allein in Europa könnten jährlich bis zu 330 000 Fälle dieser häufigen Erkrankungen verhindert werden, wenn sich die Bevölkerung nur ausreichend bewegen würde[237]. Gleichzeitig haben Patienten, insbesondere die mit Brust-, Darm- oder Prostatakrebs, die nach ihrer Diagnose viel Sport treiben oder sich bewegen, ein deutlich niedrigeres Risiko, an Krebs zu sterben als solche, die sich nur sehr wenig bewegen[240, 241]. Auch das Rückfallrisiko sinkt bei regelmäßiger Bewegung nachweislich – das heißt, der Krebs kehrt nach erfolgreicher Therapie seltener zurück.

Es gibt mehrere Gründe, warum Sport und körperliche Bewegung das Krebsrisiko reduzieren. Der offensichtlichste Grund liegt auf der Hand: Bewegung ist eine der wirkungsvollsten Maßnahmen gegen Übergewicht, das, wie wir in den vorangegangenen Kapiteln gesehen haben, auf vielfältige Weise die Krebsentstehung fördert und für etwa 20 Prozent aller Krebsfälle in westlichen Ländern verantwortlich ist. Aber Bewegungsmangel kann durch weitere Mechanismen, die nicht in Zusammenhang mit Übergewicht stehen, die Entwicklung der Erkrankung fördern. Von ihnen wird in dem folgenden Kapitel die Rede sein.

Sport reduziert Nährstoffe und Wachstumshormone im Blut

Was machen Sie lieber nach einem üppigen Essen? Ein Nickerchen oder einen Verdauungsspaziergang? Der Spaziergang ist die bessere Idee.

Bewegung nach dem Essen senkt den Blutzucker und verbessert die Insulinsensitivität. Ähnlich wie bei Überernährung oder Übergewicht gerät der Blutzucker außer Kontrolle, wenn wir uns zu wenig bewegen, denn eine selten benutzte oder schwach ausgeprägte Muskulatur kann Zucker nicht in ausreichenden Mengen aus dem Blut aufnehmen und verbrennen. Gerade im Alter sinkt die Muskelmasse aufgrund fehlender Belastung rapide ab. Die Folge ist, dass der Blutzucker länger erhöht bleibt und all die verheerenden gesundheitlichen und krebsfördernden Konsequenzen nach sich zieht, die wir bereits in den Abschnitten über Übergewicht und Diabetes kennengelernt haben. Es wird geschätzt, dass Bewegungsmangel weltweit für fast ein Drittel aller Typ-II-Diabetes Erkrankungen verantwortlich ist, die ihrerseits selbst ein erhebliches Krebsrisiko bergen[234].

Während wir uns bewegen, sinkt die Konzentration an Nährstoffen und krebsfördernden Hormonen und Wachstumsfaktoren in unserem Blut. Aber dieser Effekt ist keineswegs nur vorübergehend. Bei sportlichen und aktiven Menschen ist die Menge an Wachstums- und Sexualhormonen wie Östrogen, Insulin und IGF-1 dauerhaft reduziert[242, 243]. Dasselbe wird bei Tieren beobachtet. Damit nicht genug: Sport hat auch eine beeindruckende Wirkung auf das Immunsystem.

Sport aktiviert die Abwehrkräfte

Wenn wir krank sind, rät der Arzt meist zu strenger Ruhe und warnt vor Anstrengung. Aus gutem Grund. Die zusätzliche Belastung kann die Abwehrkräfte schwächen und dem Immunsystem vorübergehend seine Energieressourcen streitig machen. Aber wenn das Immunsystem sein Angriffsziel noch nicht gefunden hat, dann können wir ihm mit Sport gehörig auf die Sprünge helfen.

Regelmäßiges Laufradtraining ist bei Mäusen ausreichend, um die Entstehung und das Wachstum von Tumoren zu verlangsamen[244, 245].

Bei Brustkrebspatientinnen reicht bereits eine zehnminütige Trainingseinheit, um Immunzellen aus lymphoiden Organen wie dem Knochenmark zu mobilisieren und ihre Anzahl im Blut um 29 Prozent zu erhöhen[246]. Die Menge an T-Zellen und natürlichen Killerzellen, deren Aufgabe neben der Vernichtung von Virus-infizierten und alten Zellen auch die Eliminierung von Krebszellen ist, steigt sogar um 34 beziehungsweise 130 Prozent an. Je höher der Blutdruck und die Herzfrequenz während des Trainings, desto stärker ist die Ansammlung von Immunzellen im Blut und im Tumorgewebe.

Die Verteilung von Immunzellen in unserem Körper geschieht mithilfe von Körperflüssigkeiten wie der Lymphe und dem Blut. Wenn wir uns bewegen und unser Herz ordentlich arbeiten muss, wird also auch das Immunsystem vermehrt auf Patrouille geschickt. Dadurch kann die Wahrscheinlichkeit erhöht werden, dass Immunzellen Krankheitserreger oder entartete Körperzellen aufspüren und bekämpfen. Bei Mäusen und bei älteren Menschen verbessert leichte körperliche Betätigung die Immunantwort auf Influenza-Virus-Infektionen[247]. Bei Mäusen wurde zudem gezeigt, dass Laufradtraining die Metastasierung von Hautkrebszellen verhindert und die Tötung von bösartigen Hautkrebszellen durch das Immunsystem verstärkt[248]. In mehreren klinischen Studien wird daher im Moment getestet, ob Trainingseinheiten die Immunreaktion auf Krebszellen verbessern können, unter anderem bei Lungen- und Prostatakrebs[249, 250].

Weil Sport für viele Patienten während einer Krebstherapie aufgrund der starken Nebenwirkungen keine Option ist, wird auch ein neuer Ansatz namens *Prä*habilitation geprüft. Anders als bei einer *Re*habilitation wird hier nicht erst nach, sondern bereits vor der Krebsbehandlung ein Trainingsprogramm durchgeführt, um das Immunsystem für die anschließende Immun- oder Chemotherapie in die bestmögliche Angriffsbereitschaft zu versetzen. Von einer solchen Prähabilitation könnten insbesondere ältere Patienten profitieren, bei denen Immuntherapien oftmals deutlich schlechtere Erfolge erzielen als bei jungen Patienten[247].

Sport verjüngt das Immunsystem

In der Krebsprävention ist Sport unser einfachstes und effektivstes Power-Instrument. Er verbessert nicht nur die Überwachungsfunktion des Immunsystems, sondern reduziert gleichzeitig auch die Menge an krebsfördernden Entzündungsstoffen im Blut[242, 247]. Auf diese Weise wirkt er dem Phänomen des *Inflammaging* entgegen, das den Anstieg der Entzündungswerte im Alter markiert.

Eine Hypothese für die beeindruckende entzündungshemmende Wirkung von Sport ist, dass er dem Immunsystem hilft, seneszente Zellen aufzuspüren und zu vernichten, die krebsfördernde Entzündungsstoffe produzieren. Der Anteil dieser Zellen nimmt im Alter in unseren Geweben deutlich zu. Seneszente Zellen erhöhen aber auch deshalb das Krebsrisiko, weil sie selbst ein hohes Potential bergen, sich in Krebszellen zu verwandeln. Indem Sport hilft, seneszente Zellen rechtzeitig zu beseitigen, leistet er daher einen doppelten Beitrag zur Krebsprävention. Weil sportliche Betätigung außerdem einer Gewichtszunahme entgegenarbeitet, verhindert sie die Entstehung seneszenter Zellen und krebsfördernder Entzündungen von vornherein, denn insbesondere Fettgewebe ist reich an solchen Zellen. Dies ist einer der Gründe, weshalb Übergewicht von einer systemischen Entzündungsreaktion begleitet wird, die dem *Inflammaging* im Alter ähnelt.

Aber Sport vermag noch viel mehr. Ähnlich der Kalorienrestriktion kann er die altersbedingte Rückbildung des Thymus verlangsamen, die wir in Teil I als wichtige Ursache für den Rückgang der Immunfunktion im Alter kennengelernt haben und bei der Thymusgewebe zunehmend durch Fettgewebe ersetzt wird. Auf diese Weise sorgt regelmäßige Bewegung dafür, dass wir sogar im Alter noch große Mengen an jungen und funktionstüchtigen Immunzellen zur Verfügung haben, die unseren Körper regelmäßig auf Krankheitserreger und auf Krebszellen patrouillieren. Bei 55- bis 79-jährigen Männern und Frauen, die ihr Leben lang sportlich aktiv waren, wurde wiederholt eine starke Verlangsamung von alterstypischen Veränderungen der Muskulatur, des Stoffwechsels und des Blutzuckerhaushalts beobachtet. Außerdem zeigen sportliche Menschen deutlich weniger Anzeichen eines alternden Immunsystems wie eine verminderte Thymusfunktion oder erhöhte systemische Entzündungswerte[247].

In Teil I habe ich erklärt, warum die Alterung des Immunsystems (Immunoseneszenz) zu der Zunahme von Krebserkrankungen im Alter beiträgt. Sie ist aber darum keine notwendige Konsequenz des Alterns – in Wahrheit ist sie vielmehr die treibende Kraft hinter vielen Alterungsprozessen. Und das Beste dabei ist: Die Immunfunktion können wir ein Leben lang durch unser Verhalten verbessern.

Sport normalisiert die Durchblutung von Tumoren

Wenn wir uns bewegen, kommt unser Kreislauf in Schwung. Die Atmung beschleunigt sich und das Herz beginnt schneller zu schlagen, um die arbeitende Muskulatur mit ausreichend Sauerstoff zu versorgen. Wenn die Sauerstoffversorgung bei Anstrengung kurzzeitig absinkt, schütten Muskelzellen Substanzen in das Gewebe aus, die das Wachstum neuer Blutgefäße anregen. Diese Neubildung ist normalerweise eine nützliche Anpassung, um dem erhöhten Sauerstoffbedarf wiederkehrender Belastungen gerecht zu werden. Normalerweise. Denn leider ist die Fähigkeit, das Wachstum von Blutgefäßen anzuregen, nicht nur Muskelzellen vorbehalten. Auch Krebszellen können bei Sauerstoffarmut ein genetisches Programm aktivieren, das Gefäße in ihrer Umgebung anregt, neue Verästelungen auszubilden.

In Tumoren herrscht häufig ein Mangel an Sauerstoff und Nährstoffen, weil die umliegenden Gefäße ab einem gewissen Stadium nicht mehr in der Lage sind, alle Krebszellen ausreichend zu versorgen. Das Gefäßwachstum, das innerhalb von Tumoren beobachtet wird, ist allerdings anders als im Skelettmuskel. Die Blutgefäße innerhalb von Tumoren sind pathologisch, also krankhaft geformt, und leisten nur eine relativ schlechte Sauerstoffversorgung. Trotzdem scheinen Tumore von diesen krankhaft gebildeten Gefäßen zu profitieren, denn durch sie gelangen nicht nur weniger Nährstoffe, sondern auch weniger Immunzellen in das Tumorgewebe – und fatalerweise auch weniger Medikamente[242]. Erschwerend kommt hinzu, dass Sauerstoffmangel die Arbeit von Immunzellen unterdrückt[251].

Laufradtraining erwies sich bei Mäusen als ausreichend, um die Gefäßbildung und Sauerstoffversorgung innerhalb von Tumoren zu verbessern. Dieser Vorgang wird als vaskuläre Normalisierung bezeichnet und geht erstaunlicherweise mit einem verlangsamten Tumorwachstum einher. Zudem hat sich die vaskuläre Normalisierung in präklinischen und klinischen Studien als eine effiziente Methode erwiesen, um das Tumorgewebe empfänglicher für Chemo- und Immuntherapien zu machen[242, 251–254]. Bei Patienten mit Brust- und Darmkrebs reduziert regelmäßige Bewegung die Gesamtsterblichkeit und die Krebssterblichkeit[255]. Ähnliches wurde für Prostatakrebs beobachtet[256].

Das Hormesis-Prinzip

Sport kann Krebserkrankungen und Alterungsprozessen vorbeugen, indem er das Immunsystem jung hält und regelmäßig alte und kranke Zellen aus unseren Körpern entfernt. Aber es gibt noch einen weiteren Grund, oder besser gesagt, ein umfassendes Prinzip, das hinter der gesundheitsförderlichen und lebensverlängernden Wirkung von Sport steckt. Dieses Prinzip nennt sich Hormesis-Prinzip und stammt von dem altgriechischen Wort *hormáein* ab, das so viel wie »anregen« bedeutet. Das Hormesis-Prinzip besagt, dass kleine Stressreize einen gesundheitlichen Nutzen bringen können, und zwar dann, wenn diese Reize eine überschießende Reparaturantwort in unserem Körper auslösen. Sport ist das perfekte Beispiel für einen solchen Hormesis-Effekt.

Intensives Ausdauer- oder Krafttraining sind Stress für unseren Körper. Die Muskulatur wird beansprucht und es entstehen feinste kleine Risse in ihren Fasern, sogenannte Mikrotraumata, die repariert werden müssen. Das Immunsystem wird auf den Plan gerufen, und es kommt zu einer vorübergehenden Entzündungsreaktion, die nach etwa 24 bis 72 Stunden ihren Höhepunkt erreicht und sich als Muskelkater bemerkbar macht.

Diese Entzündung geht mit einer erhöhten Produktion von chemisch reaktiven Sauerstoffverbindungen einher (*reactive oxygen species*, kurz: ROS). Aber auch während des Trainings kommt es in den Kraftwerken unserer Zellen, den Mitochondrien, zu einer Überproduktion an ROS. Der Körper reagiert auf diesen oxidativen Stress mit einer Aktivierung seiner oxidativen Abwehrsysteme. Bei Menschen, die regelmäßig Sport treiben, bleibt die Aktivität von Genen, die an der anti-oxidativen Abwehr beteiligt sind, dauerhaft erhöht und schützt dadurch ihre Zellen und Moleküle auch vor anderen oxidativen Belastungen im Alltag, die beispielsweise durch ungesunde Ernährung, Rauchen oder Alkoholkonsum entstehen.

Bei intensiver Anstrengung wird der Sauerstoffbedarf der arbeitenden Muskulatur irgendwann nicht mehr ausreichend über die Atmung gedeckt. Die Muskelzellen beginnen dann, Glukose zu Milchsäure zu verstoffwechseln, wodurch der pH-Wert sinkt und das Gewebe übersäuert. Weiter oben habe ich beschrieben, wie Sauerstoffmangel die Bildung neuer Blutgefäße stimuliert, um die Versorgung der Gewebe zu sichern und deren Leistungsfähigkeit zu erhöhen. Sport kann in unseren Geweben also weitreichende Veränderungen bewirken und unsere Widerstandsfähigkeit gegen viele alltägliche Stressreize verbessern. Dieser Hormesis-Effekt beruht auf der Fähigkeit kurzer Stressintervalle, zelluläre Aufräum-, Reparatur- und Verjüngungsarbeiten anzukurbeln[191].

Sehr hohe Belastungen, die die Kapazität unserer biologischen Anpassungsmechanismen übersteigen, können auf Dauer jedoch verheerende Konsequenzen haben. Nicht immer gilt: Viel hilft viel. Aber um in einen Trainingsbereich zu gelangen, der wirklich schädlich ist, muss man es mit dem Sport schon gewaltig übertreiben. Wenn man auf seinen Körper hört und darauf achtet, was ihm guttut und was nicht, kann man ganz allmählich sein Leistungsniveau steigern. Wobei ich fairerweise anmerken muss, dass ich immer im gleichen (mittleren) Tempo meine tägliche einstündige Joggingrunde drehe. Sport muss Spaß machen und spürbar unser Wohlbefinden verbessern, sonst wird er nie zur dauerhaften Gewohnheit werden.

Das Hormesis-Prinzip besagt also, dass kurze regelmäßige Stressreize notwendig sind, um unsere Schutz- und Reparaturmechanismen alarmbereit zu halten. Dazu passt die Beobachtung, dass sehr hohe ROS-Konzentrationen auch bei Mäusen, Würmern oder Hefen nicht den Alterungsprozess beschleunigen, sondern deren Leben sogar verlängern[15, 257].

Und es könnte erklären, warum die dauerhafte und hochdosierte Einnahme von Antioxidantien beim Menschen in unzähligen Studien keine lebensverlängernde oder gesundheitsförderliche Wirkung zeigte[258].

Beispielsweise wurde für die dauerhafte Einnahme von beta-Carotin, Vitamin A und Vitamin E in Studien wiederholt eine erhöhte Sterblichkeit und sogar ein gesteigertes Krebsrisiko beobachtet, weshalb eine dauerhafte und hochdosierte Einnahme dieser antioxidativen Vitamine ohne medizinische Indikation nicht zu empfehlen ist[105, 259]. Für die Einnahme von hochdosierten Vitamin-C- und Vitamin-E-Präparaten wurde wiederholt gezeigt, dass sie die positiven gesundheitlichen Effekte von Sport zunichtemachen[260, 261]. Aber das sind keine schlechten Nachrichten, sondern gute – denn das heißt: Sport und eine gesunde, pflanzenbasierte Ernährung sind vollkommen ausreichend.

Das Beste zum Schluss

Es wurden faszinierende Experimente durchgeführt, die unser Wissen zur Kalorienrestriktion in ein völlig neues Licht rücken. Mäuse sind sehr kleine Wesen und haben, wie bereits erwähnt, einen sehr aktiven Stoffwechsel, um ihren Körper vor Auskühlung zu schützen. Daher bevorzugen Mäuse, wenn man sie frei wählen lässt, Käfige mit angenehm warmen Temperaturen von etwa 30 Grad[262]. Je kälter es ist, desto mehr Energie in Form von Kalorien wird in ihren kleinen Körpern zu Wärme verbrannt und desto mehr Nahrung müssen sie zu sich nehmen, um ihren Energiebedarf zu decken.

In einer kürzlichen Studie stellten sich Forscher darum die Frage, was passieren würde, wenn man das Kaloriendefizit bei Mäusen nicht durch eine Kalorienrestriktion oder Fasten erzielt, sondern allein durch einen stark erhöhten Energieverbrauch. Dazu teilte man die untersuchten Mäuse in zwei Gruppen ein, die beide exakt dieselbe Nahrungsmenge gefüttert bekamen, aber bei unterschiedlichen Temperaturen gehalten wurden. Die Kontrollgruppe wurde bei 27 Grad gehalten und die Testgruppe bei 22 Grad, was für Mäuse zwar frisch ist, aber durchaus noch im normalen Bereich.

Die Ergebnisse waren beeindruckend, denn bei den Mäusen, die in kühleren Käfigen lebten, ließen sich alle hormonellen, metabolischen und physiologischen Vorteile beobachten, die auch durch eine Kalorienrestriktion erzielt werden – inklusive einer deutlich erhöhten Lebensspanne. Die Mäuse waren dünner, hatten niedrigere Leptin- und IGF-1-Konzentrationen im Blut und verbesserte Entzündungswerte, gemessen an dem Entzündungsmarker TNF-α[263]. Die Studie zeigt, das Ungleichgewicht im Energiehaushalt ist der entscheidende Faktor, weshalb es nicht zwingend notwendig ist, das gesamte Energiedefizit nur durch Einsparungen bei der Nahrungszufuhr zu erzielen. Energie zu verbrennen, durch Bewegung oder Kälte, tut es scheinbar auch.

Wissenschaftlern fiel schon häufiger auf, dass Tiere in einer kälteren Umgebung länger leben. Unabhängig davon, ob es sich um Fruchtfliegen, Fadenwürmer, Mäuse, Fische oder Reptilien handelt, scheinen sie bei Kälte langsamer zu altern[15, 155, 264]. Viele Fischarten leben in kalten Gewässern bis zu 75 Prozent länger – und wachsen dort auch langsamer. Dazu passt, dass auch einige der langlebigsten Säugetiere wie Buckel- oder Pottwale und Grönlandhaie in kalten arktischen Gewässern leben.

Kälte ist nur eine von vielen spannenden und einfachen Veränderungen, die die Lebenserwartung von Organismen beeinflussen können. Eingeschränkte Kalorienzufuhr, Kälte, Sport und Sauerstoffmangel wirken wie ein Boost auf unsere körpereigenen Survival-Mechanismen. Das Leben darf, und soll, also ruhig mal ein bisschen unangenehm sein. Dadurch lässt sich die Gesundheit nicht nur bewahren, sondern man hat auch deutlich höhere Chancen, sie länger zu genießen.

Sport ist ein machtvolles Mittel, um Kalorien zu verbrennen, weshalb wir ihn einsetzen können, um die Wirkung einer leichten bis moderaten Kalorienrestriktion höchst effektiv zu verstärken.

Es gibt nichts Gutes, außer: Man tut es!

Move more and sit less. Mehr Bewegen und weniger Sitzen: Das ist alles, was Organisationen wie die American Cancer Society der Bevölkerung raten. Und mehr brauchen wir auch nicht, um unser Krebsrisiko zu reduzieren, denn Sport gegen Krebs ist weder ein Wettbewerb noch eine Sportart, die man lange lernen und trainieren muss. Im Grunde kann man überhaupt nichts falsch machen, außer man sitzt weiter reglos herum, denn jede Bewegung ist besser als Sitzen.

Das Problem aber ist: Die meisten von uns sitzen, und zwar oft den ganzen Tag. Damit sich das ändert, ist dieses Kapitel arm an Sporttheorie und dafür reich an motivierenden Inhalten. Man muss aus Sport keine Wissenschaft machen, vielmehr soll er Spaß bereiten und unser Wohlbefinden verbessern. Ich kann mir schwer vorstellen, wie man beim Joggen in den Flow kommen soll, wenn man ständig auf irgendeine Pulsuhr schielt oder nach einer bestimmten Uhrzeit abbricht, weil man sich vorgenommen hat, sich im Minuten- oder Wochentakt zu steigern. Wenn Sie Unterstützung für den Einstieg in das Training benötigen oder gesundheitliche Probleme haben: In guten Fitnessstudios finden Sie hilfsbereite Ansprechpartner und Trainer. Sport in Gruppen oder Kursen macht zudem mehr Spaß – es müssen nicht immer nur die Fitnessgeräte sein. Der eigene Körper ist als solches vollkommen ausreichend.

Ich bin sicher, dass Sie sehr schnell merken werden, in welchem Tempo es sich gut läuft, schwimmt, radelt oder rudert, und dieses Wohlfühltempo wird sich mit der Zeit von ganz allein verbessern, wenn sie nur weiterhin am Ball bleiben.

Pulsuhren und andere »Überwachungsgeräte« verleihen Sport den Anschein, als handle es sich dabei um eine »überwachungswürdige« oder gar gefährliche Tätigkeit. Aber die Gefahr steckt nicht in der

Bewegung, sondern in der Untätigkeit, unserem viel zu häufigen Sitzen und Liegen.

Das von der WHO empfohlene Idealmaß an wöchentlicher Bewegung ist sehr hoch: Idealerweise 300 Minuten aerobes Training, also Ausdauersport, pro Woche und zusätzlich dreimal die Woche Krafttraining. Das heißt beispielsweise fünf Stunden die Woche Joggen, Power-Walking oder Schwimmen und drei Stunden die Woche Pilates, Yoga oder Gerätetraining. Das macht zusammen volle acht Sportstunden pro Woche – ein anspruchsvolles Ziel. Wer es nicht auf Anhieb erreicht, muss sich weder Vorwürfe machen noch ist das ein Grund, aufzugeben. Erstens, weil man sich mit der Zeit ganz von allein und ohne Druck verbessert, und zweitens, weil es unzählige Möglichkeiten gibt, gesundheitsfördernde Lebensweisen miteinander zu kombinieren. Jeder Mensch hat andere Vorlieben und Belastbarkeitsgrenzen. Und vielen vergeht die Freude am Sport, weil sie bestimmte Ziele nicht erreichen, die sie sich selbst oder andere ihnen setzen. Besonders fatal ist das in der Schule, wo es eigentlich darum gehen sollte, den Kindern Freude an der Bewegung mit auf ihren späteren Lebensweg zu geben.

In diesem Sinn schrieb schon 400 Jahre vor Christus Hippokrates, der berühmteste Arzt des Altertums: »Gehen ist des Menschen beste Medizin.«

Dem ist nichts hinzufügen.

Das Wichtigste in Kürze

- Sport verändert mehrere Organsysteme in koordinierter Weise. Dadurch eignet er sich besonders, um komplexe Erkrankungen wie Krebs positiv zu beeinflussen.
- Sport reduziert das Risiko, an Krebs zu erkranken und zu sterben, wie auch die Rückfallwahrscheinlichkeit nach erfolgreicher Therapie.
- Sport senkt das Krebsrisiko, indem er Übergewicht und Diabetes vorbeugt, die Menge an Wachstums- und Sexualhormonen im Blut reduziert, die Immunabwehr verbessert und krebsfördernde Entzündungsstoffe im Blut reduziert.

- Schon zehnminütige Trainingseinheiten sind ausreichend, um die Menge an Immunzellen im Blut und innerhalb von Tumoren zu erhöhen.
- Sport »normalisiert« die Blutgefäße innerhalb von Tumoren, wodurch Immunzellen und Medikamente besser in das Innere eines Tumors gelangen.
- Ein neuer Ansatz namens Prähabilitation kann Krebspatienten auf anschließende Chemo- und Immuntherapien vorbereiten und die Heilungschancen verbessern.
- Kurzzeitige Stressreize wie Sport lösen eine überschießende Schutz- und Reparaturantwort aus und verbessern dadurch auch die Abwehr von anderen alltäglichen oxidativen Stressreizen.
- Die Einnahme von hochdosierten Antioxidantien wie Vitamin A, C oder E zeigt in Studien keine oder sogar eine nachteilige gesundheitliche Wirkung, weshalb die dauerhafte Einnahme solcher Präparate ohne medizinische Indikation nicht zu empfehlen ist. Dasselbe gilt für alle anderen Nahrungsergänzungsmittel mit Ausnahme von Vitamin D, Magnesium und Omega-3 Fettsäuren.
- Sport erzeugt ein positives »Ungleichgewicht« im Energiehaushalt, das bei Tieren die gesundheitsförderlichen Effekte einer Kalorienrestriktion (KR) nachahmt.

Hands-on!

Hand aufs Herz: Machen Sie genug Sport oder besteht noch Luft nach oben? Hier ein paar Tipps, um den Einstieg in das regelmäßige Training zu erleichtern:

- Die Sportempfehlungen der WHO lauten für
  - Erwachsene (18 – 64 Jahre): 150 bis 300 Minuten moderate aerobe körperliche Aktivität pro Woche oder 75 bis 150 Minuten intensive körperliche aerobe Aktivität. »Aerobes Training« bedeutet, dass Sie dabei noch in der Lage sind, sich zu unterhalten, ohne stark außer Atmen zu geraten. Wenn Ihnen Reden noch möglich ist, Singen aber nicht mehr, dann befinden Sie sich in einem geeigneten aeroben Bereich. Machen Sie zusätzlich zwei bis drei Mal pro Woche auch Krafttraining.

  - Kinder (5 – 17 Jahre): Täglich mindestens 60 Minuten moderate bis intensive körperliche Aktivität. Zusätzlich dreimal pro Woche Aktivitäten zur Stärkung der Muskulatur.
  - Kleinkinder (<5 Jahre): Mindestens drei Stunden körperliche Aktivität/Tag. Sorgen Sie für verschiedene Formen von Sport und Spiel.
- Jede Bewegung ist besser als Sitzen. Wählen Sie eine Sportart, die Ihnen Spaß macht und verbinden Sie sie mit etwas Angenehmem wie Musikhören, einem anschließenden Saunabesuch oder Entspannung auf dem Sofa. Frisch trainiert ist Ausruhen noch schöner.
- Geben Sie nicht direkt auf, wenn Sie nicht auf Anhieb das volle, von der WHO empfohlene Pensum schaffen. Morgen ist auch noch ein Tag.
- Kombinieren Sie Sport mit einer leichten bis moderaten Kalorienrestriktion und Ernährungsumstellung, um die größtmögliche Wirkung zu erzielen.
- Wenn Sie keine Zeit zum Sport haben, essen Sie weniger. Wenn Sie ein paar Tage mehr essen, gleichen Sie Ihren Kalorienüberschuss durch Bewegung aus. Das kann auch ein langer Spaziergang sein.
- Wenn Sie wenig Zeit haben, versuchen Sie Trainingseinheiten wie Treppensteigen oder Radfahren in Ihren Alltag zu integrieren. Das hilft außerdem gegen Stress und wirkt Wunder gegen Müdigkeit bei der Arbeit.
- Machen Sie beim Training immer wieder Pausen zur Regeneration.

---

* * *

Stress, lass nach!

Stress hat keinen guten Ruf. Vor allem unter Herzpatienten gilt er sogar als Killer – nicht von ungefähr. Er treibt den Blutdruck in die Höhe und ruiniert die Blutfettwerte. Aber existiert ein ähnlich eindeutiger Zusammenhang auch für Stress und Krebs?

Viele Krebspatienten vermuten, dass jahrelanger Stress zur Entstehung ihrer Erkrankung beigetragen hat, sei es in Form von toxischen Beziehungen, Konflikten am Arbeitsplatz, finanziellen Schulden oder anderen existentiellen Sorgen. Aber direkte Stressfolgen zu identifizieren, ist gar nicht so einfach, denn Stress geht oft mit ungesunden Verhaltensweisen einher, die selbst ein Krebsrisiko darstellen: einseitige Ernährung, wenig Schlaf, wenig oder gar kein Sport, übermäßige Schreibtischarbeit und häufig auch sehr hohem Alkoholgenuss oder starkem Rauchen, vermeintlich zum Ausgleich und Entspannen. Wer im Stress ist, geht seltener zu Vorsorgeuntersuchungen und nimmt auch körperliche Symptome oft erst sehr viel später ernst. Aber auch wenn man die meisten dieser Störfaktoren berücksichtigt, steht eines außer Frage: Stress erhöht das Risiko, an Krebs zu erkranken und zu sterben[265].

Nach Berücksichtigung der meisten anderen Risikofaktoren zeigte sich in Studien der stabilste Zusammenhang zwischen dauerhaftem Stress und dem Risiko, an Leukämie, Bauchspeicheldrüsen-, Speiseröhren-, Prostata- und Darmkrebs zu erkranken[266]. Für die beiden letztgenannten ist der Effekt sogar dosisabhängig, das heißt: Je höher das Stresslevel, desto größer das Risiko, an einer dieser Krebsarten zu erkranken. Aber auch für viele andere Arten, wie Brustkrebs, wurde bei anhaltendem Stress wiederholt ein erhöhtes Risiko beobachtet. Und auch die Heilungschancen werden durch Stress negativ beeinflusst[267].

Da stellt sich die Frage: Wie »funktioniert« eigentlich Stress? Und warum wirkt er sich so negativ auf unsere körperliche und seelische Gesundheit aus?

Fight or Flight oder: Eine Frage des Überlebens

Das Hormesis-Prinzip haben wir bereits kennengelernt. Nach diesem Prinzip sind kurzzeitige Stressreize wie Sport, Kälte oder Sauerstoffmangel förderlich für unsere Gesundheit, weil sie nützliche Schutzmechanismen aktivieren. Tatsächlich verhält es sich mit psychischem

Stress nicht viel anders – auch wenn nicht unmittelbar einsichtig ist, wofür Stress überhaupt in irgendeiner Weise gut sein sollte. Aber das ist er. Stress ist ein uralter evolutionärer Mechanismus, der uns in brenzligen Situationen das Leben retten kann. Dass seine »gesundheitlichen Vorteile« zunehmend in Vergessenheit geraten sind, ist den begrüßenswerten Umständen geschuldet, dass wir heute nur noch selten in Auseinandersetzungen mit Raubtieren oder rivalisierenden Stämmen geraten. Aber wir müssen nur ein paar tausend Jahre in der Geschichte zurückgehen, um zu erkennen, wie nützlich Stress sein kann.

Haben Sie sich im Zoo auch schon einmal vorgestellt, dass zwischen Ihnen und dem Tiger keine Glasscheibe ist? Als flugunfähiger Mensch, ohne Schalen, Stachel oder Giftzähne, wären wir in einer solchen Situation ziemlich aufgeschmissen. Allein diese Vorstellung reicht mit ein wenig Fantasie, um die Ausschüttung von Adrenalin aus dem Nebennierenmark anzuregen und uns ein leichtes Kribbeln in der Magengegend zu verursachen. Die beiden Stresshormone Adrenalin und Noradrenalin werden nämlich nicht nur bei Gefahr ausgeschüttet, sondern auch schon dann, wenn wir Gefahr nur erwarten oder sie uns vorstellen, wie etwa beim Lesen eines Thrillers oder vor einer wichtigen Prüfung. Aber diese Stresshormone machen uns nicht nur aufgeregt und schreckhaft – sie bewirken auch auf körperlicher Ebene weitreichende Veränderungen: Die Herzfrequenz schnellt nach oben, die Atemwege weiten sich, Blutdruck und Blutzucker steigen deutlich an. Unsere Pupillen werden größer, um die Sicht zu verbessern, insbesondere bei schlechtem Licht oder Dunkelheit. Wir sind schlagartig hellwach und konzentriert, um binnen von Sekunden zu entscheiden: Angriff oder Flucht?

Die Veränderungen, die Stress in unserem Körper auslöst, dienen also dazu, die Leistungsfähigkeit von Organen und Geweben zu erhöhen, die für ein sofortiges Angriffs- oder Fluchtverhalten benötigt werden, wie Herz, Lunge oder Skelettmuskulatur. Doch einmal mehr ist auch hier das Maß entscheidend. So sehr Stress uns in einem bedrohlichen Moment nützen kann, schadet der durch ihn bewirkte hohe Blutdruck auf Dauer der Gesundheit unserer Gefäße. Ebenso ist eine andauernde Bereitstellung hoher Zuckermengen mit gesundheitlichen Risiken und einem erhöhten Krebsrisiko verbunden, wie wir in den vorherigen Kapiteln bereits erfahren haben. Und dauerhafter Stress ist nicht nur deshalb gefährlich, weil er den Blutdruck, den Blutzucker und das Diabetesrisiko erhöht. Er beeinträchtigt auch die Arbeit unseres Immunsystems, dessen Schutzleistung vor Krebs wir dringend benötigen.

Das gestresste Immunsystem

Kurzzeitiger, auch »akuter« Stress genannt, versetzt unser Immunsystem vorübergehend in Alarmbereitschaft. In diesem Punkt ähnelt er dem Sport, denn auch in Stresssituationen ist die Menge an Immunzellen im Blut erhöht. Anders als beim Sport jedoch fällt die Stressreaktion deutlich extremer aus, und auch die Art der Immunzellen, die aus Immunorganen wie dem Knochenmark, Thymus, Milz oder Lymphknoten in das Blut befördert werden, unterscheidet sich. Als Reaktion auf Stress werden vor allem Neutrophile in das Blut mobilisiert, eine Sorte weißer Blutkörperchen, die in der Immunologie als »erste Verteidigungslinie« gilt, weil sie Krankheitserreger zerstört und Botenstoffe aussendet, die andere Immunzellen aktivieren. Zusätzlich übernehmen Neutrophile wichtige Aufgaben bei der Wundheilung. Kommt es zu Verletzungen oder Bisswunden, produzieren sie Substanzen, die Körperzellen zur Vermehrung anregen und Krankheitserreger abtöten, bis die Wunde wieder verschlossen ist und keine Keime mehr eindringen können.

Nicht immer lösten wir Menschen Konflikte hauptsächlich verbal, also durch Worte und Gesetze, wie es heute glücklicherweise in entwickelten Ländern und Kulturen üblich ist. Trotzdem reagiert unser Körper auf Streitigkeiten oder bevorstehende Gefahren noch immer mit denselben archaischen Mechanismen. Die Wut, die Ehepartner bei einer verbal ausgetragenen Auseinandersetzung verspüren, reicht aus, um die Konzentration wichtiger Entzündungsstoffe wie

Interleukin-6 und TNF-α im Blut deutlich zu erhöhen[268]. Je intensiver das Wortgefecht, desto höher die Entzündungswerte. Bei professionellen Rugbyspielern lassen sich bereits zwei Stunden vor einem entscheidenden Match erhöhte Werte des Entzündungsfaktors IL-1β im Blut beobachten[269].

Kurz vor einer Impfung kann intensiver Stress sogar die Antikörperproduktion verbessern[270]. Der alten Volksweisheit, dass man immer dann krank wird, wenn der Stress nachlässt und man sich eigentlich gerade erholen wollte, wohnt also ein Körnchen Wahrheit inne. Aus wissenschaftlicher Sicht wäre natürlich auch die Frage interessant, ob die Art der Gefahr, die wir erwarten oder der wir ausgesetzt sind, auch die Art der Entzündungsstoffe in unserem Blut beeinflusst. Man stelle sich nur mal vor, man könne in Zukunft den Verlauf einer bakteriellen Infektion beschleunigen, indem man mehrmals täglich in einem Thriller liest. Oder den Verlauf einer viralen Infektion, indem man bei einem Fußballmatch mitfiebert.

Noch einmal: Akuter Stress verstärkt die Immunfunktion. Auf Dauer jedoch bewirkt Stress das genaue Gegenteil: Die »adaptive« Immunantwort, die notwendig ist, um Krankheitserreger und Krebszellen gezielt zu erkennen und zu bekämpfen, verschlechtert sich. Der Grund dafür ist die Wirkung eines weiteren Stresshormons namens Cortisol. Wie andere Stresshormone erhöht auch Cortisol den Blutdruck und den Blutzuckerspiegel. Aber auf das Immunsystem übt Cortisol eine andere interessante Wirkung aus, und zwar, indem es stark entzündungshemmend und immunsuppressiv wirkt, sprich: sowohl Entzündungen als auch gezielte Immunantworten unterdrückt, die durch T-Zellen vermittelt werden[271]. Während Adrenalin innerhalb von Sekunden nach einem Stressreiz ausgeschüttet wird, um den Körper in Alarmbereitschaft zu versetzen, erfolgt die Ausschüttung von Cortisol verzögert innerhalb von Minuten bis Stunden nach dem ursprünglichen Stressreiz, um das hochaktive Immunsystem zu drosseln und die Konzentration zirkulierender Entzündungsfaktoren wieder auf Normalniveau zu senken. Die Wirkung des Cortisols hält außerdem deutlich länger an als die des »kurzlebigen« Adrenalins, das unverzüglich abgebaut wird, sowie der Stressreiz verschwindet. Wenn der Körper dauerhaft hohe Mengen an Cortisol produzieren muss, weil er ständig neuen oder wiederkehrenden Stressreizen ausgesetzt wird, stellt sich allerdings ein starker Gewöhnungseffekt gegen die Wirkung des Cortisols ein. Und genau das ist der Zeitpunkt, an dem Stress »pathologisch« wird.

Es konnte gezeigt werden, dass anhaltender sozialer Stress Tiere resistent gegen die entzündungshemmende Wirkung des Cortisols macht. Mäuse, die ununterbrochen sozialem Stress ausgesetzt sind, zum Beispiel, weil die Hierarchie innerhalb ihres Käfigs regelmäßig durch fremde, dominante Männchen gestört wird, haben trotz hoher Cortisolproduktion deutlich erhöhte Entzündungswerte[269]. Und von chronischen Entzündungen wissen wir, dass sie zur Entstehung vieler chronischer Krankheiten, inklusive Krebs, beitragen[272].

Stress in Pillenform

Jeder von uns hat vermutlich schon einmal die entzündungshemmende Wirkung von Kortison am eigenen Leib erfahren – sei es in Form von Salben bei Hautausschlägen, Augentropfen bei Bindehautentzündungen oder Zäpfchen und Tabletten bei schweren allergischen Reaktionen. Die Cortisol-Derivate Kortison, Prednison und Dexamethason sind hochwirksame Medikamente, die zur Behandlung von entzündlichen Erkrankungen, insbesondere bei schweren Autoimmunerkrankungen wie Multipler Sklerose und Ulcerativer Kolitis, eingesetzt werden. Im Grunde ahmen alle diese Salben, Kapseln und Tropfen auf molekularer Ebene jedoch nichts anderes nach als die hochdosierte Wirkung von Stress. Im Fall von Autoimmunerkrankungen und allergischen Reaktionen mag Kortison ein Segen sein, doch um einen nicht geringen Preis: Indem es seine Wirkung entfaltet, unterdrückt es zugleich die adaptive Immunantwort, die an der Beseitigung von Infektionen und Krebszellen beteiligt ist. Und ebenso wie sich der Körper im Fall von anhaltendem Stress an die Wirkung des Cortisols gewöhnt, passt sich der Körper auf Dauer auch an die

Wirkung Cortisol-ähnlicher Medikamente wie Kortison, Prednison und Dexamethason an. Bei dauerhafter Einnahme müssen deshalb immer höhere Dosen eingesetzt werden, um die gleiche therapeutische Wirkung zu erzielen.

Am Beispiel von Kortison wird verständlich, warum Ursachenforschung so wichtig ist. Selbst wenn man ein potentes Medikament wie Kortison zur Hand hat, mit dem sich viele unterschiedliche Erkrankungen vorübergehend in den Griff kriegen lassen, stellt seine Verabreichung doch einen massiven »Rundumschlag« auf das Immunsystem dar und geht mit zahlreichen Nebenwirkungen einher. Besser wäre es deshalb herauszufinden, wie diese Krankheiten funktionieren, um ein Medikament zu kreieren, das nur bestimmte Immunantworten unterbindet und das restliche Immunsystem, das an der Infektionsabwehr und Erkennung von Krebszellen beteiligt ist, möglichst unberührt lässt. Weil aber viele Autoimmunerkrankungen wie Morbus Crohn und Ulcerative Colitis aufgrund der starken chronischen und lokalen Entzündungsreaktionen in den betroffenen Darmabschnitten selbst mit einem stark erhöhten Krebsrisiko einhergehen, ist der Einsatz von Kortison in diesen Fällen gerechtfertigt. Zumindest so lange, bis wir diese Krankheiten endlich verstanden haben und wissen, wie wir sie verhindern und behandeln können.

Der Umgang mit Stress ist entscheidend

Neben Immunzellen tragen auch viele Krebszellen als »Rezeptor« bezeichnete Andockstellen auf ihrer Oberfläche, an die Stresshormone binden und auf diesem Weg das Verhalten der Krebszellen beeinflussen können. Vor allem Krebszellen in Brust-, Prostata- und Lungentumoren tragen häufig hohe Mengen an Adrenalinrezeptoren auf ihrer Oberfläche, die durch Adrenalin aktiviert werden. Die Erforschung der Auswirkungen von Stress auf das Krebswachstum und -risiko wurde entscheidend durch eine Gruppe von gebräuchlichen Wirkstoffen erleichtert, deren Angriffsziel der Adrenalinrezeptor ist. Diese Medikamente sind unter dem Namen »Beta-Blocker« bekannt und werden seit Jahrzehnten zur Behandlung von Bluthochdruck und anderen Herz-Kreislauf-Erkrankungen eingesetzt.

Beta-Blocker verhindern, dass Adrenalin an die Adrenalinrezeptoren von Blutgefäßen, im Herzen und in anderen Organen bindet, wodurch sich die Gefäßmuskulatur entspannt und der Blutdruck sinkt. Aber diese Wirkstoffe könnten noch eine viel weitreichendere Wirkung haben – zum Beispiel erkranken Männer, die regelmäßig Beta-Blocker einnehmen, seltener an Prostatakrebs. Anhaltender Stress oder die Gabe von Adrenalin verstärken das Wachstum von Prostatatumoren bei Mäusen[273]. Aber auch viele andere Krebszellen reagieren auf eine Stimulation mit Adrenalin mit einem beschleunigten Wachstums- und Metastasierungsverhalten[274, 275].

Prostatakrebs ist eine der Krebsarten, die laut einer Vielzahl von Studien maßgeblich durch Stress gefördert wird. Bei Männern erhöht ein als stressig empfundener Arbeitsplatz deutlich das Risiko, vor dem 65. Lebensjahr an Prostatakrebs zu erkranken[276]. In diesen Studien war jedoch nicht entscheidend, wie hoch die Belastung oder die Anzahl an Arbeitsstunden in Wirklichkeit war, sondern lediglich, als wie stressreich die Arbeit »empfunden« wurde. Dasselbe gilt für Brustkrebs bei Frauen. Einschneidende Lebensereignisse wie Jobverlust oder der Tod eines nahen Familienangehörigen haben nur dann einen messbaren Einfluss auf das Brustkrebsrisiko, wenn sie auch als extrem stressreich wahrgenommen werden[277]. Vielmehr als widrige Lebensbedingungen und Lebensereignisse selbst, die uns belasten, bestimmt also unser Umgang mit ihnen, ob sie uns krank machen oder nicht. Dieser Zusammenhang gilt scheinbar insbesondere für geschlechtsspezifische Krebserkrankungen wie Brust- und Prostatakrebs[278].

In Zukunft könnte es einen einfachen Test geben, um Patienten mit einer dauerhaft hohen Stressbelastung zu erkennen und körperliche Stressfolgen rechtzeitig zu verhindern. Die im Körper produzierte Cortisolmenge lässt sich nämlich leicht anhand der Menge des Hormons im Haar bestimmen: Ein Zentimeter Haar nahe der Haarwurzel verrät uns den durchschnittlichen Cortisolwert des vergangenen Monats, ein drei Zentimeter langes Haarsegment den Wert der vergangenen drei Monate[279]. Die im Haar gemessene Cortisolmenge korreliert dabei sogar mit anderen Krebsrisikomarkern wie einem erhöhten BMI, Blutzucker oder Insulinwerten.

Wege aus der Krise – Der richtige Umgang mit Stress

Indem wir lernen, besser mit Stress umzugehen, können wir Einfluss auf unser Krebsrisiko nehmen. Als Maß für die persönliche Stressbelastbarkeit gilt die sogenannte Stressresilienz. Sie beschreibt, wie gut wir mit Stress und belastenden Situationen umgehen, uns wieder von ihnen erholen und zu unserem inneren Gleichgewicht zurückkehren.

Methoden wie »achtsamkeitsbasierte Stressreduktion« *(Mindfulness-based Stress Reduction)* können die Resilienz verbessern und körperliche Stressfolgen wie erhöhte Cortisol- und Blutzuckerspiegel und sogar Depressionen nachweislich reduzieren[280-283]. Das Ziel dieser Methode ist es, das Bewusstsein auf die Gegenwart zu fokussieren und den Augenblick mit einer Mischung aus Neugier, Offenheit und Akzeptanz wahrzunehmen. Eine offene und neugierige Lebenseinstellung wurde in unzähligen Studien mit einer verbesserten Gesundheit und niedrigeren Sterbewahrscheinlichkeit assoziiert[284-288]. Sich für die Gegenwart zu interessieren und an Kleinigkeiten zu erfreuen, ist also gesünder, als sich über die Vergangenheit zu ärgern oder sich vor der Zukunft zu fürchten. Ganz im Sinne Voltaires, der sinngemäß gesagt hat, er habe sich in seinem Leben dafür entschieden, glücklich zu sein, weil dies der Gesundheit zuträglicher sei, als Trübsal zu blasen.

Eine Vielzahl wissenschaftlicher Studien hat in der Vergangenheit gezeigt, dass Stress weniger negative Auswirkungen auf die Gesundheit und insbesondere den Cortisolspiegel hat, wenn Stressreize als Herausforderung statt als Bedrohung betrachtet werden.[290] Wer anspruchsvolle Aufgaben und Situationen als Herausforderung sieht *(Challenge Response)*, der sucht motivierter und aktiver nach Lösungsansätzen und Strategien, um mit einer Krise umzugehen. Wer Stress hingegen als Bedrohung empfindet *(Threat Response)*, zeigt häufig eine höhere körperliche Stressreaktion und geht oft passiver und ängstlicher mit Problemen um.

Egal, wie groß und unüberwindbar die Steine sind, die das Leben uns in den Weg legt, wir können selbst entscheiden, ob unser Weg an solchen Hindernissen endet. Manchmal gelingt es, sie zu überwinden – und wo das nicht der Fall ist, können wir immer auch einen anderen Weg wählen. Doch für welchen Weg wir uns je entscheiden, überall gibt es Neues und Schönes zu entdecken, woran wir uns erfreuen können. Und wie im Fall einer echten Wanderung, ist am Ende doch am allerentscheidendsten, – mit »wem« wir diesen Weg bestreiten.

Das Wichtigste in Kürze

- Dauerhafter Stress erhöht das Krebsrisiko, insbesondere für Leukämie, Darm-, Prostata-, Pankreas- und Speiseröhrenkrebs. Auch die Heilungschancen leiden unter Stress.
- Stress begünstigt andere krebsfördernde Verhaltensweisen wie einseitige Ernährung, Bewegungsmangel, wenig Schlaf, Zigaretten- und Alkoholkonsum.
- Bei akutem Stress versetzen Stresshormone wie Adrenalin und Noradrenalin das Immunsystem in Alarmbereitschaft und verbessern die Versorgung von Organen, die wir in einer gefahrvollen Situation benötigen.
- Auch verbale Auseinandersetzungen oder Gefahren, die wir uns vorstellen, sind ausreichend, um eine starke körperliche Stressantwort zu provozieren.
- Das Stresshormon Cortisol wirkt später und länger als Adrenalin und Noradrenalin. Cortisol senkt nach einer akuten Stressphase das hochaktive Immunsystem und die Entzündungswerte wieder auf Normalniveau.
- Bei dauerhaftem Stress wird der Körper resistent gegen die entzündungshemmende Wirkung des Cortisols, mit der Folge, dass die Entzündungswerte dauerhaft erhöht bleiben. Gleichzeitig leidet die Immunabwehr und die Infektanfälligkeit nimmt zu.

- Adrenalin kann direkt das Wachstumsverhalten und die Metastasierung von Krebszellen beeinflussen.
- Beta-Blocker senken den Blutdruck, indem sie verhindern, dass Adrenalin an seine Zielzellen andockt. Bei langjähriger Einnahme wird bei Männern auch ein reduziertes Prostatakrebsrisiko beobachtet.
- Nicht die Stressbelastung bestimmt unser Krebsrisiko, sondern wie wir Stress empfinden und mit ihm umgehen. Die Fähigkeit, sich belastenden Situationen zu stellen und sich von ihnen zu erholen, wird als Stressresilienz bezeichnet.

Hands-on

Hand aufs Herz: Wie oft halten Sie im Alltag inne und erfreuen sich an dem, was Sie gerade tun, und sind dankbar für das, was Sie haben? Wenn Sie gerade im Stress sind, lassen Sie die Welt kurz warten und lesen Sie diese folgenden Tipps – Ihr Körper wird es Ihnen danken:

- Begegnen Sie der Welt, wann immer möglich, mit Neugier, Offenheit und Akzeptanz. Dadurch werden Sie nicht nur angenehmer für sich selbst und für Ihre Mitmenschen, sondern reduzieren auch Ihr Sterberisiko.
- Methoden wie die achtsamkeitsbasierte Stressreduktion können Ihnen dabei helfen, Ihre Stressresilienz zu verbessern, indem sie ein auf die Gegenwart fokussiertes Bewusstsein fördern.
- Ärgern Sie sich nicht über die Vergangenheit und sorgen Sie sich nicht um die Zukunft – zumindest nicht mehr als nötig. Fokussieren Sie sich darauf, was Sie haben, und gehen Sie die Dinge, die Sie lösen können, nacheinander an – Schritt für Schritt. Durch Stress wird nichts besser und nichts leichter.
- Treiben Sie regelmäßig Sport. Bewegung hilft beim Stressabbau.
- Schlafen Sie mindestens sechs Stunden pro Nacht, denn Schlafmangel reduziert Ihre Stressbelastbarkeit. Manche Probleme lösen sich tatsächlich im Schlaf. Meistens in Form von guten Ideen.
- Versuchen Sie, Stress als eine Herausforderung zu sehen, an der Sie wachsen können, und versuchen Sie das, was Ihnen widerfahren ist, in etwas Gutes zu verwandeln.

- Und zum Schluss noch eine heilsame Erkenntnis des wunderbaren Karl Valentin, die mir in schon so manchen Stresssituationen sehr geholfen hat: »Jedes Ding hat drei Seiten: eine gute, eine schlechte – und eine komische.«

---

* * *

Wundermittel Schlaf

Schlaf kann wahre Wunder bewirken. Oft lösen sich Probleme, Sorgen und Entscheidungen, die uns unlösbar erscheinen, ganz von selbst, wenn wir »eine Nacht darüber schlafen«. Dieselbe Welt, die uns mit ihren Sorgen und Nöten abends noch unerträglicher belastet, kann uns am nächsten Morgen wieder lebens- und liebenswert erscheinen. Gleichzeitig besteht eine starke Wechselwirkung zwischen unserem seelischen Wohlbefinden und der Schlafqualität. Ohne Sorgen und Ängste schläft man »wie ein Baby«. Aber wenn wir Stress oder Kummer haben, leidet darunter häufig auch die Schlafqualität, was zur Folge hat, dass unsere Stressbelastbarkeit sinkt und wir übellaunig und gereizt werden. Die Liste an Erkrankungen, die durch Schlafmangel verursacht werden, ist lang und umfasst unter anderem Bluthochdruck, Herz-Kreislauf-Erkrankungen, Übergewicht, das metabolische Syndrom, Diabetes mellitus Typ II und Krebs[291]. Dabei scheinen Schlafstörungen insbesondere das Risiko für Brust-, Darm- und Prostatakrebs zu erhöhen, was sich an einer erhöhten Inzidenz dieser Krebserkrankungen bei Nachtarbeitern und Krankenschwestern im Schichtdienst beobachten lässt[292–294]. Seit 2019 wird Nachtschichtarbeit von der Internationalen Agentur für Krebsforschung aus diesem Grund als Gruppe-II-Karzinogen eingestuft und gilt somit als »wahrscheinlich krebserregend«[295, 296].

Aber wie genau wirkt sich Schlaf auf das Krebsrisiko aus? Und wie viel Schlaf gilt eigentlich als optimal?

Schlaf wirkt entzündungshemmend

Die herausragende Bedeutung von Schlaf für unsere Gesundheit zeigt sich erst dann, wenn er uns über längere Zeit verwehrt bleibt. Die Tatsache, dass man an Schlafmangel sogar sterben kann, ist jedem bekannt. Sie bedeutet, dass Schlafmangel innerhalb kürzester Zeit gravierende gesundheitliche Veränderungen in unserem Körper verursacht. Tatsächlich ist nicht genau bekannt, wie lange Menschen eigentlich schlaflos überleben können. Der Weltrekord für die längste Zeit, die ein Mensch jemals ohne Schlaf überstanden hat, liegt seit 1986 bei elf Tagen[297].

Hochinteressante Erkenntnisse über die Folgen von Schlafmangel lieferte der Wissenschaft eine sehr seltene Krankheit namens Fatale Familiäre Insomnie (FFI), bei der es durch eine Genmutation zu einer schweren Schlafstörung kommt, die immer weiter fortschreitet, bis die Patienten überhaupt nicht mehr in den Schlaf finden können und innerhalb weniger Monate an schweren neurologischen und körperlichen Schäden versterben. Kennzeichnend für die Endphase dieser Erkrankung ist eine starke Entzündung des Gehirns, eine sogenannte Neuroinflammation. Diese bedeutet eine erhöhte Produktion von Entzündungsstoffen im gesamten Körper und eine Zunahme autoimmunologischer Reaktionen. FFI-Patienten zeigen mit außergewöhnlicher Deutlichkeit, dass das Immunsystem durch Schlafmangel vollkommen außer Kontrolle gerät und zunehmend körpereigene Strukturen anzugreifen beginnt[298, 299].

Kürzlich konnten die Auswirkungen von dauerndem Schlafmangel erstmals auch bei Mäusen beobachtet werden. Nach etwa vier Tagen mit praktisch keinem Schlaf starben etwa 80 Prozent aller Mäuse an einem extremen Entzündungszustand, der an einen Zytokinsturm erinnert. So nennt man die lebensgefährliche Überproduktion von Entzündungsstoffen, die als gefürchtete Komplikation bei schweren Virusinfektionen oder bei einer Sepsis auftreten kann. Unbehandelt endet ein Zytokinsturm oft tödlich. Weil Entzündungsstoffe die Blutgefäße weiten und die Durchlässigkeit der Gefäßwände erhöhen, kommt es zu einem Verlust von Flüssigkeit aus dem Blutkreislauf in das Gewebe. Dadurch kann der Blutdruck nicht mehr aufrechterhalten werden und das Herz die Organe nicht mehr ausreichend versorgen. Es kommt zum Organversagen und letztendlich zum Tode. Beeindruckenderweise war es möglich, diese Symptomatik dramatisch abzumildern, indem die Wirkung eines einzelnen Entzündungsstoffs namens Prostaglandin D2 (PGD2) unterbunden wurde.

Was ist der Grund? PGD2 ist normalerweise an der Regulation unseres Schlafverhaltens beteiligt. Gemeinsam mit weiteren Entzündungsstoffen (TNF-α und IL-1β) und dem Müdigkeitshormon Melatonin steigt sein Wert im Laufe des Tages kontinuierlich an. Die Beteiligung von Entzündungsstoffen am Schlafverhalten erklärt, warum uns sowohl Erkrankungen als auch sportliche Verausgabungen so verdammt müde machen können. Indem Entzündungsstoffe das Müdigkeitsgefühl verstärken, zwingen sie uns zur Erholung, die der Körper vermutlich benötigt, um Reparaturarbeiten zu erledigen, die im Laufe des Tages oder während des Trainings angefallen sind, oder, im Krankheitsfall, um Infektionen effizienter zu bekämpfen. Starke Müdigkeit gilt deshalb auch als Warnsymptom für Krebserkrankungen, denn sie weist möglicherweise auf eine andauernde Entzündungsreaktion im Körper hin und auf die Arbeit des Immunsystems innerhalb eines Tumors. Während des Schlafes fährt unser Immunsystem herunter, und auch die Entzündungswerte werden wieder gesenkt.

Mit einem niedrigen Entzündungsniveau starten wir also in den Tag, weshalb Erkrankungen morgens meistens weniger schlimm sind als abends, und auch das Fieber gegen Abend in der Regel steigt. Weil wir uns im Schlaf nicht, oder kaum bewegen, nimmt außerdem die Menge an Immunzellen in der Zirkulation ab. Die Verlangsamung von Blutfluss und Atmung trägt vermutlich ebenfalls zu diesem Effekt bei.

Interessanterweise beruht auch die Wirkung von Aspirin und anderen entzündungshemmenden Medikamenten, wie Ibuprofen, auf ihrer Fähigkeit, die PGD2-Herstellung zu blockieren. Dies könnte nicht nur erklären, warum krankheitsbedingte Erschöpfung und Müdigkeit unmittelbar nachlassen, wenn wir bei Erkältungen oder anderen Infektionen Aspirin einnehmen, sondern möglicherweise noch viel weitreichendere Anwendungsmöglichkeiten eröffnen. Vielleicht ließe sich ein Teil der gesundheitsschädlichen Wirkung von Schlafmangel durch die Einnahme von Medikamenten abfedern, die die PGD2-Produktion blockieren. Dieser Gedanke ist besonders interessant mit Blick auf die Tatsache, dass Aspirin in epidemiologischen und experimentellen Studien wiederholt eine starke präventive Wirkung auf die Krebsentstehung zeigt.

Zu viel Schlaf ist auch nicht gesund

Evolutionär ergibt es vermutlich Sinn, dass das Immunsystem im Schlaf gedrosselt wird, es verbraucht, wie bereits erwähnt, extrem viel Energie. Weil die Gefahr für Verletzungen und Auseinandersetzungen im Schlaf vergleichsweise gering ist, kann sich das Immunsystem diesen »Sparmodus« erlauben. Dieser Zusammenhang bietet eine plausible Erklärung für das Phänomen, dass »zu viel« Schlaf ebenfalls mit einem erhöhten Krebsrisiko einhergeht. Schlaf verbessert das Überleben von Krebspatienten nur in moderaten Dosen[300]. Sowohl eine zu kurze als auch eine zu lange Schlafdauer geht mit einer erhöhten Krebssterblichkeit einher. Die geringste Krebssterblichkeit lässt sich bei einer täglichen Schlafdauer von nur etwa 6,5 Stunden beobachten[301]. Allgemein wird eine Gesamtschlafdauer von sieben Stunden empfohlen, um eine optimale Gesundheit zu fördern, wobei das persönliche Schlafoptimum je nach Alter und individuellem Bedarf von diesem Wert abweichen kann[302]. Die niedrigste Gesamtsterblichkeit wird ebenfalls bei einer Schlafdauer von ungefähr 7 bis 7,9 Stunden beobachtet[303, 304].

Dabei gilt es zu beachten, dass die benötigte und gesunde Schlafdauer im Laufe des Lebens abnimmt. Kinder benötigen deutlich mehr Schlaf als Erwachsene. Neugeborene Babys schlafen noch fast den ganzen Tag, während wir im Alter immer weniger Schlaf brauchen. Es ist also in Ordnung, weniger zu schlafen, wenn man schon etwas älter ist und sich dabei fit fühlt. Die gesunde Schlafmenge liegt also deutlich unter dem, was viele von uns sich unter »ausreichendem Schlaf« vorstellen.

Hier gilt es ein weiteres Mal zu differenzieren. Der Zusammenhang zwischen wenig Schlaf und einer erhöhten Gesamtsterblichkeit ist zwar geringer als es etwa für Übergewicht oder Bewegungsmangel der Fall ist[304]. Trotzdem zeigen sich ab neun Stunden Schlaf pro Nacht deutlich negative gesundheitliche Auswirkungen auf die Gesamtsterblichkeit, und auch die Krebssterblichkeit nimmt signifikant zu. Dabei sind die negativen gesundheitlichen Auswirkungen von »zu viel Schlaf« auf das Sterblichkeitsrisiko statistisch bedeutender als die von »zu wenig Schlaf«[304]. Wenn Sie sich also entscheiden müssten, scheint zu wenig Schlaf die bessere Wahl zu sein, möge es unseren persönlichen Vorlieben auch noch so sehr widerstreben. (Und ja, mir ist bewusst, dass ich mich zunehmend unbeliebt bei Ihnen mache – aber das sind leider die Daten.)

Zum Glück gibt es überzeugende Argumente, die Ihnen auch nach als zu kurz empfundenen Nächten helfen werden, gut gelaunt aufzustehen. Sowohl bei Mäusen als auch bei Menschen metastasieren Brustkrebszellen bevorzugt im Schlaf[305]. Mäuse, deren nächtlicher Schlaf gestört wurde, hatten in einer Studie weniger Tumorzellen in ihrer Zirkulation, und die Verabreichung des Schlafhormons Melatonin erhöhte die Menge von Krebszellen in ihrem Blut. Diese Beobachtungen scheinen im Widerspruch zu der allgemeinen gesundheitsförderlichen Wirkung von Schlaf und Melatonin zu stehen, könnten aber durch die reduzierte Immunfunktion während der Nacht erklärt werden. Bisher sind diese neuen Ergebnisse nicht vollständig verstanden, aber bis dies der Fall sein wird, können wir uns auf die Aussagen großer epidemiologischer Studien verlassen, die allesamt sagen: Zu viel Schlaf ist nicht gesund. Den größten gesundheitlichen Nutzen hat eine moderate Schlafmenge.

Das Wichtigste in Kürze

- Die Qualität unseres Schlafes bestimmt, wie belastbar wir im Alltag sind.
- Schlafmangel gilt als Risikofaktor für Herz-Kreislauf-Erkrankungen,

Übergewicht, das metabolische Syndrom, Diabetes mellitus Typ II und Krebs. Insbesondere das Risiko für Brust-, Darm-, und Prostatakrebs steigt bei Schlafmangel an.

- Im Laufe des Tages steigt die Menge an Müdigkeit verursachenden Entzündungsstoffen und Hormonen in unserem Blut an. Im Schlaf werden die Entzündungsstoffe wieder gesenkt, weshalb wir uns bei Erkrankungen und Fieber morgens meist frischer fühlen.
- Schlaf spielt eine übergeordnete Rolle für die Regulation des Immunsystems. Extremer Schlafmangel ist tödlich, weil er eine starke systemische Entzündungsreaktion verursacht.
- Die geringste Krebssterblichkeit lässt sich bei einer täglichen Schlafdauer von nur etwa 6,5 Stunden beobachten, die niedrigste Gesamtsterblichkeit bei einer Gesamtschlafdauer von etwa 7 bis 7,9 Stunden.
- Mehr als neun Stunden Schlaf pro Nacht wirken sich negativ auf die Gesundheit aus und gehen mit einer erhöhten Gesamtsterblichkeit sowie einem erhöhten Krebsrisiko einher.

Hands-on

Hand aufs Herz: Schlafen Sie unregelmäßig, und wenn ja, dann am liebsten gleich bis zum nächsten Mittag? Hier ein paar Tipps für eine gesunde Schlafroutine, die ihr Leben verlängert und das Krebsrisiko senkt:

- Schlafen Sie regelmäßig 6,5 bis 7,5 Stunden pro Nacht.
- Vermeiden Sie es, weniger als sechs oder mehr als neun Stunden zu schlafen.
- Freuen Sie sich morgens auf eine Tasse warmen Kaffee oder Tee, das hilft, aus dem Bett zu kommen und bringt den Stoffwechsel in Schwung.
- Um Ihre Schlafqualität zu optimieren, versuchen Sie, immer zu einer ähnlichen Zeit ins Bett zu gehen.
- Essen Sie abends keine schweren Mahlzeiten und trinken Sie keinen Alkohol. Ein warmer Tee ist weniger belastend für den Körper und entspannt.

- Treiben Sie tagsüber Sport und gehen Sie an die frische Luft. Tageslicht unterstützt den Tag-Nacht-Rhythmus, Bewegung macht müde und verbessert den Schlaf.
- Vermeiden Sie die Einnahme von Schlafhormonen wie Melatonin. Daten weisen darauf hin, dass sie eine Rolle bei der Metastasierung spielen könnten.
- Gerade, wenn Sie schon älter sind, ist es in Ordnung, wenn Sie weniger Schlaf benötigen. Setzen Sie lieber auf die oben genannten Methoden, um Ihre Schlafqualität zu verbessern.
- Beachten Sie, dass Kinder und Jugendliche deutlich mehr Schlaf benötigen als Erwachsene. Babys und Kleinkinder dürfen, und sollen, viel schlafen. Auch Grundschulkinder benötigen noch etwa neun bis zwölf Stunden Schlaf pro Nacht.

---

* * *

BESSER FRÜHER ALS ZU SPÄT

Vorsorge, Früherkennung und Impfungen

Vor ein paar Jahren musste eine Freundin von mir aufgrund einer fortgeschrittenen Eileiterschwangerschaft notoperiert werden. Eine Eileiterschwangerschaft kann jede Frau treffen und entsteht, wenn eine Eizelle es nach der Befruchtung nicht bis in die Gebärmutter schafft und sich stattdessen bereits im Eileiter einnistet. Weil eine solche Schwangerschaft tödlich ausgehen kann, muss sie chirurgisch beendet werden. Als meine Freundin nach diesem traurigen Eingriff aus der Narkose erwachte, fragte die diensthabende Krankenschwester sie: »Sie wissen schon, dass Sie einen Schatten auf der Leber haben?«

Die Art und das Timing dieser Krebsdiagnose lassen natürlich zu wünschen übrig. Trotzdem können solche zufälligen Befunde Leben retten und haben es in der Vergangenheit auch ungezählte Male getan. Denn Krebs wird oft durch einen Zufallsbefund erkannt. Bei meiner Freundin stellte sich der »Schatten« glücklicherweise nur als Hämangiom heraus – also als ein Tumor, der hauptsächlich aus Blutgefäßen besteht und in den allermeisten Fällen gutartig ist. Aber nicht nur gutartige Hämangiome, auch bösartige Krebserkrankungen beginnen mit normalen und gesunden Körperzellen. Deshalb gibt es für alle Krebserkrankungen ein Stadium, in dem sie sehr gut heilbar sind. Eine Krebsdiagnose ist darum kein Todesurteil – dies ist nur dann der Fall, wenn sie zu spät gestellt wird.

Das aber bedeutet, dass sehr viele Menschen, ohne es zu wissen, mit einer Krebserkrankung leben, die noch bestens behandelbar ist. Und das bedeutet ferner, dass wir noch sehr viel mehr Menschenleben retten könnten, wenn es uns gelänge, bösartige Tumore frühzeitig zu erkennen und zu stoppen.

Keine Zeit für Vorsorge?

Etwa 80 Prozent der deutschen Bevölkerung gibt an, über das Angebot der Krankenkassen zur Krebsfrüherkennung Bescheid zu wissen. Aber deutlich weniger Menschen nutzen dieses Angebot. Nur 67 Prozent aller Frauen und sogar nur 40 Prozent aller Männer machen hierzulande regelmäßig von den kostenlosen Vorsorgeuntersuchungen zur Krebsfrüherkennung Gebrauch[306]. Die Tatsache, dass ein Großteil der Bevölkerung die angebotenen Früherkennungsuntersuchungen zwar kennt, aber nicht in Anspruch nimmt, zeigt in aller Deutlichkeit, dass es sich hier nicht um eine Wissenslücke handelt, sondern um ein weitaus gravierenderes Problem.

Entweder haben wir Wissenschaftler nicht vermitteln können, welche tödliche Bedrohung die Krebsgefahr bedeutet; oder, noch schlimmer, der Schutz der Gesundheit und die Gesundheitsförderung haben in unserer Leistungsgesellschaft einen so geringen Stellenwert, dass ein Großteil der Bevölkerung sich nicht darum kümmert. Vielleicht halten auch manche Menschen es nicht gerade für förderlich, wenn sie sich vor ihrem Arbeitgeber oder den Kollegen rechtfertigen müssen, weil sie eine Früherkennungsuntersuchung in Anspruch nehmen – und wer möchte dafür schon seine Urlaubstage opfern? Dabei handelt es sich bei jeder dieser Untersuchungen, auch und besonders bei der Darmspiegelung, um einen kostenlosen Lottoschein, bei dem man nur gewinnen kann – und zwar sein Leben.

Brustkrebs, Darmkrebs und Prostatakrebs sind die häufigsten Krebsarten in Deutschland und fordern jährlich die meisten krebsbedingten Todesfälle. Nur etwa die Hälfte aller Männer geht regelmäßig zur Darmspiegelung, und nur etwa 40 Prozent machen von dem jährlichen Angebot einer rektalen Tastuntersuchung zur Erkennung von Prostatakrebs Gebrauch[306]. Wenn Sie das Buch bis zu dieser Stelle gelesen haben, dann wissen Sie, warum diese Zahlen eine Katastrophe sind – und sind im Idealfall hinreichend motiviert, keine Vorsorgeuntersuchung mehr verstreichen zu lassen.

Um Ihnen diese Aufgabe zu erleichtern, möchte ich in diesem Kapitel noch einmal die Krebsfrüherkennungs-Angebote zusammenfassen, die es in Deutschland gibt, verbunden mit einer Übersicht, ab wann man diese nutzen kann. Neben diesen Früherkennungs-Checks, auf die jeder Kassenpatient regelmäßig Anspruch hat, gibt es noch eine Reihe anderer Untersuchungen, die Risikopatienten zur Verfügung stehen, falls ein Verwandter ersten Grades sehr früh an Krebs erkrankt oder eine genetische Veranlagung bekannt ist.

Aber Krebs muss nicht notwendigerweise von einem Arzt erkannt werden. Auch Sie selbst können einen wichtigen Beitrag zur Früherkennung bei sich und anderen leisten, wenn Sie die wichtigsten Symptome und Frühwarnzeichen kennen, die auf eine Krebserkrankung hinweisen. Etwa 50 bis 75 Prozent aller Brusttumore werden zufällig entdeckt, durch eigenes Abtasten oder durch den Partner – sogar bei Frauen, die regelmäßig an der Mammographie teilnehmen[307, 308].

Das bedeutet: Früherkennung ersetzt nicht Selbstfürsorge! Die Warnzeichen, die jeder kennen sollte, habe ich deshalb unter dem Abschnitt »Krebs-Symptome« aufgelistet und diese, um Ihnen die Orientierung zu erleichtern, nach Altersstufen und Geschlecht sortiert. Sollten Sie eines oder sogar mehrere der aufgeführten Symptome bei sich oder jemand anderem feststellen, dann bestehen Sie darauf, dass diese Symptome ernst genommen werden. Auch wenn Sie mit 30 oder 40 Jahren noch zu jung für die regelmäßige Darmspiegelung sind: Wenn Sie regelmäßig Blut im Stuhl haben und dazu vielleicht sogar noch Schmerzen verspüren, haben Sie Anspruch auf eine Darmspiegelung – und sollten auch darauf bestehen. Selbst wenn es unwahrscheinlich ist, dass es sich dabei um Krebs handelt – Sie haben nur ein Leben. Harmlose Hämorrhoiden sind in diesem Alter sehr viel häufiger als Darmkrebs – aber gerade diese Hoffnung, es wird schon nichts Ernsthaftes sein, hat schon vielen Menschen das Leben gekostet.

Im Zweifelsfall also gilt: abklären lassen – statt bangen und hoffen.

Impfen gegen Krebs?

Weltweit werden etwa 20 Prozent aller Krebserkrankungen durch Infektionen verursacht. Bekannte Beispiele sind Hepatitis-B-Viren als

Ursache von Leberkrebs, *Helicobacter pylori (H. pylori)* als Ursache von Magenkrebs oder Humane Papillomaviren (HPV) als Ursache von Gebärmutterhalskrebs. Dieser hohe Prozentsatz bedeutet, dass wir einen Großteil aller Krebserkrankungen durch eine bessere Immunabwehr, Vorsichtsmaßnahmen oder Impfungen verhindern können. Allein durch das Impfen gegen Hepatitis B und HPV könnten jährlich weltweit mehr als eine Million Krebsfälle verhindert werden[309].

Anders als die meisten anderen Maßnahmen zur Krebsprävention, die ich in diesem Buch aufgeführt habe, verlangen Impfungen keine Verhaltensänderung von uns, wir müssen lediglich aktiv einen Arzt aufsuchen. Im Prinzip zählen sie zu den sogenannten Immuntherapien, da sie darauf abzielen, einen langfristigen Schutz vor den Erregern der jeweiligen Krebserkrankungen in unserem Körper aufzubauen. Impfungen sind vielleicht ein bisschen unangenehm und ihr Nutzen wird nicht sofort ersichtlich. Doch täuschen wir uns nicht: Zwischen einer symptomlos verlaufenden Infektion und der Diagnose einer Krebserkrankung liegen meist Jahre oder sogar Jahrzehnte. Hinzu kommt, dass viele Menschen nicht wissen, dass eine Krebserkrankung durch eine Infektion entstehen kann. Selbst wenn man es schon mal gelesen oder gehört hat, passt diese Tatsache schlecht zu dem alten Bild von Krebs als einer rein genetisch bedingten Erkrankung. Solange wir denken, dass Krebs hauptsächlich durch Mutationen, Strahlung oder Karzinogene zum Ausbruch kommt – wieso sollten Infektionen dann zur Krebsentstehung beitragen?

Die Antwort lautet: Weil Infektionen, die unser Immunsystem nicht in den Griff bekommt, auf Dauer krebsfördernde Entzündungen in den betroffenen Geweben verursachen. Krebserregende Infektionen sind also ein weiteres Beispiel von vielen für die herausragende und gefährliche Rolle, die dauerhafte Entzündungen bei der Krebsentstehung spielen. Aber nicht nur die Entzündungsreaktion, die den Kampf des Immunsystems mit dem Erreger begleitet und auf Körperzellen mit schädigenden und wachstumsfördernden Substanzen einwirkt, ist gefährlich. Einige Viren fördern die Vermehrung von Körperzellen, und somit die Krebsentstehung, auch ganz aktiv.

Humane Papillomaviren (HPV) beispielsweise infizieren die Zellen unserer Schleimhäute im Mund-, Rachen-, Genital- und Analbereich. Sie erhöhen dort das Krebsrisiko, weil sie den Vermehrungszyklus der infizierten Zellen ankurbeln und gleichzeitig deren Kontrollmechanismen blockieren, wie beispielsweise den »Wächter des Genoms«, p53 [82]. Das Ganze hat für Viren einen Nutzen, denn bei jeder Zellteilung wird auch ihre eigene virale DNA vermehrt, die Papillomaviren kurz nach dem Eintritt in die Körperzelle in das menschliche Erbgut einbauen. Viren, die sich auf diese Weise vor dem Immunsystem verstecken und ihre Wirtszelle dazu bringen, sich öfter zu teilen, werden besser vermehrt und sind evolutionär erfolgreicher.

Als Wirt holen wir uns mit solchen Gästen allerdings den Teufel ins Haus. Deaktivierte Sicherheitssysteme in Kombination mit einem hyperaktiven Zellzyklus beschleunigen die Ansammlung genetischer Mutationen und epigenetischer Veränderungen enorm[310]. Weil Viren von unserem Immunsystem zudem nicht gänzlich unbemerkt bleiben, wird die Infektion von einer anhaltenden Entzündungsreaktion begleitet, die als starker Krebsförderer auf die Zellen am Gebärmutterhals oder anderer infizierter Schleimhäute einwirkt. Eine HPV-Infektion gilt deshalb als krebserregend und gleichzeitig auch als krebsfördernd – und HPV betrifft bei weitem nicht nur Frauen.

Erinnern Sie sich an die Krebsdiagnose des Hollywood-Schauspielers Michael Douglas im Jahr 2010? Er gab öffentlich bekannt, dass er an einer fortgeschrittenen bösartigen Krebsart im Bereich der Zunge und des Rachens litt. Die Ursache war eine HPV-Infektion, die er sich laut eigener Aussage beim Oralverkehr zugezogen hatte. Das sorgte für Furore, allerdings trat dadurch der eigentliche Wert dieser ehrlichen Aussage in den Hintergrund: HPV ist nicht nur Frauensache. Auch Krebserkrankungen am Penis, im Analbereich und an allen anderen Schleimhäuten können durch HPV verursacht werden, wenn diese Bereiche mit anderen HPV-infizierten Haut- oder Schleimhautbereichen in Kontakt kommen. Da HPV über die Haut und nicht mit dem Sperma übertragen wird, reichen Kondome nicht aus, um sich vor einer Infektion zu schützen.

HPV ist weltweit für bis zu fünf Prozent aller Krebsfälle verantwortlich[311]. Bei etwa 20 Millionen neuen Krebsfällen pro Jahr ergibt dieser Prozentsatz die haarsträubende Zahl von einer Million. Damit kommt HPV prozentual eine ähnlich bedrohliche Bedeutung zu wie Alkohol, UV-Strahlung oder Umweltgiften[312–314]. Obwohl der Zusammenhang zwischen HPV und Krebs inzwischen sogar wissenschaftlich besser fundiert ist als der zwischen Rauchen und Lungenkrebs, machen noch immer sehr wenige junge Menschen von der freiwilligen HPV-Impfung Gebrauch[315, 316].

Nur etwa die Hälfte aller Mädchen und nur 27 Prozent aller Jungen in Deutschland sind gegen HPV geimpft[317]. Dabei gehen Schätzungen davon aus, dass in Deutschland etwa 35 Prozent der Frauen im Alter von 20 bis 25 Jahren mit einem onkogenen HPV-Typen infiziert sind, also den krebserregenden Erreger in sich tragen[318]. Die Wahrscheinlichkeit, sich zu infizieren, ist folglich sehr hoch. Allerdings tragen viel mehr Menschen das HPV-Virus in sich als an einer HPV-bedingten Krebsart erkranken. Warum es bei manchen Menschen zu einer Krebserkrankung kommt, während die meisten anderen Menschen jahrzehntelang mit der HPV-Infektion leben, ohne dass diese sichtbare Folgen oder Schäden zeigt, ist bisher nur sehr unzureichend erklärt. Künftige Forschungsarbeiten sollten also auch darauf abzielen, die weiteren Risikofaktoren zu identifizieren, die die Entstehung HPV-bedingter Tumore erleichtern. Vermutlich spielt die Art der Immunreaktion auf den Erreger, die von Person zu Person verschieden ausfällt, dabei eine wichtige Rolle.

Dasselbe gilt auch für andere krebserregende Infektionen, zum Beispiel für *Helicobacter-pylori*-Infektionen, die zur Entstehung von Lymphomen (MALT-Lymphom) und 80 Prozent aller Magenkrebsfälle beitragen. Glücklicherweise ist die Anzahl an *H. pylori*-Infektionen, die meist schon im Säuglingsalter stattfinden, in den letzten Jahrzehnten weltweit deutlich gesunken[319]. Der Grund sind verbesserte Lebens- und Hygienebedingungen in vielen Ländern der Welt. Aber auch heute noch gibt es keine wirksame Impfung gegen *H. pylori*. Unsere einzige Option ist daher die Beseitigung des bakteriellen Erregers mit einer

Kombination aus verschiedenen Antibiotika und magensäureregulierenden Medikamenten (Eradikationstherapie). Wie bei HPV sind auch Infektionen mit H. pylori sehr häufig, aber nur ein bis drei Prozent aller Infizierten entwickeln Magenkrebs, weshalb es wenig sinnvoll wäre, jeden Infizierten präventiv mit einer Antibiotika-Therapie zu behandeln – zumal die Hälfte der Weltbevölkerung mit *H. pylori* infiziert ist[320].

Was wir im Moment tun können, ist, nach Helicobacter-positiven Risikopatienten zu suchen, die einen nahen Familienangehörigen mit Magenkrebs oder Magengeschwüren haben oder an Symptomen wie wiederkehrenden Bauchschmerzen, Übelkeit und Erbrechen nach dem Essen leiden[319]. Auch ständiges Völlegefühl, das bereits nach geringen Essensmengen auftritt, kann ein wichtiger Warnhinweis sein. In all diesen Fällen haben Patienten Anspruch auf eine Behandlung, die die *Helicobacter*-Infektion beendet und somit die Krebsentstehung rechtzeitig unterbindet.

Ungeimpft? Dann ist Vorsorge umso wichtiger

Wenn Sie nicht gegen HPV geimpft sind, weil der Impfstoff in Ihrer Jugend noch nicht verfügbar war oder Sie (oder Ihre Eltern) sich gegen eine Impfung entschieden haben, werden Vorsorge- und Früherkennungsuntersuchungen umso wichtiger. Was geschieht, wenn diese wichtigen Präventionsmaßnahmen wegfallen, kann man leider auch heute noch rund um den Globus beobachten. In Ländern mit einem unzureichend entwickelten Gesundheitswesen, etwa in großen Teilen Afrikas, Südamerikas oder Asiens, tötet Gebärmutterhalskrebs jedes Jahr noch immer mehr junge Frauen als Leber- und Darmkrebs Männer und Frauen zusammen. Gebärmutterhalskrebs gilt somit als Paradebeispiel dafür, wie sehr sich Ungleichheiten in der medizinischen Versorgung auf das Krebsrisiko auswirken. Aber Gebärmutterhalskrebs gilt auch als Paradebeispiel für eine Krebserkrankung, die durch eine Kombination aus Impfungen und jährlichem PAP-Abstrich beim Frauenarzt zu beinahe 100 Prozent vermeidbar wäre.

Der PAP-Abstrich ist ein einfaches Untersuchungsverfahren, bei dem mit einem Wattestäbchen Zellen vom Gebärmutterhals aufgenommen und unter dem Mikroskop sichtbar gemacht werden, um bösartige Zellveränderungen rechtzeitig zu detektieren. Er wird jedoch in den nächsten Jahren durch verbesserte HPV-Tests ersetzt oder ergänzt werden. Falls Sie also nicht geimpft sind oder sich gegen eine HPV-Impfung entscheiden, sollten Sie unbedingt an den jährlich wiederkehrenden PAP-Abstrichen oder HPV-Tests teilnehmen. Doch auch dann ist Vorsicht geboten: Ohne eine Impfung besteht die Gefahr, dass insbesondere schnell wachsende und sehr aggressive Gebärmutterhalstumore, wie im Fall von Henrietta Lacks, erst diagnostiziert werden, wenn es bereits zu spät ist für eine Heilung.

Das Ziel unserer Bemühungen ist es, dass nie wieder jemand das grausame Schicksal von Henrietta Lacks teilen muss. Mit einer HPV-Impfung können Sie dazu beitragen, auch andere Menschen vor einer HPV-bedingten Krebserkrankung zu schützen und die Verbreitung des Erregers in der Bevölkerung einzudämmen. Um dieses Ziel zu erreichen, ist es aber notwendig, das Vertrauen in Forschungsergebnisse und insbesondere Impfungen zu verbessern – beziehungsweise wiederherzustellen.

Aus gegebenem Anlass: Ein paar Fakten über das Impfen

Umfragen ergaben, dass inzwischen 40 Prozent aller Menschen verunsichert sind, wenn es um das Thema Impfung geht[321]. Im Jahr 2000 waren es nur neun Prozent der Bevölkerung, was einen ursächlichen Zusammenhang mit der Covid-19-Impfung nahelegt. Inzwischen existieren mehr Impfmythen, als es Seiten in diesem Buch gibt. Trotzdem möchte ich an dieser Stelle ein paar der wichtigsten Sorgen und Ängste ansprechen.

Viele Menschen haben Angst vor Impfungen und befürchten Nebenwirkungen und langfristige gesundheitliche Schäden. Andere sehen den Nutzen einer Impfung nicht, weil sie eine natürliche Infektion für wirksamer halten, und unterstellen der Pharmaindustrie reine

Profitgier. Natürlich sind Pharmakonzerne Unternehmen, die ökonomisch wirtschaften müssen, insofern ist der Vorbehalt, den Herstellern von Impfstoffen gehe es nur ums Geld, prinzipiell verständlich. Allerdings lässt sich gegen diesen Vorbehalt ein ebenso prinzipielles Gegenargument anführen, das dem Selbsterhaltungstrieb geschuldet ist: Ein Unternehmen, das sich einen Impfskandal leistet, gefährdet seine Existenz im Markt, und das wird keine Pharmafirma leichtfertig riskieren. Hinzu kommt, dass die Sicherheitsanforderungen an klinische Studien extrem hoch sind – insbesondere, wenn sie präventive Maßnahmen an gesunden Menschen testen.

Ein Großteil der Impfängste wurde dadurch geschürt, dass die Zulassung der Covid-19-Präparate so ungewöhnlich schnell erfolgte. Der Grund für die beschleunigte Zulassung waren aber nicht verkürzte oder vernachlässigte klinische Studien, sondern eine »Parallelisierung« der Studienphasen – das heißt, die Studienphasen, die normalerweise nacheinander ablaufen, fanden zeitgleich statt, um schneller zu Ergebnissen zu gelangen. Außerdem wurde bereits vor Abschluss des Prüfverfahrens mit der Produktion begonnen sowie das bürokratische Procedere beschleunigt[322]. Ob unser Umgang mit der Krise im Nachhinein richtig war, ist eine davon gesondert zu stellende Frage und steht auf einem anderen Blatt.

Seltsamerweise forderte Covid-19 in Entwicklungsländern, in denen wenig oder gar nicht geimpft wurde, weniger Opfer als in vielen entwickelten Ländern, in denen viel oder sogar flächendeckend Impfungen stattfanden. Müssen wir daraus schließen, dass wir mit weniger Sicherheitsvorkehrungen besser gefahren wären? Nicht notwendigerweise. So ist es sehr gut möglich, dass Menschen in Entwicklungsländern einfach ein besser trainiertes Immunsystem besitzen als wir. Auch deuten interessanterweise einige Studien auf einen möglichen Zusammenhang zwischen der reduzierten Häufigkeit von Covid-19-Infektionen und der in Entwicklungsländern noch immer breitflächig verabreichten Tuberkulose-Impfung hin, die den abgeschwächten Erreger *Bacillus Calmette-Guérin* (BCG) enthält[323 324]. Von der BCG-Impfung aber ist bekannt, dass sie eine starke immunstimulierende Wirkung besitzt, weshalb sie in der Krebstherapie auch heute noch erfolgreich zur Behandlung von Blasenkrebs eingesetzt wird. Nach operativer Entfernung des Tumors in das Innere der Blase injiziert, ist die BCG-Impfung ausreichend, um eine Immunantwort zu induzieren, die Krebszellen vernichtet und Rückfälle verhindert. Auch von anderen Impfungen ist bekannt, dass sie das Immunsystem in einen aktivierten Zustand versetzen, der die Abwehr von Erregern verbessern kann, ohne dass diese das eigentliche Ziel der Impfung sind. Frühere Grippe- oder Pneumokokken-Impfungen wurden mit einem statistisch niedrigeren Risiko für eine Covid-19-Infektion bei älteren Menschen assoziiert[325]. Eine Metaanalyse ergab ferner, dass die Masernimpfung die Gesamtsterblichkeit bei Kindern um bis zu 49 Prozent reduziert, wohingegen eine akute Maserninfektion die Gesamtsterblichkeit in den Jahren nach der Infektion deutlich erhöht[326–328]. Tatsächlich verbessern regelmäßige Impfungen in der Kindheit sogar die kognitiven Fähigkeiten von Kindern im Teenageralter im Vergleich zu nicht-geimpften Heranwachsenden, und der Mythos, Impfungen würden Autismus verursachen, wurde inzwischen hundertfach widerlegt[329–331].

Vieles also weist darauf hin, dass regelmäßige Impfungen unser Immunsystem nicht »verkümmern« lassen, sondern zusätzlich zu dem Schutz gegen spezifische Erkrankungen auch das Immunsystem ganz allgemein trainieren und stimulieren. Tatsächlich können manche Impfungen, wie beispielsweise die Varizella-Zoster-Impfung, die zur Vorbeugung von Gürtelrose eingesetzt wird und in Deutschland von der Ständigen Impfkommission (STIKO) für Personen ab 60 Jahren empfohlen wird, die Vielfalt der T-Zellen im Alter erhöhen[332]. In Teil I haben wir gelernt, dass der Verlust der Diversität an T-Zellen entscheidend zur Immunalterung und somit zur Entstehung einer Vielzahl von Erkrankungen und Alterserscheinungen beiträgt. Ein gut funktionierendes Immunsystem kann besser auf Infektionen oder bösartig veränderte Zellen reagieren[333].

Und was ist mit den Zusatzstoffen der Impfungen? Die sogenannten Adjuvantien in einer Impfung dienen dazu, das Immunsystem überhaupt erst in Alarmbereitschaft zu versetzen. Ohne ein zusätzliches

»Alarmsignal« greift unser Immunsystem gar nicht erst an – und das aus gutem Grund. Dieser Mechanismus, den man in der Immunologie als »Toleranz« bezeichnet, stellt sicher, dass wir nicht auf alle eingeatmeten oder mit der Nahrung verspeisten »fremden« Proteine mit einer Immunantwort reagieren, die im Fall harmloser Substanzen oder Erreger als »Allergie« bezeichnet wird.

Die meisten Adjuvantien stimulieren sogenannte Mustererkennungsrezeptoren auf Immunzellen, die zur Registrierung bestimmter Merkmale von Krankheitserregern dienen.

Früher wurde die Wirksamkeit von Adjuvantien durch einfaches »Austesten« ermittelt, ohne die dahinterstehenden Prinzipien zu hinterfragen. Bis heute wissen wir beispielsweise noch immer nicht genau, warum Aluminium als Impfzusatz so wirkungsvoll ist. Was wir aber wissen ist, dass es in der Konzentration, die in Impfstoffen verwendet wird, nur einem Bruchteil der Menge entspricht, die wir täglich mit der Atemluft oder der Nahrung zu uns nehmen, insbesondere über salzige und saure Lebensmittel, die in Aluminium verpackt sind, oder über Getränkedosen[321]. Die Aluminiumwerte von Geimpften und Ungeimpften sind nicht zu unterscheiden, was wenig verwunderlich ist, denn die Menge, die man laut WHO täglich maximal mit der Nahrung zu sich nehmen sollte (60–70 mg), entspricht in etwa derjenigen von 120 bis 140 Impfdosen[321]. Bei nierenkranken Menschen, die Aluminium nicht mit dem Urin ausscheiden können, kann eine dauerhaft erhöhte Zufuhr zu einer Anreicherung im Gehirn führen und neurologische Symptome wie Seh- und Sprachstörungen sowie Gang- und Koordinationsprobleme verursachen.

Ein beliebtes Argument gegen Impfungen lautet, eine natürliche Infektion sei verträglicher oder bewirke einen besseren Schutz. Die bessere Immunität wird oft damit begründet, dass das Immunsystem bei einer natürlichen Infektion mit vielen unterschiedlichen Antigenen eines Erregers konfrontiert wird – und nicht nur mit einem oder ein paar wenigen ausgewählten Antigenen wie im Fall einer Impfung. In Wahrheit birgt aber gerade diese Diversität an Antigenen deutlich mehr Gefahren als Nutzen. Das Schlimmste, was nämlich bei einem

Antigenkontakt geschehen kann, sowohl bei einer normalen Infektion wie auch im Rahmen einer Impfung, ist die Ausbildung einer sogenannten Autoimmunreaktion. Dabei richtet sich das Immunsystem autoaggressiv gegen den eigenen Körper und greift fälschlicherweise körpereigene Proteine oder Strukturen an.

Chronische Infektionen stehen nicht nur in Zusammenhang mit einem erhöhten Krebsrisiko, sondern steigern auch das Risiko für bestimmte Autoimmunerkrankungen[334]. Das Epstein-Barr-Virus (EBV) etwa, der Erreger des Pfeifferschen Drüsenfiebers, wurde mit einem erhöhten Risiko für Lymphome und Multiple Sklerose (MS) assoziiert[335-337]. Tatsächlich besitzt EBV Proteine, deren Struktur dem Myelin-Protein in unserem Nervensystem erschreckend ähnlich ist und gegen das sich die Autoimmunreaktion bei MS richtet[338].

Eine Studie mit mehreren Millionen Teilnehmern ergab, dass eine durchlaufene Covid-19-Infektion das Risiko erhöht, in den darauffolgenden Jahren eine von zahlreichen Autoimmunerkrankungen zu entwickeln, darunter Multiple Sklerose, Spondyloarthritis, Systemischer Lupus Erythematodes und Psoriasis[339]. Das Risiko für solche Erkrankungen war bei Covid-Patienten reduziert, die zwei Impfdosen erhalten hatten. Impfungen können also nicht nur die Ausbreitung des Erregers im Körper reduzieren oder eindämmen, sondern auch Langzeitrisiken von Infektionen wie Autoimmunerkrankungen reduzieren.

Natürliche Infektionen bergen aufgrund ihrer Dauer und größeren Vielfalt an Antigenen also ein hohes Risiko für anhaltende Entzündungen und die Entstehung von Autoimmunreaktionen. Impfungen sind in dieser Hinsicht aus zweierlei Gründen sicherer: Erstens, weil sie nur wenige bekannte Proteinbausteine enthalten, die sich dazu eignen, die Produktion neutralisierender Antikörper anzuregen. (Diese haften sich an wichtige Oberflächenstrukturen des Erregers und verhindern somit dessen Andocken an unsere Zellen oder erleichtern es Immunzellen, den Erreger als solchen zu erkennen.) Und zweitens, weil Antigene, die in Impfstoffen zum Einsatz kommen, vorab auf ihr Potential getestet werden, gefährliche Auto-Antikörper zu induzieren, die an körpereigene Strukturen binden. (Woran Antikörper binden, kann man im Labor anhand von Gewebeschnitten aus unterschiedlichen Organen testen. Nur wenn das Antigen keine Antikörper induziert, die an normales Körpergewebe binden, wird das Antigen für die Verwendung in einem Impfstoff zugelassen.)

Die Entstehung von Autoimmunerkrankungen ist komplex und wird unter anderem auch durch die genetische Veranlagung bestimmt. Deshalb können Autoimmunreaktionen, die glücklicherweise nur extrem selten auftreten, bei keiner Immunantwort hundertprozentig ausgeschlossen werden – gleichgültig, ob es sich um eine Infektion oder um eine Impfung handelt. Allerdings scheint das Risiko für eine Kreuzreaktion zwischen körpereigenen und Erregerproteinen bei einer natürlich durchlaufenen Infektion aus den oben genannten Gründen deutlich höher zu sein als bei einer Impfung.

Einer der offensichtlichsten Vorteile von Impfungen gerade in Zusammenhang mit Krebs ist jedoch folgender: Sie können verhindern, dass sich chronische krebserregende Infektionen wie HPV oder Hepatitis-B-Viren überhaupt erst in unseren Geweben festsetzen. Auf diese Weise wird das Immunsystem trainiert und verhindert dabei gleichzeitig die Entzündungen und möglichen Komplikationen, die natürliche Infektionen begleiten.

Und was ist mit der »neuen« mRNA-Impfung gegen Krebs?

Impfung ist nicht gleich Impfung, auch hier gibt es Unterschiede. Eine präventive Impfung wie diejenige gegen HPV oder Hepatitis B darf nicht mit den neuen Ansätzen einer mRNA-Impfung gegen Krebs verwechselt werden, von der in den Medien immer wieder die Rede ist. In Fernsehberichten wird dazu oft im Hintergrund der gelbe Impfausweis gezeigt, weshalb die Welle der Empörung bereits hochschwappt, noch bevor der erste Satz gesprochen ist. Dabei werden die mRNA-Impfungen gegen Krebs vermutlich nie Eingang in das gelbe Impfheftlein finden, weil sie zu den personalisierten Therapien zählen.

Die Idee hinter der mRNA-Impfung gegen Krebs ist es, eine personalisierte Form der Krebstherapie zu schaffen, die für jeden Patienten eine maßgeschneiderte Immuntherapie ermöglicht und auf diese Weise die Heilungschancen deutlich verbessert – selbst bei seltenen und besonders therapieresistenten Tumoren, für die es sonst keine weiteren Heilungsmöglichkeiten mehr gibt. Das bedeutet: Wenn Sie irgendwann in der Zukunft an Krebs erkranken sollten, dann wird man, bevor sie geimpft werden, das Gewebe zuvor genetisch untersuchen, um eines oder mehrere Zielproteine zu identifizieren, die Ihren Tumor für das Immunsystem erkennbar und möglicherweise angreifbar machen.

Hier setzt die mRNA-Impfung an. Es handelt sich dabei also nicht um eine vorbeugende Maßnahme, sondern um eine neue Form individualisierter Krebstherapie, mit dem Ziel und dem Potential, sehr viele Menschenleben zu retten. Nach ausreichender Testung könnten solche Impfungen die Krebstherapie revolutionieren, weil sie die klassischen Nebenwirkungen einer Chemotherapie oder Bestrahlung umgehen und Rückfälle auch langfristig verhindern können, indem sie ein »immunologisches Gedächtnis« generieren, das Rückfälle einer Krebserkrankung bereits im Keim erstickt.

Erst wenn es so weit ist, dass Sie an Krebs erkranken und die mRNA-Technologie bereits Einzug in die klinische Praxis gefunden hat, werden Sie möglicherweise eines Tages mit der Frage konfrontiert werden, ob Sie diese Impfung wünschen oder nicht. Denn wie bei jeder anderen Krebsbehandlung auch, haben Sie als Patient die freie Wahl, um sich für oder gegen die vorgeschlagene Therapie auszusprechen. Ich persönlich halte die mRNA-Technologie für eine sehr wichtige Entwicklung, die uns in Zukunft dabei helfen wird, die Zahl der krebsbedingten Todesfälle zu senken.

Es ist nicht ausgeschlossen, dass die Forschung in den nächsten Jahren noch weitere Krebstherapien hervorbringt, die noch effizienter, sicherer oder kostengünstiger sind. Aber bevor wir uns ansehen, was wir in Zukunft alles besser machen können, wollen wir kurz die verschiedenen Möglichkeiten der Vorsorge resümieren, mit denen wir schon heute einer Krebserkrankung vorbeugen können.

Das Einmaleins der Prävention

Manche Vorsorgemaßnahmen verhindern, dass eine Krebserkrankung überhaupt erst entsteht. Diese Ebene der Prävention nennt sich primäre Prävention. Dazu zählen beispielsweise Sonnencremes zum Schutz vor Hautkrebs, Strahlenschutz am Arbeitsplatz, gesunde Ernährung, ein angemessenes Sportangebot in Schulen und vermehrte Bewegung, zum Beispiel, indem wir mit dem Rad statt dem Auto zur Arbeit fahren. Aber auch Impfungen gegen Hepatitis B oder Humane Papillomaviren, die im Rahmen der Standardimpfungen in Deutschland empfohlen werden, zählen zur primären Prävention.

Während die HPV-Impfung zur Primärprävention zählt, weil sie die Infektion mit dem krebsverursachenden Erreger und somit die primäre Ursache einer Krebserkrankung verhindert, zählt der PAP-Abstrich, der Zellveränderungen und Krebsvorstufen am Gebärmutterhals erkennt, bereits zur zweiten Präventionsebene, der sekundären Prävention. Das Ziel ist hier, Krebs oder Vorstufen einer Krebserkrankung rechtzeitig im gut heilbaren Frühstadium zu erkennen und zu stoppen.

Eines der Hauptprobleme im Kampf gegen Krebs ist, dass eine Erkrankung meist lange Zeit keinerlei Symptome oder Probleme erkennen lässt. Wenn sie es tut, ist der Krebs oft schon weit fortgeschritten. Vorsorge- und Früherkennungsuntersuchungen zielen also darauf ab, diejenigen Patienten zu identifizieren, die bereits an einer Krebserkrankung bzw. einer Vorstufe leiden, aber noch symptomfrei sind. Bei der Darmspiegelung wird beispielsweise nach sogenannten Polypen Ausschau gehalten. Das sind rundliche Gewebewucherungen, die an einem stielähnlichen Gebilde in das Innere des Darms hineinragen und schon während der Spiegelung mit einer kleinen Zange oder Schlinge entfernt werden können. Weil etwa fünf bis zehn Prozent dieser Polypen sich zu Darmkrebs weiterentwickeln, ist es zwingend notwendig, sie zu entfernen. Eine Darmspiegelung lohnt sich also fast immer, denn schon bei 50-jährigen Patienten werden bei 20 bis 30 Prozent aller Darmspiegelungen Polypen entdeckt. Ab dem 70. Lebensjahr wird man sogar bei fast jedem zweiten Patienten fündig[340].

Die dritte und letzte Stufe der Vorsorge ist die Tertiärprävention. Sie umfasst alle Maßnahmen, die das Fortschreiten einer Krebserkrankung verlangsamen und aufhalten, aber auch solche, die darauf abzielen, Rückfälle zu vermeiden. Hierzu zählen also die Krebstherapie, die Nachsorge und alle weiteren Maßnahmen, die den Erfolg einer Krebsbehandlung verbessern können, wie beispielsweise eine Umstellung der Ernährungs- oder Bewegungsgewohnheiten. Die meisten Empfehlungen, die ich Ihnen bisher in Teil zwei mit auf den Weg gegeben habe, fallen in den Bereich der Primär- und Tertiärprävention. Dieses Kapitel schließt den zweiten Teil mit den Früherkennungsmaßnahmen ab, die zur Sekundärprävention gehören und einen wichtigen Beitrag dazu leisten, die Todeszahlen durch Krebs in unserer Gesellschaft zu senken.

Grenzen der Früherkennung

Trotz ihres hohen Wertes für die Prävention hat die Früherkennung nicht nur Freunde, sondern auch Kritiker. Der Grund dafür ist, dass viele Tumore oft ein Leben lang gutartig bleiben und keinerlei Beschwerden verursachen. »Zu viel Früherkennung« könne Patienten in diesem Falle nur beunruhigen und unnötige Eingriffe und Behandlungen nach sich ziehen. Ich verstehe diesen Punkt. Die Lösung lautet aber nicht, deshalb auf Früherkennung zu verzichten, sondern diese zu verbessern. In Teil III werde ich darauf eingehen, wie das funktionieren kann.

Bisher können auch regelmäßige und früh einsetzende Vorsorgeuntersuchungen uns nicht 100-prozentig vor sehr aggressiven und schnell wachsenden Krebserkrankungen schützen. Obwohl diese im Alter häufiger auftreten, ist es vor allem für Erwachsene mittleren Alters wichtig, die Symptome und Warnzeichen zu kennen, die auf eine Krebserkrankung hinweisen, weil hier noch nicht alle Vorsorge- und Früherkennungsmethoden zum Einsatz kommen. Daher habe ich im Folgenden die wichtigsten Frühsymptome aufgelistet, die Ihnen bei der Selbstvorsorge helfen können[341].

Krebssymptome

Wenn Sie eines oder mehrere dieser Krebsfrühsymptome bei sich, einem Angehörigen oder Bekannten feststellen, heißt es: auf zum Arzt!

- **Beide Geschlechter:**

Ungewollter Gewichtsverlust: Wann immer Sie ohne ersichtlichen Grund abnehmen, ist Gefahr in Verzug.

Anhaltender Husten oder Heiserkeit: Husten, der länger als drei Wochen anhält oder sich verschlechtert, ist ein beunruhigendes Symptom. Ebenso blutiger Auswurf oder Atemnot.

Änderungen im Stuhl- oder Urinverhalten: Anhaltende Veränderungen wie Durchfall, Verstopfung oder Blut im Stuhl oder Urin können auf eine Krebserkrankung des Darms, der Nieren oder Blase hinweisen. Desgleichen anhaltende Schwierigkeiten oder Schmerzen beim Wasserlassen.

Schmerzen: Alle ungewöhnlichen oder anhaltenden Schmerzen, die über Wochen nicht besser werden, sollten abgeklärt werden. Schmerzen im Bauch oder Rücken können auf Nieren- oder Bauchspeicheldrüsenkrebs hinweisen. Typisch für Letzteren ist der sogenannte »Gürtelschmerz«, ein anhaltender Schmerz, der sich von der Mitte des Oberbauches wie ein Gürtel um den Körper herum zum Rücken ausbreitet.

Hautveränderungen: Veränderungen in der Hautfarbe, das Auftreten neuer Muttermale oder das Wachstum bestehender Muttermale können Anzeichen für Krebs sein. Weißlich belegte »Wunden«, die nicht abheilen, können auf weißen Hautkrebs hindeuten. Dunkle Muttermale, die einen Farbton haben, der dunkler ist als Cola, einen unregelmäßigen Rand aufweisen, entzündet wirken oder bluten und an Größe zunehmen, deuten auf schwarzen Hautkrebs hin.

Augenveränderungen: Ein gelblich verfärbtes Augenweiß (Sklera) kann auf Leberentzündungen und Leberprobleme hinweisen. Ebenso ein Gelbstich der Haut, der nicht durch einen hohen Gemüse- oder Beta-Carotin-Konsum erklärt werden kann.

Müdigkeit: Anhaltende Müdigkeit und starke Erschöpfung, die nicht durch Schlaf oder Ruhe besser werden, können ein Symptom für viele Krebserkrankungen sein. Ebenso Blässe und Blutarmut.

Schwellungen oder Knoten: Das Auftreten von Knoten oder Schwellungen in verschiedenen Körperbereichen (z. B. Lymphknoten am Hals, in den Leisten oder im Bereich der Achseln) sollte untersucht werden. Gut tastbar sind auch die Lymphknoten oberhalb der Brust und unterhalb des Unterkiefers. Sie sollten nicht größer als eineinhalb Zentimeter sein und sich gegenüber dem umliegenden Gewebe gut verschieben lassen. Lymphknotenschwellungen, die in Zusammenhang mit normalen Infektionen und Erkältungen auftauchen, können auch schmerzhaft sein und sollten nach ein paar Wochen wieder zurückgehen. Bei Krebs sind sie meistens nicht schmerzhaft. Geschwollene Lymphknoten, die nach Alkoholkonsum schmerzhaft sind, können auf ein Hodgkin-Lymphom hinweisen (eine Form von Lymphdrüsenkrebs).

Appetitlosigkeit: Ein andauernder Verlust des Appetits kann ebenfalls ein Warnsignal sein. Ebenso sind ständiges Völlegefühl und Übelkeit ein Grund zur Beunruhigung.

Fieber: Anhaltendes oder wiederkehrendes Fieber ungeklärter Ursache kann auf eine Krebserkrankung hinweisen.

Nachtschweiß: Wiederkehrende nächtliche Schweißausbrüche oder Fieber ohne erkennbare Ursache (nasse Bettlaken oder Schlafkleider) zählen zu den sogenannten B-Symptomen, die unter anderem ein Indikator für Lymphome sind (Lymphdrüsenkrebs).

Schwierigkeiten beim Schlucken: Anhaltende Schwierigkeiten beim Schlucken können auf Speiseröhren- oder Magenkrebs hindeuten.

Veränderungen am Kropf: Plötzlich wachsende Verhärtungen, Knoten oder ein Kropf am Hals können ein Warnzeichen für Schilddrüsenkrebs sein.

Neurologische Symptome: Neu auftretende Kopfschmerzen, Seh- und Hörstörungen, Krampfanfälle, Persönlichkeitsveränderungen und Erbrechen können auf Gehirntumore hinweisen.

- **Frauen aufgepasst:**
  - In der Brust können Knoten und Verhärtungen auf Brustkrebs hinweisen. Achten Sie vor allem auf Veränderungen im Bereich zwischen Brust und Achsel, da hier mit Abstand die meisten Brusttumore entstehen und auch die meisten Lymphbahnen verlaufen (heben Sie zum besseren Abtasten die Arme nach oben).
  - Verziehung einer Brustwarze.
  - Eingezogene Hautareale, Rötungen und Orangenhaut an der Brust können auf Brustkrebs hinweisen.
  - Blutungen außerhalb der normalen Regelblutung, z. B. nach den Wechseljahren oder nach dem Geschlechtsverkehr, sind ein Alarmsignal. Desgleichen Unterleibsschmerzen und bräunlicher Ausfluss außerhalb der Periode.

- **Männer aufgepasst:**
  - Schwacher oder unterbrochener Urinfluss können auf Prostatakrebs hinweisen. Ebenso häufiges Wasserlassen und Schwierigkeiten beim Wasserlassen (z. B. die Unfähigkeit zur Blasenentleerung oder Schwierigkeiten zu Beginn des Urinierens).
  - Die Verhärtung oder Vergrößerung eines Hodens kann ein Indikator für Hodenkrebs sein.
  - Blut in der Samenflüssigkeit oder im Urin kann auf Prostata-, Blasen- oder Nierenkrebs hinweisen.

- **Bei Kindern:** Kinder erkranken am häufigsten an Blutkrebs und Gehirntumoren, aber auch an Augentumoren. Daher sollten Sie bei Ihren Kindern vor allem auf folgende Symptome achten:
  - **Auge:** Ein weißer Augenhintergrund auf einem Blitzlichtfoto kann ein Hinweis für einen Netzhauttumor sein (Retinoblastom). Ebenso beeinträchtigtes Sehvermögen.
  - **Blutkrebs:** Müdigkeit, Schwäche, häufige Infektionen, viele kleine und ungewöhnliche Blutergüsse, Fieber ohne erkennbare Ursache (vor allem nachts) und Lymphknotenschwellungen bedürfen immer der ärztlichen Abklärung. Desgleichen Bauchschmerzen und Appetitverlust. Bei Leukämie können zudem anhaltende Schmerzen in den Knochen oder Gelenken auftreten.
  - **Gehirntumore:** Anhaltender, sich verschlimmernder Kopfschmerz, der mit Erbrechen einhergeht, ist ein dringendes Alarmsignal. Hier gilt besonders schnelles Handeln, denn das Tumorwachstum führt zu einem Druckanstieg innerhalb des Schädels, der innerhalb von Stunden zum Tode führen kann. Außerdem gelten als Symptome: sichtbare Schwellungen im Bereich der Fontanellen (bei Säuglingen), Seh-, Hör- oder Gleichgewichtsstörungen, Krampfanfälle und Veränderungen in der Persönlichkeit.

Früherkennungsuntersuchungen

Hand aufs Herz: Wann haben Sie sich das letzte Mal einer Früherkennungsuntersuchung unterzogen? In Deutschland werden folgende freiwillige Früherkennungsuntersuchungen von den Krankenkassen übernommen[342–344]:

Leistungen je nach Alter und Geschlecht:

- **Kinder (0–18 Jahre)** im Rahmen der Vorsorgeuntersuchungen:
  - regelmäßige Untersuchungen, um das Wachstum und die allgemeine Gesundheit zu überwachen.
  - Abtasten der Lymphknoten durch den Arzt, zur Überprüfung von Schwellungen oder Knoten.
  - Untersuchung des Augenhintergrunds.
  - HPV-Impfung für Mädchen und Jungen im Alter von 9–17 Jahren.

- **Ab 20 Jahren**
  Frauen:
  - ab 20 ein Mal jährlich Beratung und Untersuchung beim Gynäkologen.
  - jährlicher PAP-Abstrich zur Früherkennung von Gebärmutterhalskrebs.

  Männer:
  - Aufklärung über Risikofaktoren, aber keine spezifischen Vorsorgeuntersuchungen.

- **Ab 30 Jahren**
  Frauen:
  - jährliches Abtasten der Brüste und Achselhöhlen zur Früherkennung von Brustkrebs.

- jährlicher PAP-Abstrich; ab 35 Jahren PAP-Abstrich und HPV-Test alle drei Jahre.

Männer:
- Aufklärung über Risikofaktoren, aber keine spezifischen Vorsorgeuntersuchungen.

Alle:
- Hautkrebsscreening, ab 35 Jahren alle zwei Jahre.

■ **Ab 40 Jahren**

Frauen:
- PAP-Abstrich und HPV-Test alle drei Jahre.
- jährliches Abtasten der Brüste und Achselhöhlen beim Frauenarzt.

Männer:
- ab 45: ein Mal jährlich Untersuchung der Prostata durch den Hausarzt oder Urologen.

Alle:
- Hautkrebsscreening alle zwei Jahre.

■ **Ab 50 Jahren**

Frauen:
- PAP-Abstrich und HPV-Test alle drei Jahre.
- Mammographie-Screening alle zwei Jahre (bis zum Alter von 75 Jahren).
- Beginn der Darmspiegelung mit 55 Jahren. Wiederholung nach zehn Jahren.

Männer:
- jährliches Abtasten der Prostata.
- Beginn der Darmspiegelung mit 50 Jahren. Wiederholung nach zehn Jahren.

Alle:
- alternativ zur Darmspiegelung: Test auf verborgenes Blut im

Stuhl. Ab 50 Jahren einmal jährlich, ab 55 Jahren alle zwei Jahre.
– Hautkrebsscreening: alle zwei Jahre.

- **Freiwillige Zusatzleistungen für alle Altersgruppen:**
  Erweiterte genetische Tests:
  für Personen mit familiärer Vorbelastung (z. B. BRCA-Test).
  Hautkrebsscreening:
  regelmäßige Hautuntersuchungen durch Dermatologen.
  Ultraschalluntersuchungen:
  zusätzliche Untersuchungen nach Wunsch oder bei erhöhtem Risiko (z. B. Ultraschall der Brust oder Eierstöcke).
  MRT-Untersuchungen:
  bei Hochrisikopatienten zur Früherkennung von Brustkrebs.
  Impfungen:
  HPV-Impfung ab dem 18. Lebensjahr und Hepatitis B-Impfung zur Prävention.

Getting started

Jeanne Calment

Wir sind am Ende von Teil II angelangt. Darin haben wir uns mit den Möglichkeiten vertraut gemacht, die uns zur Verfügung stehen, um unsere individuelle und persönliche Krebsprävention zu gewährleisten. Ausgerüstet mit diesen Kenntnissen und Einsichten, wollen wir nun noch einmal einen Blick auf Jeanne Calment werfen, unser französisches Wunder.

Jedem Einwohner von Arles war der Anblick der kleinen alten Dame vertraut, die durch die Straßen und Gassen eilte und die Treppen der St.-Trophime-Kirche hurtig wie ein Kind hinauf- und hinunterlief [42]. Aber die Dame, die mehr rannte, als dass sie ging, war auch sonst sehr sportlich. Mit Mitte 80 fing sie an zu fechten, und bis zu ihrem 100. Lebensjahr fuhr sie Fahrrad. Wiederholt betonte sie gegenüber Journalisten, Ärzten und Wissenschaftlern, das Geheimnis ihres langen Lebens läge nicht darin, die Dinge langsam angehen zu lassen, sondern darin, sich zu beschäftigen, sich auf die positiven Dinge des Lebens zu konzentrieren und, das Allerwichtigste, niemals den Sinn für Humor zu verlieren[345]. Sich bis ans Ende treu bleibend, hielt sie auch ihre Mitbewohner und Pfleger im Seniorenheim auf Trab, in das sie erst mit 110 Jahren einzog. Jeden Morgen, Punkt 6.45 Uhr, stand sie auf, um Gymnastik zu machen und Musik auf ihrem Walkman zu hören. Und sie ging auch nicht deshalb ins Altenheim, weil sie Hilfe brauchte, sondern weil sie bei dem Versuch, das gefrorene Wasser in ihrem Boiler mit einer Kerze aufzutauen, beinahe ihr Haus abgebrannt hätte. Sie heizte nämlich niemals ihre Wohnung, auch nicht im strengsten Winter, und so kam es schon mal vor, dass das Wasser in ihren Leitungen gefror[42, 345].

Vermutlich sind Ihnen bei der Lektüre einige interessante Dinge an Jeanne Calments Lebensweise aufgefallen, die Sie nun mit anderen Augen sehen, nachdem wir sie in Zusammenhang mit der Krebsentstehung besprochen haben. Auffällig ist bereits ihre zierliche Gestalt. Zwar waren Frauen, die zurzeit Jeanne Calments geboren wurden, insgesamt kleiner als heute, aber mit nur 152 Zentimetern war sie auch für damalige Verhältnisse recht klein geraten. Die Bedeutung davon in unserem Zusammenhang: Da die Körpergröße durch die IGF-1-Level und die Aktivität von verschiedenen mTOR-regulierenden Signalwegen gesteuert wird, gilt hoher Wuchs als Risikofaktor für die Krebsentstehung. Eine geringe Körpergroße hingegen ist ein naturgegebener Vorteil.

Aber nicht nur Jeannes genetische Veranlagung trug zu ihrem langen Leben bei. Seit ihrer Kindheit frei von materiellen Sorgen, hat sie ein aktives Leben mit vielen Hobbys geführt und ging unzähligen Sportarten nach, darunter Tennis, Schwimmen, Rollschuhlaufen – sogar an Treibjagden nahm sie teil, was für eine Frau zur damaligen Zeit äußerst unüblich war. Offenbar hatte sie Gefallen daran, unübliche

Dinge auszuprobieren, was auf einen neugierigen, offenen und unabhängigen Charakter hindeutet. Ebenso wie alle anderen der Wissenschaft bekannten »Superhundertjährigen« war sie niemals übergewichtig. Industrielle Nahrungsmittel gab es Anfang des zwanzigsten Jahrhunderts noch nicht, und auch wenn die Ernährungsgewohnheiten früher nicht zwangsweise besser oder gesünder waren als heute, kann man doch annehmen, dass es in Arles aufgrund seiner geografischen Lage die meiste Zeit des Jahres Gemüse, Obst, Olivenöl und frischen Fisch gegeben hat. Traditionelle Gerichte und Spezialitäten dieser Region wie Bouillabaisse (Fischsuppe), Ratatouille (Gemüsepfanne) und Aïoli (Knoblauchmayonnaise) aß Jeanne Calment zeitlebens gern. Auch die Tatsache, dass in ihrer Wohnung über Jahrzehnte im Winter regelmäßig kältere Temperaturen geherrscht haben, könnte nach neusten Erkenntnissen zu ihrem langen und gesunden Leben beigetragen haben. Grund zur Trauer hätte Jeanne übrigens genug gehabt, denn sie hat sowohl ihren Ehemann als auch ihre einzige Tochter und ihren einzigen Enkel früh verloren. Davon ließ sie sich jedoch nicht unterkriegen, denn nach eigener Aussage »gab es nichts im Leben, wovor sie Angst habe«[345].

Die Summe kleiner Effekte

Dabei fällt auf, dass Jeanne keineswegs intensiv Gesundheitsfürsorge betrieb. Sie war weder Leistungssportlerin noch eine Asketin, was Essen und Trinken betraf. Dafür aber war sie ausgesprochen maßvoll in ihrem Genuss. Jeden Tag bis ins hohe Alter gönnte sie sich ein kleines Gläschen Portwein, ein Stückchen Schokolade und eine Zigarette. Wirklich jeweils nur eins oder eine. Dass das richtige Maß entscheidend ist, haben wir bereits im Zusammenhang mit Marc Haubs »Junkfood-Diät« erfahren. Natürlich ist es besser, ganz auf Alkohol und Zigaretten zu verzichten. Aber man muss nicht alles und jedes im Einzelnen perfekt machen, um der Perfektion insgesamt recht nahe zu kommen.

Herausragende Ergebnisse sind selten die Leistung eines einzelnen großen Genie- oder Glücksstreichs, sondern vielmehr das Ergebnis jahrelanger unzähliger kleiner Schritte und Verbesserungen. »Der Langsamste, der sein Ziel nicht aus den Augen verliert, geht immer noch geschwinder, als der, der ohne Ziel herumirrt.« Diese Redensart geht auf den deutschen Aufklärer Gotthold Ephraim Lessing zurück, der vermutlich sehr gut wusste, wovon er sprach. Die dahinterstehende Aussage ist einfach: Sehr kleine Veränderungen mögen in Sicht auf große Ziele belanglos wirken, aber jeder einzelne Schritt trägt, über Jahrzehnte gesehen, dazu bei, dass wir unserem Ziel näher und näher kommen. Wenn Sie heute beispielsweise eine Packung am Tag rauchen, dann versuchen Sie doch mal, jede zweite Zigarette auszulassen. Über das Jahr rauchen Sie dann etwa 183 Packungen weniger, über zehn Jahre 1830 Packungen, in 20 Jahren 3660 – und so weiter und so fort. Wenn Sie nie mit dem Fahrrad fahren oder zu Fuß gehen, fangen Sie doch mal mit einer kleinen Runde am Tag an. Wenn Sie jeden Tag nur einen Kilometer gehen, dann sind das in der Woche schon mehr als eine Stunde Bewegung. Die vielen kleinen Dinge, die Jeanne Calment in ihrem Leben richtig gemacht hat, absichtlich oder nicht, haben im Laufe der Jahrzehnte den lebensverlängernden Unterschied ausgemacht.

Wenn Sie viele dieser kleinen Veränderungen miteinander kombinieren, wie zum Beispiel etwas weniger rauchen oder etwas weniger Alkohol trinken, sich gleichzeitig aber jeden Tag etwas mehr bewegen als gewohnt, den Zucker reduzieren, an den empfohlenen Vorsorgeuntersuchungen teilnehmen, etwas gesünder essen und, wann immer möglich, über Nacht auch mal längere Essenspausen einlegen, dann leisten Sie – insgesamt und auf Ihr gesamtes Leben bezogen – einen sehr großen und oft sogar über Leben und Tod entscheidenden Beitrag zu Ihrer persönlichen Krebsprävention.

Das Pareto-Prinzip

Ende des 19. Jahrhunderts machte ein italienischer Ökonom namens Vilfredo Pareto bei der Analyse wirtschaftlicher Prozesse eine verblüffende Entdeckung. Bei allen Arbeitsabläufen, die er untersuchte, zeigte sich, dass 80 Prozent der Arbeitsergebnisse mit nur 20 Prozent des Arbeitsaufwands erreicht wurden. Gleichzeitig fand er heraus, dass die verbleibenden 20 Prozent zur hundertprozentigen Erfüllung des Arbeitsziels 80 Prozent des Arbeitsaufwandes erforderten.

Es lassen sich also im Mittel rund 80 Prozent aller Aufgaben mit einem relativ niedrigen Arbeitsaufwand erledigen. Der letzte »Feinschliff«, der das Ergebnis anschließend perfekt macht, raubt die meiste Zeit und Energie.

Noch verblüffender als diese Entdeckung selbst ist deren Tragweite. Das Pareto-Prinzip, auch 80/20-Regel genannt, beschränkt sich nämlich nicht allein auf den Bereich der Arbeitsökonomie. Vielmehr hat sich herausgestellt, dass es für fast alle Tätigkeiten in nahezu allen Lebensbereichen gilt. Ob bei der Arbeit in einer Fabrikhalle oder beim Erlernen einer neuen Sprache, beim Verfassen eines Textes oder bei der Erschaffung eines Kunstwerkes, ob bei der Erforschung eines Naturphänomens oder bei der Konzeption einer Werbekampagne: Stets verdanken wir etwa 80 Prozent unseres Erfolgs nur 20 Prozent unseres Aufwands. Ebenso sorgen in einem Restaurant 20 Prozent der Kunden, die teure Weine oder Champagner trinken, für etwa 80 Prozent des Umsatzes – die Beispiele ließen sich beliebig vermehren.

Übertragen auf unser Thema, hält das Pareto-Prinzip eine wunderbare Botschaft bereit: Krebsprävention und Selbstfürsorge sind leichter, als wir denken! Jeder von uns ist imstande, sie selbst in die Hand zu nehmen.

Angenommen, Sie sind ein normalgewichtiger Nichtraucher. Dann können Sie zu Ihrer Krebsprävention allein durch so einfache Dinge wie die Einhaltung routinemäßiger Vorsorgeuntersuchungen, das regelmäßige Treiben von Sport oder die Verbesserung von Ernährungsgewohnheiten einen gewaltigen Beitrag leisten. Denn Nichtrauchen, ein gesundes Körpergewicht, die zuverlässige Teilnahme an Vorsorgeuntersuchungen und tägliche Bewegung sind die besten Garanten eines krebsfreien Lebens. Dabei steht es Ihnen natürlich frei, Ihre Krebsprävention beliebig weiter zu optimieren. Durch noch gesündere Ernährung, durch noch striktere Einhaltung von Fastenzeiten oder durch noch besseren Umgang mit Stress.

Auch wenn sich auf diese Weise der Aufwand erhöht: Scheuen Sie nicht vor hochgesteckten Zielen zurück. Es ist ja nicht entscheidend, dass wir wirklich alles zu 100 Prozent umsetzen, was wir uns vorgenommen haben. Die Realität fordert ihre Abstriche ganz von allein. Doch um das Mögliche zu erreichen, muss man stets das Unmögliche versuchen – das wusste schon Herman Hesse.

Darum noch einmal zurück zur Pareto-Regel: Wenn wir in allem, was wir tun und lassen, nur 20 Prozent mehr vom Richtigen und 20 Prozent weniger vom Falschen tun, erzielen wir auf Dauer einen gewaltigen Fortschritt in Richtung auf unser großes Ziel: die Entwicklung von Krebs, der von Geburt an in uns lauert, so zu verlangsamen, dass wir den Ausbruch einer Krebserkrankung verhindern.

Hands-on!

Hand aufs Herz: Sind Sie bereit, Ihre Krebsprävention und Selbstfürsorge in die Hand zu nehmen? Dann versuchen Sie es zum Einstieg mit der Pareto-Regel: Mit 20 Prozent Aufwand in möglichst vielen Bereichen werden Sie einen Großteil Ihres Erfolgs erzielen. Möglicherweise sogar 80 Prozent.

Starten Sie mit mindestens 20 Prozent und steigern Sie sich nach Belieben in den Bereichen, die Ihnen besonders leichtfallen oder besonders guttun. Hier ein paar Vorschläge.

- Essen Sie 20 Prozent weniger Fleisch.
- Essen Sie 20 Prozent mehr Gemüse.
- Essen Sie 20 Prozent weniger Süßes.
- Trinken Sie 20 Prozent weniger Alkohol.
- Falls Sie Rauchen: Rauchen Sie mindestens 20 Prozent weniger.
- Für Schlafmützen: Schlafen Sie 20 Prozent weniger. Nutzen Sie die gewonnene Zeit am Morgen für Sport.
- Essen Sie 20 Prozent weniger Fertiggerichte oder Fast Food.
- Bewegen Sie sich täglich 20 Prozent mehr als bisher.
- Gehen Sie 20 Prozent schneller.
- Benutzen Sie 20 Prozent weniger den Aufzug oder die Rolltreppe.
- Schalten Sie Ihre Heizung um 20 Prozent herunter.

- Fügen Sie der Liste beliebige Punkte aus Ihrem Alltag hinzu:

TEIL III

Krebs besiegen

»MEMENTO MORI« ODER: 5 VOR 12

Im Juni 2023 besuchte ich mit meinem Mann Mathias Heikenwälder und dessen medizinischem Co-Direktor des M3-Forschungszentrums Prof. Dr. Nisar Malek das Konzert der »Memento Mori«-Tour von Depeche Mode in Frankfurt. Prof. Malek ist gleichzeitig auch der Leiter der Inneren Medizin I am Universitätsklinikum in Tübingen und Leiter der Zentren für Personalisierte Medizin, deren Ziel es ist, die Krebsmedizin zu revolutionieren, indem jeder Patient anhand seiner genetischen und molekularen Marker eine maßgeschneiderte optimale Therapie erhält. Wir hatten gute Tickets ergattert und konnten von unseren Plätzen aus den gesamten Deutsche Bank Park überblicken. Als Depeche-Mode-Fans war das Konzert für uns natürlich ein besonderes musikalisches Highlight, aber darüber hinaus war es für uns auch ein buchstäblich augenöffnendes Erlebnis. Als wir dort standen und auf den Beginn des Konzerts warteten, rieb sich Nisar plötzlich die Augen und murmelte »Mein Gott – wie sollen wir das schaffen?« Auch ohne weitere Erklärung wusste jeder von uns, was er damit meinte.

Die Deutsche Bank Arena fasst etwa 65 000 Menschen – und war an diesem Abend bis auf den letzten Platz besetzt. Den Höhepunkt ihrer Karriere hatten Depeche Mode in den 1980-ern, so dass das Durchschnittsalter der Besucher in der Arena bei etwa 50 bis 60 Jahren lag. Das aber heißt: Jeder Zweite dieser 65 000 Menschen in der feiernden Menge würde in den nächsten zehn bis 20 Jahren, wenn nicht schon geschehen, mit einer Krebsdiagnose konfrontiert werden. 30 000 Krebsdiagnosen oder mehr – und das als nur kleiner Vorgeschmack auf ein Problem wahrhaft globaler Größenordnung. Wenn man weiß, was eine Krebsdiagnose in ihrer gesamten Tragweite bedeutet und für jeden Einzelnen mit sich bringt, zieht einem diese Vorstellung den Boden unter den Füßen weg.

Wir befinden uns mitten in einem demographischen Wandel, der sich nicht nur auf unsere Volkswirtschaft und Sozialsysteme auswirkt, sondern auch auf unser Gesundheitssystem. Die Baby-Boomer, wie man die extrem geburtenstarke Generation nennt, die in vielen Ländern der Welt nach dem Zweiten Weltkrieg geboren wurde, kommen jetzt in ein Alter jenseits der 60, in dem Krebserkrankungen die Oberhand gewinnen. Mehr als die Hälfte davon könnten wir durch rechtzeitige Vorsorgemaßnahmen und eine gesündere Lebensführung verhindern.

Bei dem gegenwärtigen demographischen Wandel ist die Überalterung unserer Gesellschaft nicht das eigentliche Problem; unser größtes Problem ist, *wie* wir altern. Die »Gesundheitsspanne« vieler Menschen endet meistens schon mit 50 oder 60 Jahren, wodurch sich die »Krankheitsspanne« über viele Jahrzehnte bis zum Lebensende erstreckt. Eine lange gesundheitlich eingeschränkte Zeit bedeutet aber nicht nur individuelle Einbußen an Lebensqualität, sondern auch eine kollektive Überlastung unserer Gesundheitssysteme: gestresste Ärzte, Krankenschwestern und Pfleger und immer weniger Kapazitäten für Prävention und Früherkennung – vom fehlenden Geld ganz abgesehen.

Da liegt die Befürchtung nahe, dass lebensverlängernde Bemühungen wie Krebsprävention das Problem des demographischen Wandels nur verschlimmern werden, weil auf diese Weise der Altersdurchschnitt der Gesamtbevölkerung weiter ansteigen wird. Aber diese Sorge ist unbegründet, denn Krebsprävention und ein gesünderer Lebensstil ganz allgemein verkürzen vor allem die Krankheitsspanne – und verringern somit die Belastungen und Kosten im Gesundheitssystem.

Krebsprävention ist kein überflüssiger Luxus, sondern die wissenschaftlich sinnvollste Lösung für einen drohenden Kollaps. Zum ersten Mal in der Menschheitsgeschichte werden wir die Rechnung für unseren Wohlstand präsentiert bekommen – einen Wohlstand, den es so noch nie zuvor gegeben hat. Wir sollten darauf vorbereitet sein und versuchen, diesen Kollaps zu verhindern.

Aber wie können wir das schaffen?

Viele Länder dieser Welt werden dem gewaltigen, von der WHO prognostizierten, Anstieg an Krebserkrankungen in den nächsten 20 Jahren nicht gewachsen sein. Wenn wir die Zahl dieser fatalen Erkrankungen in den nächsten 20 Jahren wirklich senken wollen, müssen wir jetzt damit beginnen, eine sinnvolle Präventionsstrategie zu entwickeln. Die Zeit drängt. Und es ist wichtig, dass unsere neuen Erkenntnisse und Techniken auch bei jenen ankommen, die sich nicht dafür interessieren oder sich aufgrund ihrer Arbeit oder Lebensbedingungen nicht aktiv mit ihrer Gesundheit beschäftigen können bzw. wollen. Und vor allem müssen wir all diese Menschen erreichen, bevor sie an Krebs erkranken. Dazu gehören auch Kinder und Jugendliche.

Damit Krebsprävention gelingt, gilt es zunächst einmal, zu investieren. Unsere Investitionen werden sich am Ende aber mehr als auszahlen, sowohl individuell als auch kollektiv. Individuell in Form eines gesunden, krankheits- und vor allem krebsfreien Lebens, kollektiv in Gestalt eines von überbordenden Kosten entlasteten Gesundheitssystems.

Dieser Teil meines Buchs ist kein Programm zur Reform unseres Gesundheitswesens. Die dafür nötigen Entscheidungen müssen auf politischer Ebene und auf Ebene der Krankenkassen gefällt werden, nicht auf wissenschaftlicher Ebene. Wir Wissenschaftler können nur vorschlagen, worüber wir in unserer Gesellschaft diskutieren müssen. Und wir können erklären, was gesundheitspolitisch heute schon möglich ist, was wünschenswert wäre und was aus wissenschaftlicher Perspektive unabdingbar ist.

GESELLSCHAFT, GESUNDHEIT UND POLITIK

Die Früherkennung verbessern

Optimisten sterben früher

»Ich habe gehört, ihr seid bald arbeitslos!«, so lautet die freudige Begrüßung, die mein Mann und ich als Krebsforscher häufiger zu hören bekommen. Das ist regelmäßig der Fall, wenn unsere Freunde oder Verwandten wieder einmal in der Gesundheitsrubrik der Tageszeitung geblättert haben.

So beispielsweise Anfang Februar 2019, als der damalige Gesundheitsminister Jens Spahn gegenüber der *Rheinischen Post* verkündete, er sehe »gute Chancen, dass wir in den nächsten zehn bis 20 Jahren den Krebs besiegt haben werden«[346]. Das waren sensationelle Nachrichten. Auch für die Wissenschaft. Hatten wir irgendwas nicht mitbekommen?

Optimismus ist eine bezaubernde Charaktereigenschaft. Wir fühlen uns von optimistischen Menschen angezogen und glauben lieber hoffnungsfrohen Nachrichten. Politiker, die gewählt werden möchten, sind gut beraten, wenn sie Zuversicht versprühen und nicht mit Einsparungen drohen. Wir lieben gute Neuigkeiten, weil sie weniger Mühe und Unannehmlichkeiten versprechen als Probleme, von denen wir mit unseren Arbeitgebern, Schwiegereltern oder der Steuererklärung des letzten Jahres ohnehin schon mehr als genug haben.

Optimismus kann aber auch gefährlich werden. Er enthebt uns ein Stück weit unserer Eigenverantwortung, indem er uns weismacht, dass alles halb so wild ist und gar keine Notwendigkeit besteht, irgendetwas zu ändern. Er bestärkt unsere Bequemlichkeit und Neigung, einfach weiterzumachen wie bisher.

Die Generation unserer Eltern und Großeltern hat oft genug gesehen, wie Wissenschaftler das Unmögliche möglich gemacht haben. In weniger als hundert Jahren haben wir bakterielle Infektionskrankheiten geheilt, wirksame Impfungen gegen tödliche Viren entwickelt, Schallmauern durchbrochen, Atome gespalten und Menschen zum Mond geschickt. Wir erwarten Wunderlösungen, weil wir uns daran gewöhnt haben, dass Menschen so etwas können.

Aus demselben Grund bin auch ich mir sicher, dass wir Menschen Krebs eines Tages besiegen werden. Aber das bedeutet nicht, dass es immer auf dieselbe Weise geschehen muss. Krebs ist anders als alle anderen Krankheiten, die zu heilen uns bisher gelungen ist. Erstens, weil er keine einheitliche Erkrankung darstellt, und zweitens, weil er ein Teil von uns selbst ist, wie wir im ersten Teil dieses Buches erfahren haben. Um Krebs zu besiegen, brauchen wir mehr als nur »ein« Heilmittel. Wir benötigen eine Strategie, die ebenso komplex und vielschichtig ist wie die verschiedenen Formen von Krebserkrankungen selbst. Wenn wir aber das Wissen, das wir inzwischen besitzen, bündeln und richtig einsetzen, sind wir unserem Ziel bereits näher, als den meisten von uns bewusst ist.

Wir könnten die Krebstodesfälle schon heute signifikant senken. Dafür benötigen wir eine Kombination aus Aufklärung, Früherkennung, personalisierter Vorsorge und maßgeschneiderten »Kombinationstherapien«. Kombinationstherapie bedeutet, dass wir die Schwachstellen, Besonderheiten und Stoffwechseleigenschaften einer Krebserkrankung identifizieren und mehrere davon gleichzeitig, und vor allem gezielt, angreifen. Diese Therapien könnten tatsächlich den entscheidenden Unterschied im Kampf gegen Krebs bringen, weil sie die Entstehung von Resistenzen verhindern und in Kombination mit einer Immuntherapie auch das Potential besitzen, Rückfälle langfristig zu verhindern. Diesen Ansatz werde ich in dem Kapitel über personalisierte Medizin erläutern.

Trotz erfolgsversprechender Behandlungsansätze wie der Immuntherapie, die für viele Krebsarten bereits heute großartige Ergebnisse erzielt und unsere kühnsten Erwartungen übertrifft, wird es aber dennoch weiterhin auch unsere Aufgabe sein, die Anzahl der Krebstodesfälle in den nächsten Jahrzehnten zu senken – das heißt: nicht nur von Forschern oder Ärzten, sondern auch von uns selbst.

Sogar die ausgeklügeltesten Kombinationstherapien werden immer nur bis zu einem gewissen Punkt wirken. Weit fortgeschrittene Krebserkrankungen, insbesondere solche, die bereits entfernte Metastasen gebildet haben, sind genetisch oft so unstabil geworden und ihre Krebszellen so verschieden, dass wir hunderte, wenn nicht gar tausende verschiedener Medikamente oder gar Impfungen bräuchten, um sie in den Griff zu bekommen. Weil jedes Präparat seine eigene Palette an Nebenwirkungen mit sich bringt, ist es nahezu ausgeschlossen, dass wir weit fortgeschrittene Krebserkrankungen jemals in den Griff bekommen werden. Diese sogenannte Tumorheterogenität und »genetische Instabilität« vieler Tumore machen das Versprechen einer Heilbarkeit von Krebs nahezu absurd. Eine frühzeitige Kontrolle ist unabdingbar – und so wird es auch in Zukunft bleiben.

Ich bin weder vertraut mit Marketing noch mit anderen Formen der Marktbearbeitung. Aber in meinem Bekanntenkreis habe ich einmal einen interessanten Gedanken aufgeschnappt, wenn es darum geht, etwas zu verkaufen oder an den Mann zu bringen. Der wichtigste Schritt, so hieß es, bestehe darin, erst einmal ein Bedürfnis oder eine Nachfrage zu wecken. Man kann sehr viel Arbeit in ein wundervolles Produkt investieren, das von höchster Qualität ist und tolle Funktionen aufweist. Aber wenn es nicht schon im Vorfeld gelingt, zu vermitteln, warum man dieses Produkt unbedingt braucht und man dieses Ziel nur damit und mit sonst nichts anderem erreicht, hat man viel Arbeit, Geld und Energie umsonst investiert.

Wir verfügen heute über einige sehr mächtige und zuverlässige Früherkennungs- und Vorsorgemethoden. Aber solange wir gleichzeitig ständig erzählen, dass es vielleicht doch noch einen einfacheren Weg gibt und wir uns nur noch ein wenig gedulden müssen, bis auch die bösartigsten und tödlichsten Tumorerkrankungen endlich geheilt werden können, werden wir mit unseren Bemühungen keinen Erfolg haben – egal, wie sinnvoll und gut die Motive sind, die sich dahinter verbergen.

Um Krebs in den Griff zu bekommen, müssen wir also erst einmal mit all den falschen Hoffnungen aufräumen, die uns so sehr daran hindern, selbst aktiv zu werden und die Verantwortung für unsere Gesundheit zu übernehmen. Und genau diese Selbstverantwortung zu stärken, ist auch das, worauf die Bundesregierung und die Krebsstiftungen in diesem Lande eigentlich hinauswollen.

Der Anlass zu Spahns Optimismus war eigentlich der Auftakt der »Nationalen Dekade gegen Krebs«, einer Initiative, die das Bundesministerium für Bildung und Forschung gemeinsam mit dem Bundesministerium für Gesundheit im Jahr 2019 ausgerufen hatte[347]. Gemeinsam mit 14 weiteren Partnern, darunter das Deutsche Krebsforschungszentrum in Heidelberg, die Deutsche Krebsgesellschaft, die Deutsche Krebshilfe und die Felix Burda Stiftung, hatten sich Deutschlands stärkste und wichtigste Akteure zusammengetan, um ihre Kräfte im Kampf gegen Krebs zu bündeln. Dieser Zusammenschluss war eine dringend notwendige Initiative angesichts der immer weiter steigenden Fallzahlen.

Allein in Deutschland soll die Zahl der Krebsneuerkrankungen von 500 000 im Jahr 2019 auf 600 000 bis zum Jahr 2030 ansteigen. Weltweit wird sich die Anzahl der Krebserkrankungen bis zum Jahr 2070 verdoppeln[348]. Die Gründe sind das weltweite Bevölkerungswachstum und hierzulande insbesondere der demographische Wandel, also die zunehmende Überalterung unserer Bevölkerung. Hinzu kommt die noch immer unzureichende Inanspruchnahme wichtiger Vorsorgeuntersuchungen und Früherkennungsmaßnahmen und eine unzureichende Aufklärung über krebsfördernde Lebensweisen und Risikofaktoren.

Die Nationale Dekade gegen Krebs, die bereits 2029 ausläuft, hat das Ziel, Krebs effizienter zu verhindern und die erfolgversprechendsten Forschungsansätze in Deutschland finanziell zu fördern. Dazu zählt auch, dass neue Forschungsergebnisse schneller in die Klinik Einzug finden und Patienten zugute kommen, beispielsweise in Form einer personalisierten Krebsmedizin. Mehr als die Hälfte der Dekade gegen Krebs ist bereits verstrichen. Sorgen wir dafür, dass sie in die Verlängerung geht, denn noch steht es im besten Falle unentschieden.

Gefahr erkannt, Gefahr gebannt?

Alle Krebserkrankungen beginnen als lokale Ansammlung gutartig wuchernder Zellen. Diese Zellen sehen äußerlich noch weitestgehend normal aus, zeigen aber bereits genetische Veränderungen, die ihnen das Überleben erleichtern. Oftmals dauert es viele Jahre bis Jahrzehnte, bis aus diesen Krebsvorläuferzellen bösartige Krebszellen werden, die ihren Ursprungsort verlassen und über die Blutbahn oder Lymphe metastasieren. Deshalb haben wir in der Regel auch sehr viel Zeit, um in die Krebsentwicklung einzugreifen. Die Entstehung eines bösartigen Gebärmutterhalstumors beispielsweise benötigt in der Regel zehn bis 20 Jahre. Die eines Brusttumors 20 bis 30 Jahre und die von bösartigen Prostata- und Darmtumoren durchschnittlich sogar vier bis fünf Jahrzehnte[349].

Die Tatsache, dass fast alle Tumore als gutartige Wucherungen beginnen, bedeutet, dass es theoretisch möglich wäre, alle Krebserkrankungen zu verhindern, indem man sie rechtzeitig detektiert und das betroffene Gewebe entfernt oder wirksam behandelt. Aber was theoretisch nach einer guten und einfachen Lösung klingt, ist in der Praxis nicht immer ganz so simpel.

Darmkrebs beispielsweise zählt zu den drei häufigsten Krebsarten in Deutschland und gilt in entwickelten Ländern noch immer als zweithäufigste krebsbedingte Todesursache. Dabei ist Darmkrebs ein Paradebeispiel für eine »vermeidbare« Krebserkrankung. Bei Darmkrebs gibt es den entscheidenden Vorteil, dass wir jederzeit im Rahmen einer Darmspiegelung mit dem Endoskop »nachsehen« können, wie weit die Krebsentstehung bereits fortgeschritten ist, und falls notwendig, Krebsvorstufen wie Polypen direkt zu entfernen vermögen.

Weil eine Darmspiegelung mit ungefähr 500 Euro nicht ganz billig ist und man dafür mehrere Personen und einen Raum mit geeigneter Ausstattung benötigt, beginnt die Vorsorge-Darmspiegelung, die in Deutschland von allen gesetzlichen Krankenkassen übernommen wird, für Männer erst ab dem 50. und für Frauen ab dem 55. Lebensjahr. Das Screening in dieser Jahrgangsgruppe ergibt durchaus Sinn, denn Alter gilt noch immer als größter Risikofaktor für Darmkrebs.

Ein 70-jähriger Mann hat ein 1000-mal höheres Risiko, an Darmkrebs zu erkranken, als ein zehnjähriger Junge [7].

Seit der Einführung der Darmspiegelung in den 1980er-Jahren hat ihr breitflächiger Einsatz daher das Überleben bei Darmkrebs deutlich verbessert – allerdings nur in der Altersgruppe über 50. In der jüngeren Altersgruppe hingegen, die durch das Raster der Vorsorgespiegelung fällt, sterben weiterhin Menschen, wenngleich verhältnismäßig weniger.

Wenn wir die Früherkennung von Krebs verbessern wollen, müssen wir mehrere unterschiedliche Probleme lösen. Zunächst müssten wir es überhaupt erst einmal schaffen, dass die Risikogruppen ihre kostenlosen Screenings wahrnehmen. Und dann sollten wir auch versuchen, jüngere Menschen mit Krebs rechtzeitig zu identifizieren und zu retten. Das beinhaltet Ansätze wie eine Verbesserung der bereits existierenden Früherkennungsmethoden, individuelle Risikoabschätzungen, neuartige Bluttests oder Biosensoren. Wir können aber auch damit beginnen, dass wir möglichen Krebssymptomen bei jüngeren Menschen mehr Aufmerksamkeit schenken, denn viele junge Krebspatienten berichten, dass sie mit ihren Symptomen von Ärzten wiederholt nicht ernst genommen wurden. Den Zeitverlust, den verzögerte Diagnosestellungen mit sich bringen, bezahlen viele junge Patienten mit ihrem Leben.

Früher screenen?

Auch junge Menschen und sogar Kinder können an Krebs erkranken. Mit insgesamt 2250 jährlichen Neuerkrankungen in Deutschland macht Krebs bei Kindern im Alter zwischen 0 und 18 Jahren allerdings nicht einmal 0,5 Prozent aller jährlichen Krebsfälle in Deutschland aus.

Obwohl das auf den ersten Blick nach wenig aussieht, ist die Anzahl der betroffenen Kinder in Deutschland deutlich größer, weil jedes Jahr 2250 neue Fälle hinzukommen und sich eine frühe Krebserkrankung auf den gesamten weiteren Lebensweg der Kinder auswirkt[350]. Etwa jedes 330. Kind in Deutschland erkrankt an Krebs und etwa die Hälfte dieser Fälle tritt schon vor dem Schulalter auf[350, 351].

Krebs bei Kindern ist vollkommen anders als im Erwachsenenalter. Seine Entstehung im Erwachsenenalter ist ein multifaktorieller Prozess, der sich über viele Jahrzehnte erstreckt. Diese genetischen Veränderungen und klassischen Risikofaktoren spielen für die Krebsentstehung im Kindesalter keine Rolle. Die Gründe hierfür habe ich bereits im ersten Teil des Buches vorgestellt. (Beispielsweise ist das starke Wachstumsverhalten von Nervenzellen in der frühen Kindheit einer der Gründe dafür, weshalb Gehirntumore bei Kleinkindern relativ häufig auftreten.) Die Mechanismen der Krebsentstehung sind bei Kindern also anders. Aber Krebs tritt bei ihnen auch bevorzugt in anderen Organen auf, als es bei uns Erwachsenen der Fall ist. Kinder erkranken hauptsächlich an Leukämien, Lymphomen und Tumoren des zentralen Nervensystems. Brust-, Darm-, Prostata- oder Lungenkrebs hingegen spielen in jungen Jahren keine Rolle[350].

Weil es bei Kindern also anders als im Erwachsenenalter bisher keine bekannten Risikofaktoren gibt, die sich vermeiden ließen, bleibt uns in dieser Altersgruppe als einzige Maßnahme eine möglichst frühzeitige Diagnose und unverzügliche Behandlung. Nur auf diesem Wege können wir bisher die Heilungschancen bei Kindern verbessern und Langzeitschäden durch Chemotherapien und Bestrahlungen oder sogar Todesfälle verhindern.

Kinder werden im Rahmen der regelmäßigen Vorsorgeuntersuchungen (»U-Untersuchungen«) durch den Kinderarzt auf allgemeine Symptome untersucht, die auf Krebs oder andere Erkrankungen hinweisen könnten, wie etwa anhaltende Lymphknotenschwellungen, Müdigkeit, Schwäche oder Fieber, ungewöhnliche Hautveränderungen, Muskel-, Knochen- oder Gelenkschmerzen. Es ist daher hilfreich, wenn auch Sie diese Symptome kennen, die ich bereits in Teil II aufgelistet habe. Weil Krebserkrankungen gerade bei Kindern oft sehr schnell voranschreiten und sich im Fall von Gehirntumoren auch sehr aggressiv verhalten, besteht großer Handlungsbedarf, was die Erforschung genetischer Risikofaktoren angeht, anhand derer sich beispielsweise neuartige Bluttests entwickeln lassen. Wie diese funktionieren und welche anderen vielversprechenden Forschungsansätze es gibt, um Krebs in Zukunft früher, einfacher und zuverlässiger zu detektieren, erkläre ich im Abschnitt »Die Zukunft der Früherkennung«.

Wenn wir erwachsen sind, entfallen die regelmäßigen U-Untersuchungen beim Kinderarzt, die der Früherkennung und der Gesundheitsförderung dienen. Eine Ausnahme bildet der 2019 eingeführte allgemeine Gesundheits-Check-up, eine regelmäßige Untersuchung, die von der Krankenkasse bezahlt wird und einmalig zwischen dem 18. und 34. Lebensjahr wahrgenommen werden kann[352]. Ab 35 kann sie alle drei Jahre in Anspruch genommen werden, allerdings zielt sie in erster Linie auf die Früherkennung von Herz-Kreislauf- oder Nieren-Erkrankungen und Diabetes mellitus Typ II ab. Die Teilnahme an diesen Check-ups kann dennoch auch mit Blick auf unser Thema sehr hilfreich sein, weil wir inzwischen wissen, dass Herz-Kreislauf-Erkrankungen und Krebserkrankungen sehr viele gemeinsame Risikofaktoren teilen, wie Übergewicht, erhöhte Entzündungswerte und Diabetes.

Für Männer beginnen Krebsfrüherkennungsuntersuchungen offiziell erst mit dem Hautkrebs-Screening (ab 35 Jahren) und der jährlichen Prostatauntersuchung durch den Hausarzt oder Urologen (ab 45 Jahren)[344]. Frauen werden hingegen durchgehend gynäkologisch auf Gebärmutterhalskrebs und auf Brustkrebs überwacht. Die Mammographie setzt erst ab dem 50. Lebensjahr ein und die Darmspiegelung wird als Vorsorge von den Kassen erst ab dem 50. Lebensjahr für Männer beziehungsweise dem 55. Lebensjahr für Frauen übernommen[344].

Dadurch entsteht der Eindruck einer »Vorsorgelücke« in der Mitte des Lebens, die mit den relativ niedrigen Fallzahlen in diesem Lebensabschnitt begründet wird. Dabei gibt es auch bei Männern Krebserkrankungen, die in jungen Jahren gehäuft auftreten, wie beispielsweise Hodenkrebs. Obwohl dies die häufigste Krebsart bei Männern zwischen 14 und 44 Jahren ist und etwa zwei Prozent aller Krebsfälle bei Männern ausmacht, wurde bisher nicht in großen und aussagekräftigen Studien untersucht, ob ein routinemäßiges

Hodenkrebs-Screening die Sterblichkeit oder Komplikationen wie Unfruchtbarkeit reduzieren würde[353, 354].

Für viele Krebsarten wie Bauchspeicheldrüsen-, Nieren-, Leber- oder Lungenkrebs existieren bisher gar keine breitflächig einsetzbaren und »nicht-invasiven« Früherkennungsmethoden. Andere Untersuchungen existieren zwar, aber sie besitzen keine ausreichende Aussagekraft, um einen routinemäßigen Einsatz zu rechtfertigen.

Viele junge Menschen würden sich sicherer fühlen, wenn es häufigere Früherkennungs-Check-ups in ihrer Altersgruppe gäbe. Allerdings haben die Untersuchungen, über die wir bis heute verfügen, durchaus ihre Grenzen. Die Entscheidung, sie in einer bestimmten Altersgruppe anzubieten oder nicht, hängt nicht nur von finanziellen Überlegungen ab, es spielen auch wissenschaftliche Gründe hinein, weshalb in manchen Altersbereichen und in manchen Ländern sogar gänzlich auf diese Methoden verzichtet wird. Im nachfolgenden Abschnitt möchte ich daher kurz erklären, was Früherkennung derzeit überhaupt zu leisten vermag und was nicht.

Was kann Früherkennung leisten?

Weil selbst die tödlichsten Krebsarten irgendwann einmal gutartig beginnen, wird sehr viel Hoffnung und Vertrauen in Früherkennungsuntersuchungen gelegt. Dennoch gibt es hier auch Kritiker, die behaupten, dass derartige Untersuchungen nicht rentabel oder in manchen Fällen sogar schädlich seien. Dabei ist es aber wichtig, nicht alle Früherkennungs-Checks über einen Kamm zu scheren und gleichzeitig zu bedenken, dass Studien zur Früherkennung, und insbesondere solche, die deren Maßnahmen kritisieren, von Wissenschaftlern und Ärzten durchgeführt werden, um die Früherkennungsmethoden zu verbessern. Kritische Studien sind kein Signal, dass diese Untersuchungen »nutzlos« seien – sondern der notwenige Schritt, um sie zu optimieren.

Jede fundierte kritische Studie führt dazu, dass wir unsere Praktiken diesen neuen Erkenntnissen anpassen.

Bei Hodenkrebs wäre es beispielsweise wenig sinnvoll, wenn wir ein jährliches Screening hätten, aber nicht wüssten, was wir mit positiven Befunden anstellen sollen. Hodenkrebs hat sehr gute Heilungschancen und eine provisorische »Entfernung« von Hoden könnte nur die Anzahl operativer Eingriffe und Komplikationen wie Unfruchtbarkeit erhöhen, ohne das Überleben oder die Lebensqualität nachweislich zu verbessern.

Das Problem all unserer heute verfügbaren Krebs-Früherkennungsuntersuchungen ist, dass sie durch ihre ein- bis mehrjährigen Intervalle hauptsächlich die Erkennung langsam wachsender und gutartiger Krebsarten verbessern. Ausgerechnet hochaggressive und sich schnell ausbreitende Krebsarten, die man aufgrund ihres Auftretens zwischen den regulären Vorsorgeuntersuchungen auch als »Intervall-Karzinome« bezeichnet, werden hingegen nur selten im Rahmen von regulären Screenings erkannt. An verbesserten Früherkennungsmethoden wird daher intensiv geforscht, wir werden später darauf zurückkommen. Das ist auch der Grund, weshalb Früherkennung die Krebsprävention nicht ersetzen kann – und es vielleicht auch niemals tun wird.

Bösartige und schnell wachsende Tumore werden wir bei älteren Menschen vor allem durch unsere Lebensweise und Ernährung verhindern und bei jungen Menschen vor allem dadurch, dass wir die Faktoren besser erforschen und verstehen lernen, die zu ihrer Entstehung beitragen.

Regelmäßige Früherkennungsuntersuchungen für einige Krebsarten dürfen uns nicht darüber hinwegtäuschen, dass wir auch an anderen erkranken können. Und selbst etablierte Screenings für Krebsarten wie Darm-, Brust- oder Hautkrebs finden nur in ein- bis mehrjährigen Intervallen statt. Deshalb müssen wir einerseits selbst auf unsere Gesundheit achten und andererseits weiterhin in die Erforschung verbesserter Methoden zur rechtzeitigen Feststellung von Krebs investieren.

Das Ziel aller Früherkennungsuntersuchungen ist nicht das Ausreizen unserer finanziellen und technischen Möglichkeiten, sondern ein nachweisbarer Nutzen für die Gesundheit oder Lebensqualität. Was wir bei der Früherkennung und somit bei der »Sekundärprävention«

sparen, könnten wir schließlich in die »Primärprävention« investieren – das heißt, in den Schutz unserer Gesundheit, in die Erstellung persönlicher Risikoprofile und individueller Präventionsstrategien.

Zum heutigen Zeitpunkt ist es zudem wichtig, dass wir Ärzte über die Zunahme einiger Krebsarten bei jungen Menschen informieren, damit sie Symptomen bei ihnen mit derselben Gewissenhaftigkeit nachgehen wie bei Älteren. Und es wäre wünschenswert, wenn Ärzte anhand der bisher bekannten Risikofaktoren vermehrt dazu angehalten werden, Risikopatienten zu identifizieren, die von einer frühzeitigeren Untersuchung profitieren könnten. Wie das in der Praxis aussehen und umgesetzt werden kann, erkläre ich im Kapitel über personalisierte Prävention.

Early-Onset Cancers

In den letzten Jahren wurde für einige Krebsarten in westlichen Ländern eine besorgniserregende Zunahme bei jüngeren Menschen beobachtet, darunter Darm-, Brust-, Nieren-, Bauchspeicheldrüsen- und Gebärmutterkrebs (Endometriumskarzinom)[355]. Auch Deutschland ist von dieser Zunahme an frühen Brust- und Darmkrebsfällen, in der Wissenschaft Early-Onset Cancers genannt, betroffen (Early-Onset Breast Cancer bzw. Early-Onset Colorectal Cancer)[356 357 358].

Die Gründe sind bisher weitestgehend unbekannt. Aufgrund ihres frühen Auftretens scheinen angeborene Genvarianten eine größere Rolle zu spielen, da sie den langjährigen Prozess der Krebsentstehung verkürzen können. Für Brustkrebs wurde beispielsweise gezeigt, dass die Wahrscheinlichkeit, ein bekanntes Risikogen nachzuweisen, umso höher ist, je jünger eine Patientin zum Diagnosezeitpunkt ist[359]. Allerdings ist es unwahrscheinlich, dass eine Zunahme an Genvarianten für die gesteigerte Zahl an Krebserkrankungen in allen hoch entwickelten westlichen Ländern verantwortlich ist, und ebenso wenig für die beobachtete Zunahme junger Patienten.

Auffallend ist zudem, dass ausgerechnet die Krebsarten bei jüngeren Menschen zunehmen, von denen wir wissen, dass sie in entwickelten westlichen Ländern in Abhängigkeit von den Lebens- und Ernährungsgewohnheiten bis zu zehn Mal häufiger vorkommen als in vielen Ländern Afrikas oder Asiens – darunter Brust-, Bauchspeicheldrüsen- und Darmkrebs. Risikofaktoren spielen also auch für diese frühen Krebserkrankungen eine wichtige Rolle – wir wissen nur noch nicht genau, welche.

Obwohl die bekannten Risikofaktoren dieser Erkrankungen in wohlhabenden westlichen Ländern kontinuierlich zunehmen, haben sich die Überlebenschancen bei Darm- oder Brustkrebs in der Vergangenheit deutlich verbessert. Diese Erfolge verdanken wir in vielen Fällen aber nicht nur einer *effizienteren*, sondern hauptsächlich einer *rechtzeitigeren* Behandlung, weil die Erkrankung im Rahmen von Vorsorgeuntersuchungen frühzeitig entdeckt werden konnte.

In der jüngeren Altersgruppe, die wir bisher nicht breitflächig screenen, könnte die Zunahme einzelner oder mehrerer Risikofaktoren für den Anstieg der Krebsfälle verantwortlich sein. Die zukünftige Entwicklung dieser Erkrankungen wird in allen Teilen der Welt also hauptsächlich von der Entwicklung der Risikofaktoren abhängen, wie Übergewicht, Bewegungsmangel, Rauchen, Alkoholkonsum und eine ungesunde kalorienreiche Ernährung mit hohem Anteil an tierischen Proteinen und hochverarbeiteten Fleischwaren[58, 142, 348, 360–363].

In den nachfolgenden Abschnitten werde ich der Frage nachgehen, ob man diese Krebserkrankungen durch frühzeitigere Routineuntersuchungen verhindern könnte. Insbesondere im Fall von Darmkrebs haben wir mit der Darmspiegelung eine sehr effiziente und risikoarme Methode zur Verfügung, die ihren Nutzen in wissenschaftlichen Studien bereits bewiesen hat. Für viele andere Früherkennungsmethoden, wie beispielsweise die Mammographie, bedarf es einer genau balancierten Risikoabwägung – insbesondere bei jungen Patienten.

Darm- und Brustkrebs gehören zu den häufigsten Krebsarten weltweit. Weil sie auch in Deutschland bei jüngeren Menschen in der Vergangenheit zugenommen haben, möchte ich kurz auf die Möglichkeiten eingehen, über die wir bereits verfügen, um diese Krebsarten auch bei jungen Menschen frühzeitiger zu erkennen.

Early-Onset Darmkrebs

Darmkrebs wird seit einigen Jahrzehnten in hochentwickelten Ländern immer häufiger vor dem 50. Lebensjahr diagnostiziert. Dabei handelt es sich nicht um reine Überdiagnosen aufgrund verbesserter Früherkennung, weil Untersuchungen wie die Darmspiegelung in diesem Alter noch nicht stattfinden. Auch der Bevölkerungszuwachs ist nicht für diesen Anstieg verantwortlich, weil es sich um Inzidenzen und nicht um Fallzahlen handelt, also um die Anzahl an Fällen pro 100 000 Einwohner in einer bestimmten festgelegten Altersgruppe[364].

In den USA, wo inzwischen 57 Prozent der täglich konsumierten Kalorien eines Erwachsenen aus industriell gefertigten Nahrungsmitteln stammen, ist die Darmkrebs-Inzidenzrate für Männer im Alter zwischen 20 und 49 Jahren im Zeitraum von 1992 bis 2015 von einem Fall pro 12 000 auf einen Fall pro 9300 gestiegen[189, 365]. Von insgesamt 153 020 Darmkrebsfällen pro Jahr in den USA werden 19 550 vor dem 50. Lebensjahr diagnostiziert, was etwa 13 Prozent aller Darmkrebsfälle entspricht[348, 364, 366].

Daher wurden in den letzten Jahren Forderungen nach einer früheren Darmspiegelung laut. Kritiker argumentieren, dass trotz einer realen Zunahme an Fällen in der Altersgruppe unter 50 die absoluten Zahlen immer noch zu niedrig oder nicht relevant genug seien, um ein früheres Screening zu rechtfertigen. Dabei entspricht die Anzahl der jährlichen Darmkrebsfälle, die in den USA vor dem 50. Lebensjahr auftreten, bereits ungefähr der Hälfte der jährlichen Verkehrstoten in den USA[367]. Es ist fragwürdig, ob wir als Gesellschaft eine ähnliche hohe Zahl an potentiell vermeidbaren und lebensgefährlichen »Unfällen« in anderen Bereichen, beispielsweise an Schulen oder am Arbeitsplatz, ebenso hinnehmen und akzeptieren würden, wie wir es noch immer für Krebserkrankungen tun.

Auch Deutschland ist von dem Anstieg der frühen Darmkrebsfälle betroffen[368]. Mit etwas mehr als 3000 Fällen pro Jahr macht Early-Onset Darmkrebs zwar hierzulande nur 5,1 Prozent aller Darmkrebsfälle aus – dennoch wird auch bei uns ein jährlicher Zuwachs von 1,16 Prozent bei Männern und 1,32 Prozent bei Frauen beobachtet[357]. Die Zahl der jährlichen Darmkrebsfälle in der Altersgruppe unter 50 ist also keineswegs gering und höher als die Anzahl aller Krebserkrankungen im Kindes- und Jugendalter (2250 Fälle pro Jahr).

Die Forderungen nach einer früheren Darmkrebsvorsorge sind also durchaus begründbar. Zumal die klassischen Risikofaktoren für Darmkrebs wie Übergewicht, Bewegungsmangel oder Rauchen bei diesen frühen Erkrankungen seltener zu beobachten sind und wir es somit auch schwieriger haben werden, Risikopatienten gezielt herauszufiltern und zu untersuchen. Wenn wir also nicht alle jungen Menschen einer routinemäßigen Darmspieglung unterziehen wollen, dann müssten wir diese frühen Krebserkrankungen des Darms erst einmal besser verstehen lernen.

Was wir bisher wissen, ist, dass sie häufiger bei einer familiären Vorbelastung und in Zusammenhang mit entzündlichen Darmerkrankungen auftreten. Außerdem wurde ein erhöhtes Risiko bei regelmäßigem Konsum industriell hochverarbeiteter Fleischwaren und anderer industriell gefertigter Nahrungsmittel beobachtet. Die frühe Form von Darmkrebs tritt öfter linksseitig auf, betrifft häufiger das Rektum und wird meist erst spät entdeckt, wodurch die Prognose deutlich schlechter ist als bei Darmkrebs im Alter[369].

Auch zuckerhaltige Getränke und Säfte stehen unter Verdacht, für den Anstieg an Darmkrebsfällen verantwortlich zu sein[189]. Mit jedem derartigen Getränk, das regelmäßig pro Tag im Alter zwischen 13 und 18 Jahren getrunken wird, steigt das Risiko, an Early-Onset Darmkrebs zu erkranken, um 36 Prozent[370]. Als weitere mögliche Ursache wurden Antibiotika diskutiert, weil sie krebsfördernde (dysbiotische) Veränderungen der Darmflora verursachen können und ihr Einsatz, insbesondere der sogenannter Breitband-Antibiotika, die gegen mehrere unterschiedliche Bakterienarten wirksam sind, seit den 1980ern stark zugenommen hat[189].

Die USA und andere Länder haben bereits reagiert und das Alter, in dem die Darmspiegelung beginnt, entsprechend angepasst. In den USA ist es auf 45 Jahre festgesetzt, in Italien auf 44 Jahre und in Japan und Österreich sogar auf 40 Jahre[371-373]. In einer Studie, die den

Anstieg der Darmkrebsfälle vor dem 50. Lebensjahr in unterschiedlichen Ländern untersuchte, wurde nur in dreien dieser Länder eine Abnahme an Early-Onset Darmkrebs beobachtet. Zwei davon waren Österreich und Italien – und somit die Länder, bei denen schon ab 40 beziehungsweise 44 Jahren gescreent wird[373, 374]. Weil 75 Prozent aller Patienten mit Early-Onset Darmkrebs in die Altersgruppe zwischen 40 und 49 Jahren fallen, ist der Beginn der Darmspiegelung in dieser Altersgruppe also durchaus sinnvoll[374, 375]. Für die Effizienz der Darmspiegelung mit Blick auf Early-Onset Darmkrebs spricht außerdem, dass Darmkrebs in Österreich nur in der Altersgruppe zwischen 40 und 49 abgenommen hat – nicht aber in der Altersgruppe darunter, also bei Personen zwischen 20 und 39 Jahren[376].

Wenn es darum geht, das Alter für den Beginn der Darmspiegelung zu senken, lautet eine im Gesundheitswesen herrschende Sorge, dass ein ausgeweitetes Screening unsere Kapazitäten und den gegebenen Kostenrahmen übersteigt. Dabei sollte man allerdings berücksichtigen, dass gerade bei jungen Menschen zu erwarten ist, dass sie noch seltener am Screening teilnehmen als höhere Altersgruppen. Zudem sind Krebserkrankungen in jungen Jahren in der Regel mit höheren Kosten verbunden, weil die »Follow-up-Zeit«, also die Zeit der Überwachung nach einer überstandenen Erkrankung, und die Langzeitschäden wesentlich bedeutender ausfallen. Zur Abklärung dieser Fragen können wir uns an anderen Ländern orientieren, die bereits das Alter für den Beginn der Darmspiegelung gesenkt haben.

In den USA hat die Senkung der Altersempfehlung für diese Vorsorgeuntersuchung die Anzahl der durchgeführten Darmspiegelungen nur geringfügig erhöht. Die Teilnahme der Altersgruppe zwischen 45 und 50 an der Darmspiegelung war recht bescheiden und betrug bisher nur etwa 11,6 Prozent[377]. Allerdings zeigt die Auswertung der bisherigen Daten auch, dass Personen in der Altersgruppe von 40 bis 49 ein vergleichbares Risiko für Krebsvorstufen haben wie bei einer erstmaligen Spiegelung im Alter von 50 bis 54 Jahren oder bei einer wiederholten Spiegelung im Alter von 60 bis 64 Jahren[366, 377]. Eine weitere amerikanische Studie ergab, dass die Anzahl der Darmkrebsfälle durch den früheren Beginn der Darmspiegelung eindeutig gesenkt werden kann[378]. Hochgerechnet auf 100 000 Einwohner, traten in der Gruppe, die schon mit 45 mit der Darmspiegelung begann, etwa 72 Darmkrebsfälle weniger auf als in der Gruppe, die erst mit 50 Jahren in den Genuss einer Darmspiegelung kam. Das bedeutet, dass man unter etwa 1388 Personen einen Darmkrebsfall verhindern könnte, wenn man bei diesen Personen eine Darmspiegelung im Alter von 45 bis 49 Jahren anstelle von 50 bis 54 Jahren durchführt.

Die Tatsache, dass Early-Onset Darmkrebs hauptsächlich den linksseitigen Darm, und somit nur den letzten Abschnitt und den Enddarm betrifft, eröffnet auch die Möglichkeit für günstigere und weniger aufwendige Screening-Methoden, die jüngeren Patienten in Alternative zur Darmspiegelung angeboten werden könnten.

Eine Option wäre die sogenannte flexible Sigmoidoskopie, die dem üblichen Vorgang ähnelt, aber nur den letzten Darmabschnitt betrifft und daher weniger Zeit in der Vorbereitung und Durchführung benötigt[379]. Bei dieser Methode können sogar wie bei einer Darmspiegelung Krebsvorstufen, sogenannte Polypen, entfernt werden – allerdings gilt die Darmspiegelung weiterhin als der »Goldstandard«, um Darmkrebs zuverlässig zu erkennen, weil sie den gesamten Darm untersucht.

Early-Onset Brustkrebs

Frauen in entwickelten Ländern haben ein deutlich höheres Risiko, an Brustkrebs zu erkranken als in Entwicklungsländern. Die Gründe dafür haben wir in Teil I und II dieses Buches kennengelernt. Mit jährlich mehr als 70 000 Neuerkrankungen ist Brustkrebs auch in Deutschland die häufigste Krebserkrankung bei Frauen[343]. Eine Vielzahl an Studien hat in den letzten Jahren einen beunruhigenden Trend in Richtung immer jüngerer Patientinnen offenbart[380, 356]. Ähnlich wie im Fall von Darmkrebs werden diese frühen Brustkrebsfälle als Early-Onset Brustkrebs bezeichnet. Gescreent wird bisher jedoch nur alle zwei Jahre ab einem Alter von 50 Jahren und maximal bis 75 Jahre, weshalb immer häufiger die Frage auftaucht, ob es nicht sinnvoll wäre, auch das Alter zu senken, in dem die Mammographie zur Früherkennung von Brustkrebs beginnt.

Viele Frauen haben Angst davor, weil es sich dabei um eine »Röntgenuntersuchung« handelt, deren Strahlenbelastung man sich nicht beliebig oft zumuten möchte. Andere Kritiker sehen zudem die Gefahr, dass insbesondere bei jungen Frauen die Folge eine hohe Zahl an Überdiagnosen und unnötigen operativen Eingriffen sein könnte, was Studien in der Vergangenheit nahegelegt haben. Außerdem könnten frühe und regelmäßige Mammographien Frauen verunsichern und insbesondere das Auftreten bösartiger und schnell wachsender Brusttumore in der jungen Altersgruppe nicht wesentlich reduzieren, weil durch die zweijährigen Intervalle hauptsächlich langsam wachsende und gut therapierbare Tumore detektiert würden[381]. Kurz: Hat eine frühere Mammographie überhaupt Vorteile für jüngere Frauen und überwiegen diese die Risiken von Überdiagnosen und Überbehandlungen?

Es ist richtig, dass die Mammographie eine Röntgenuntersuchung ist. Allerdings beträgt die Strahlendosis hier mit ungefähr 0,1 bis 0,2 Millisievert (mSv) nur etwa ein Hundertstel der Dosis, die eine CT-Untersuchung des Bauchraums mit sich bringt (10 mSv). Auch ganz ohne Röntgenuntersuchungen sind wir jedes Jahr einer durchschnittlichen Strahlendosis von etwa zwei bis drei mSv durch Hintergrundstrahlung ausgesetzt. Auf einem Langstreckenflug, beispielsweise über den Atlantik (Hin - und Rückflug), entspricht die effektive Strahlendosis ebenfalls etwa 0,1 mSv und somit der Strahlendosis einer Mammographie. Aus diesem Blickwinkel heraus ist die Strahlung bei dieser Untersuchung im Vergleich zu anderen Strahlungsquellen vernachlässigbar.

Neuste Richtlinien empfehlen sogar Schwangeren und Stillenden, an der Mammographie im Rahmen des Brustkrebs-Screenings teilzunehmen[382]. Diese Empfehlung wird damit begründet, dass das Alter, in dem Frauen in westlichen Ländern das erste Mal Kinder bekommen, immer weiter ansteigt und gerade ein fortgeschrittenes Alter bei der ersten Geburt als Risikofaktor für Brustkrebs gilt.

Andere Untersuchungsmethoden wie der Ultraschall können die Mammographie bisher nur bedingt ersetzen, weil Ultraschallwellen eine geringere Eindringtiefe in das Gewebe besitzen als Röntgenstrahlung, die bei der Mammographie oder bei Untersuchungen mit dem Computertomographen (CT) zum Einsatz kommt. Deshalb kann ein Ultraschall gerade bei Frauen mit viel Brustgewebe und Übergewicht keine ausreichende Diagnoseleistung garantieren. Auch die räumliche Auflösung heutiger Ultraschalltechnologien, und somit ihre Fähigkeit, feine Details und Strukturen darzustellen, ist schlechter als die von Röntgengeräten. MRT-Untersuchungen wiederum haben eine sehr hohe räumliche und kontrastreiche Auflösung und sind zudem vollkommen »röntgenfrei«, dafür aber sehr aufwendig und teuer. Deshalb sind sie in der Praxis als Screening-Methode nicht rentabel, zumal wir damit die begrenzten MRT-Kapazitäten strapazieren würden, die dringend zur Diagnose von Erkrankungen und Verletzungen benötigt werden. Viele Krebspatienten müssen schon heute wochen- oder monatelang auf eine abklärende MRT-Untersuchung warten. Was wir also derzeit zur Früherkennung haben, ist die Mammographie und das regelmäßige Abtasten der Brüste und Achselregionen.

Aktuell kann das Mammographie-Screening die Brustkrebssterblichkeit über alle Altersstufen hinweg um etwa 20 Prozent reduzieren[383]. Das Problem der Überdiagnosen ist real, dennoch zeigen Studien, dass für einen bis zwei fälschlicherweise diagnostizierte Brustkrebsfälle ein Todesfall durch Brustkrebs verhindert wird. Dieses Verhältnis zwischen Nutzen und Schaden könnte man als angemessen betrachten[383-385].

Gleichzeitig nimmt die Zahl von falsch-positiven Befunden gerade bei jüngeren Frauen deutlich zu und ein zweijähriges Mammographie-Screening zwischen dem 40. und 50. Lebensjahr reduziert die Brustkrebssterblichkeit »nur« um weitere drei Prozent und verbraucht dabei deutlich mehr Ressourcen[383].

Dennoch empfiehlt die WHO seit einigen Jahren, das Mammographie-Screening auf diese Altersgruppe auszuweiten – allerdings nur in wohlhabenden und sehr hoch entwickelten Ländern[383]. Aber warum können wohlhabende und hoch entwickelte Länder wie Deutschland von einer einfachen Untersuchung wie der Mammographie profitieren, die prinzipiell in jedem Land der Welt zur Verfügung steht?

Die Antwort auf diese Frage lautet: Weil nur wir über die finanziellen Mittel und Forschungseinrichtungen verfügen, um das Wissen zu generieren, das notwendig ist, um die richtigen Therapie-Entscheidungen zu treffen. Und weil wir als hoch entwickelte und hoch technologisierte Länder voranschreiten sollten, eine individualisierte Krebsmedizin zu etablieren, die der Komplexität von Krebserkrankungen endlich gerecht wird. Dadurch können wir bei uns mehr Krebsfälle verhindern und die Erkenntnisse, die wir dabei gewinnen, langfristig mit ärmeren Ländern teilen, die sich derartige Untersuchungen nicht leisten können.

Die WHO empfiehlt also das Mammographie-Screening in der Altersgruppe von 40 bis 50 Jahren und bei Frauen über 69 Jahren nur in Zusammenhang mit einer rigorosen Forschungsarbeit. Der Gemeinsame Bundesausschuss hat die obere Altersgrenze für die Teilnahme am Früherkennungsprogramm für Brustkrebs bereits seit dem Juli 2024 auf 75 Jahre angehoben[386]. Der nächste Schritt ist die Senkung der unteren Altersgrenze. Um das Problem von Überdiagnosen in dieser Altersgruppe in den Griff zu bekommen und gleichzeitig sehr aggressive Krebsformen nicht fälschlicherweise zu übersehen, die gerade bei jungen Patientinnen auftreten können, ist Forschungsarbeit gefragt[387]. Aber wie kann man die Früherkennung von Brustkrebs verbessern?

Screening und Forschung: ein unschlagbares Team

Je mehr und je früher wir screenen, desto häufiger und desto früher identifizieren wir die Entstehung einer Krebserkrankung bzw. ihre Vorstufen. Dabei gilt, dass nicht alle dieser Krebsvorstufen gleichermaßen gefährlich sind. Viele wachsen nur sehr langsam und werden im Laufe des Lebens möglicherweise nie Probleme bereiten. Weil wir bisher nur wenig darüber wissen, woran man diese gutartigen Tumortypen erkennt, sind die Gefahren einer Überbehandlung zugegebenermaßen sehr groß. Um die Früherkennung und insbesondere die Mammographie zu verbessern, müssen wir also lernen, wie man die unterschiedlichen »Subtypen« unterscheidet, die im Rahmen von Mammographie-Screenings entdeckt werden können.

Früherkennung hat nur dann einen Nutzen, wenn die Screening-Methode uns eine klare Aussage darüber liefert, um was für eine Krebsform es sich handelt und wie wir diese idealerweise behandeln sollten. Deshalb müssen wir bei allen entdeckten Tumoren nach Indikatoren oder Markern suchen, die uns schon im Vorfeld etwas über den Verlauf der Erkrankung oder den Erfolg von Behandlungen oder Präventionsmaßnahmen verraten[388]. Mit diesem erweiterten Wissen werden wir nicht mehr auf jede entdeckte Wucherung und Verhärtung mit operativen Eingriffen oder gar Brustentfernungen reagieren müssen, sondern werden zu intelligenteren und schonenderen nichtchirurgischen Maßnahmen greifen können.

In manchen Fällen kann es ausreichend sein, den Lebensstil zu verändern, beispielsweise durch eine Ernährungsumstellung, Sport auf Rezept oder einen Kurs zum Gewichtsmanagement. Bei anderen Patientinnen könnte eine frühzeitige medikamentöse Prävention, eine sogenannte Chemoprävention, den Verlauf der anfänglichen Krebserkrankung verlangsamen. Ein Beispiel für solche Medikamente sind »Selektive Östrogen-Rezeptor-Modulatoren«, die ich im Kapitel über Personalisierte Prävention noch vorstellen werde. Innovative Technologien, wie eine neue hochauflösende Mammographie, könnten insbesondere in Kombination mit den enormen Fortschritten im Bereich der Künstlichen Intelligenz (KI) die Analyse von Bilddaten revolutionieren[388]. Die KI könnte Muster im Aussehen und Verhalten von Tumoren identifizieren und diese in Subtypen kategorisieren, die unseren menschlichen Augen und Gehirnen bisher entgangen sind. Auf diese Weise werden wir in Zukunft Tumore früher erkennen und gleichzeitig deren Verhalten besser bewerten können, um sehr genaue Risikoprofile zu erstellen.

Biopsie-Gewebe werden wir auf die in einem Tumor vorhandenen Immunzelltypen und genetischen Mutationen hin untersuchen, die den Stoffwechsel und die immunologische Erkennbarkeit des Tumors beeinflussen und in diese Risikobewertungen miteinfließen lassen. Ein solches »wissensgenerierendes Lernen« kann nur im Rahmen einer personalisierten Krebsmedizin geschehen, an deren Etablierung wir in Tübingen und an vielen anderen Universitäts-Standorten in Deutschland mit Hochdruck arbeiten und die ich weiter unten vorstellen werde.

Fortschritte bei der Früherkennung und insbesondere die Ausweitung des Mammographie-Screenings auf jüngere Altersgruppen werden an die Mittel gebunden sein, die wir Forschungsarbeiten und dem Ausbau einer personalisierten Krebsmedizin in Deutschland zur Verfügung stellen.

Indem wir uns gegen das Mammographie-Screening sträuben oder es sogar abschaffen wollen, stellen wir uns auch gegen den technologischen Fortschritt, der notwendig ist, um Krebserkrankungen in Zukunft besser zu verstehen. Ohne Früherkennung generieren wir auch nicht das notwendige Wissen, das wir brauchen und mit anderen (ärmeren) Ländern teilen könnten, damit auch diese mit einfachen Untersuchungsmethoden wie der Mammographie Leben retten und gleichzeitig überflüssige Eingriffe und unnötiges Leid verhindern können.

Das Wichtigste in Kürze

- Früherkennung erlaubt uns, Krebserkrankungen in einem Stadium zu diagnostizieren, in dem sie noch gut behandelbar sind. Allerdings geht ein sehr frühes Screening momentan noch mit häufigen Überdiagnosen und unnötigen Behandlungen einher.
- In den Altersgruppen, die wir regelmäßig screenen, ist die Krebssterblichkeit nachweisbar gesunken, insbesondere bei den häufigen Krebsarten Brust- und Darmkrebs.
- Ein früheres Screening setzt voraus, dass wir unsere Früherkennungsmethoden verbessern. Tatsächlich sind aber genau diese Verbesserungen auch an umfangreiche Screenings gebunden.

- Früherkennungs-Screenings können dazu dienen, Daten zu sammeln und Machine-Learning-Algorithmen zu trainieren. Nur so können wir möglichst schnell das notwendige Wissen generieren, um zukünftig präzisere Vorhersagen über den Verlauf einer Krebserkrankung zu treffen und Überdiagnosen und Überbehandlungen zu vermeiden.

* * *

Die Zukunft der Früherkennung

Früherkennung ist ein vielversprechendes Konzept, gerade wenn es um Krebs geht. Aber um zukünftig mehr Menschenleben zu retten, müssen wir insbesondere die aggressiv und schnell wachsenden Tumorarten früher erkennen und besser diagnostizieren, was viele unserer heutigen Früherkennungsmethoden bisher an ihre Grenzen treibt.

Es gibt zwei unterschiedliche Wege, um diese Herausforderung zu bewältigen: Entweder wir screenen noch häufiger, was die Entwicklung zuverlässigerer und gleichzeitig kostengünstigerer Tests notwendig macht; oder wir lernen, Risikopatienten genauer zu identifizieren und bieten nur ihnen gezielt ein engmaschiges und hochqualitatives Screening an. Die zweite Methode ist das Konzept einer personalisierten Prävention, um die es im nächsten Kapitel gehen wird.

An dieser Stelle möchte ich kurz ein paar spannende neue Ideen vorstellen, die die Krebsfrüherkennung in Form innovativer Screeningmethoden wie Blut- oder Urintests in den nächsten Jahren verändern oder sogar revolutionieren könnten. Sie gehören somit zum ersten Weg, der über ein effizienteres Screening verläuft. Dabei ist wichtig zu beachten, dass Screening als ein stufenweiser Prozess betrachtet werden sollte.

Die erste Screening-Ebene, die allen Menschen angeboten wird, wird nicht darauf abzielen, eine abschließende Diagnose zu stellen, anhand derer bereits über die Art der Behandlung entschieden wird.

Bevölkerungsweite Screenings sollen lediglich einen hinreichenden Verdacht liefern, der weiter abgeklärt und gegebenenfalls behandelt werden sollte[389].

Beim stufenweisen Screening beginnen wir mit möglichst günstigen Tests, die noch keine sehr genauen Aussagen liefern, aber eine sehr hohe Sensitivität für bestimmte »Biomarker« besitzen, die auf das Vorliegen einer Krebserkrankung hinweisen. Das können bestimmte Genmutationen sein oder auch Veränderungen des Stoffwechsels, die im Zusammenhang mit Krebserkrankungen stehen – immerhin gilt das *Metabolic Reprogramming*, wie man die Veränderungen des Stoffwechsels nennt, die Krebszellen auf ihrem Weg in Richtung zunehmender Bösartigkeit durchlaufen, inzwischen als anerkanntes *Hallmark of Cancer* und somit als kennzeichnendes Merkmal von Krebs. Bei einem positiven Ergebnis einer dieser nicht-invasiven Testmethoden wie Blut- oder Urintests können in den nachfolgenden Stufen des Screenings dann kostenintensivere Tests und Untersuchungen mit höherer Präzision erfolgen[390].

Das Ziel von Screenings ist also, Personen in der Bevölkerung zu identifizieren, die noch keine Symptome haben, aber mit erhöhter Wahrscheinlichkeit bereits eine Frühform von Krebs oder Krebs in sich tragen und daher von hochwertigeren und teureren Tests und Untersuchungen profitieren würden. Ein stufenweises, bevölkerungsweites Screening mit innovativen Testmethoden hat den Vorteil, dass es gerecht und einfach in der Umsetzung ist. Da jeder dazu eingeladen wird, ist der bürokratische Aufwand zudem gering. Wissenschaftler arbeiten daher seit langem an fortschrittlichen Bluttests, die eine Vielzahl an Krebserkrankungen erkennen und jährlich oder öfter durch eine einfache Blutabnahme beim Hausarzt durchgeführt werden könnten.

Die Flüssigbiopsie: Neue Bluttests gegen Krebs

Im Jahr 2011 erschienen neuartige Bluttests für Schwangere auf dem Markt. Weil diese es ermöglichten, die Chromosomenanzahl des

Kindes durch eine einzige Blutabnahme aus der Armvene zu bestimmen, sorgten sie für viele Diskussionen. Plötzlich konnte man mit ihrer Hilfe nicht nur sehr einfach das Geschlecht des Kindes vorhersagen, sondern auch mit sehr hoher Sicherheit das Risiko für genetische Anomalien wie das Down-Syndrom. Inzwischen werden diese Bluttests in vielen Ländern allen Schwangeren angeboten, so in Australien, Kanada, Großbritannien und in den USA und Niederlanden, was dazu führte, dass weltweit bis zum Jahr 2018 mehr als zehn Millionen dieser pränatalen Tests an Schwangeren durchgeführt wurden[391].

Diese Tests können in Wahrheit aber noch viel mehr, als nur die Chromosomen des ungeborenen Kindes zu bestimmen. In sehr seltenen Fällen kam es zu merkwürdigen Befunden. Sie wiesen auf eine genetische Anomalie hin, aber bei der anschließenden Fruchtwasser-Untersuchung konnten keine genetischen Auffälligkeiten beim Kind nachgewiesen werden. Die Babys schienen genetisch vollkommen gesund. Bei 73 Prozent dieser Frauen wurde in anschließenden Untersuchungen allerdings eine Krebserkrankung nachgewiesen, meistens Blut- oder Brustkrebs. Bei den restlichen Frauen wurden hauptsächlich genetische Abweichungen in normalen Geweben nachgewiesen, die während der frühen Entwicklung entstanden sind, jedoch keine Krebserkrankung darstellten (»klonaler Mosaizismus«)[392]. Was bedeutet das für die Zukunft der Früherkennung?

Das Prinzip dieser Bluttests ist einfach. In unserem Körper sterben jeden Tag Millionen Zellen und werden durch neue ersetzt. Beim Absterben setzen diese Zellen ihre DNA in die umgebende Gewebsflüssigkeit frei, die dann über das Lymphsystem, das eng mit dem Blutkreislauf verbunden ist, in den Körperkreislauf gelangt. Dadurch befindet sich in jedem Milliliter unseres Blutplasmas eine Anzahl von »zellfreien DNA-Fragmenten« im Milliardenbereich. Auch während der Embryonalentwicklung wird eine erhebliche Menge solcher zellfreien DNA-Fragmente freigesetzt, hauptsächlich während »Ummodellierungsprozessen« im Embryo und aus der Plazenta, die ebenfalls aus Zellen des heranwachsenden Kindes gebildet wird[393]. Ab der neunten Schwangerschaftswoche ist die Menge dieser

DNA-Fragmente im Blut ausreichend, um sehr genaue genetische Analysen zu ermöglichen. Der Embryo hat zu diesem Zeitpunkt nur eine Größe von etwa zwei bis drei Zentimetern.

Wie viel DNA ein Gewebe freigibt, wird aber nicht nur durch dessen Größe bestimmt, sondern in erster Linie dadurch, wie schnell Zellen in diesen Geweben erneuert und ersetzt werden (»Turn-Over Rate«). Je fortgeschrittener und aggressiver das Wachstumsverhalten eines Tumors ist, desto mehr zellfreie DNA-Fragmente sondert er in das umliegende Gewebe ab. Deshalb ist es gut möglich, dass diese Bluttests auch kleinere Tumore erkennen können, falls diese sehr viel DNA abgeben.

Interessanterweise sind die Bluttests, die in der Frühschwangerschaft eingesetzt werden, nicht einmal darauf spezialisiert, irgendwelche bekannten krebstreibenden Mutationen zu identifizieren. Stattdessen erkennen sie Abweichungen in der Chromosomenanzahl oder Veränderungen in bestimmten Chromosomenabschnitten. Und genau so etwas ist auch in Krebszellen sehr häufig zu finden. Auf ihrem Weg in Richtung Bösartigkeit setzen Krebszellen zellinterne Reparatur- und Kontrollmechanismen zunehmend durch genetische und epigenetische Veränderungen außer Kraft. Das begünstigt die Ansammlung immer weiterer und gröberer genetischer Veränderungen bis hin zu Veränderungen in der Anzahl der Chromosomensätze der Zelle. Diese »genomische Instabilität« gilt daher als eines der anerkannten *Hallmarks of Cancer* und ist in einem Großteil aller bösartigen Tumore nachweisbar [68]. Pränatale Bluttests können bereits heute solche chromosomalen Abweichungen detektieren[394].

Studien haben gezeigt, dass das Ausmaß der genomischen Instabilität, das sich über geringste Tumor-DNA-Mengen im Blut bestimmen lässt, wertvolle Aussagen über den Verlauf einer Krebserkrankung liefern kann. Beispielsweise ist die genomische Instabilität, die sich anhand frei im Blut zirkulierender Tumor-DNA nachweisen lässt, ein aussagekräftiger prognostischer Marker für den Verlauf und das Überleben bei Bauchspeicheldrüsenkrebs[395]. Es ist schon lange bekannt, dass die genomische Instabilität es Krebszellen erleichtert, sich an veränderte Wachstumsumgebungen anzupassen, aggressiver zu wachsen und Resistenzen gegenüber Medikamenten zu entwickeln.

Inzwischen ist es möglich, aus Milliarden von zellfreien DNA-Fragmenten nur ein paar wenige ungewöhnliche herauszufiltern und sogar deren Ursprungsort zu identifizieren, in dem ein Tumor wachsen könnte[390]. In Kombination mit den heutigen Methoden zur DNA-Sequenzierung ist es sogar möglich, die Art der Mutationen zu bestimmen, die uns die Therapiewahl erleichtern und uns vieles über den Verlauf der Erkrankung verraten. Diese Möglichkeit wird allerdings dadurch eingeschränkt, dass es bisher nur wenige krebsspezifische Mutationen gibt, die zuverlässig in einer Vielzahl von Tumoren auftauchen[396]. Außerdem sammeln, wie wir in Teil I erfahren haben, alle unsere Körperzellen im Laufe des Lebens genetische Veränderungen an – auch wenn die allermeisten davon sich niemals zu Tumoren entwickeln. Der alleinige Befund krebsspezifischer Mutationen ist somit vermutlich kein hinreichender Marker für einen Screening-Bluttest.

Hinzu kommt ein weiteres Phänomen. Ab einem gewissen Stadium geben Tumore sogar ganze Krebszellen in den Blutkreislauf ab. Die meisten davon sterben unterwegs oder in einem Gewebe, wo sie in den feinsten Kapillaren hängen bleiben. Oft vergeht eine ganze Weile, bis es einer Tumorzelle gelingt, sich in einem entfernten Organ niederzulassen und eine Kolonie zu gründen, die wir als Metastase bezeichnen. Wie viel Zeit dieser Kolonialisierungsprozess in Anspruch nimmt, hängt meist von zufälligen Mutationen oder spontanen epigenetischen Veränderungen ab.

Das Gefährliche an Krebs sind seine Metastasen. Sie sind auch heute noch für über 90 Prozent aller Krebstodesfälle verantwortlich. Der direkte Nachweis von Tumorzellen, die in unserem Blutkreislauf zirkulieren, gilt daher als extrem starker prognostischer Marker für eine existierende Krebserkrankung in einem Patienten. Bluttests, die solche zirkulierenden Tumorzellen im Blut identifizieren, werden daher mit Hochdruck erforscht. Sie beruhen auf dem simplen Prinzip, dass sich im Blut normalerweise nur Blutzellen befinden. Alle Zellen also, die in Größe, Oberflächenstruktur, Aussehen oder Verhalten abweichen, gelten somit als verdächtig und könnten aus dem Blut herausgefiltert und untersucht werden.

Triage-Tests

Die Zukunft der Krebsfrüherkennung wird vermutlich in der Weiterentwicklung von schnellen und einfachen Bluttests liegen, die es uns ermöglichen, das Krebsrisiko eines Patienten abzuschätzen (Triage-Tests). Bei einem positiven Testergebnis könnten im Anschluss bildgebende Verfahren erfolgen, die eine sehr präzise Diagnose von Krebserkrankungen und Metastasen erlauben, wie etwa eine PET-CT-Untersuchung. In ersten klinischen Versuchen zeigte dieser Ansatz bereits vielversprechende Ergebnisse. Bei mehr als 10 000 Frauen zwischen 65 und 75 Jahren ohne Krebserkrankung in ihrer Vorgeschichte konnte ein Bluttest in Kombination mit PET-CT mehrere Tumore sicher nachweisen und genau lokalisieren, was in einigen Fällen eine Behandlung ermöglichte. 30 Prozent der Tumore, die der Bluttest detektierte, befanden sich in Organen, für die es bisher keine standardmäßigen Screening-Methoden gibt[397].

Gleichermaßen könnten Bluttests die Ergebnisse anderer Screening-Methoden wie der Mammographie in Zukunft komplettieren und bessere Aussagen darüber ermöglichen, wie mit entdeckten Krebsvorstufen verfahren werden sollte.

Indem wir die Ergebnisse bildgebender Verfahren mit den genetischen Daten kombinieren und den Verlauf der Krebserkrankungen in jedem Patienten dokumentieren, werden wir mit der Zeit immer mehr darüber lernen, woran man bösartige Krebserkrankungen erkennt, welche Tumor-Subtypen es gibt und auf welche Medikamente sie reagieren. Die neu gewonnen Daten können uns sogar dabei helfen, neuartige Medikamente oder Immuntherapien zu entwickeln, die speziell auf die nachgewiesenen Mutationen abzielen. Wir werden die Hilfe von *Machine-Learning*-Algorithmen benötigen, um Muster in den Datenmengen zu erkennen. Mit je mehr Daten wir diese Algorithmen »füttern«, desto genauere Vorhersagen werden sie uns liefern. Krebs besiegen heißt heute vor allem Daten sammeln, gruppieren, vergleichen und vor allem computerassistiert lernen. Was wir benötigen, damit dieser Ansatz gelingt, und welche Rolle dabei die Bioinformatik und der Datenschutz spielen, erkläre ich in dem Kapitel über personalisierte Medizin.

Die neue Generation an Bluttests wird also nicht mehr viel gemeinsam haben mit den klassischen Bluttests, die sich auf den Nachweis eines einzigen Protein-Markers konzentrieren, wie dem PSA-Test zur Früherkennung von Prostatakrebs oder dem CA-125-Test zur Früherkennung von Eierstockkrebs. Der Einsatz dieser Tests im Rahmen eines Screenings wird aufgrund ihrer hohen Rate an Überdiagnosen und einem nicht nachweisbaren Nutzen, die Sterblichkeit zu reduzieren, sehr kontrovers diskutiert[390].

Verbessern, was schon da ist

Ein völlig anderer Forschungsansatz besteht darin, die Diagnose mit vorhandenen Früherkennungsmethoden weiterzuentwickeln. So ließe sich zum Beispiel die Auflösung klassischer Ultraschallgeräte durch neuartige Kontrastmittel verbessern. Ultraschall ist günstig, ungefährlich, leicht zugänglich und verlangt kein aufwendiges Training des medizinischen Personals.

Deshalb wird seit längerem an Kontrastmitteln geforscht, die kleine Luftbläschen enthalten, sogenannte Micro-Bubbles. Diese kleinen Bläschen können in feinste Gefäße eindringen und, weil sie Luft enthalten, Ultraschallwellen stärker reflektieren als das umliegende Gewebe oder Flüssigkeiten[390]. Dadurch könnte man die Visualisierung von Blutgefäßen verbessern, was bei der Diagnose von Tumoren hilft, die oftmals stark von Blutgefäßen, vor allem von krankhaft geformten Blutgefäßen, durchdrungen sind. Auf diese Weise ließe sich die Diagnose einiger Krebsarten erleichtern und kostengünstiger gestalten. Insbesondere solcher, die nicht besonders tief im Gewebe liegen. Bei auffälligen Befunden könnten im Anschluss Methoden mit höherer Auflösung folgen, wie beispielsweise CT-Untersuchungen.

Biosensoren und Implantate

Bisherige Früherkennungs-Untersuchungen leiden bis heute oftmals an der Schwachstelle, hochaggressive und besonders schnell wachsende Tumore, die für die meisten krebsbedingten Todesfälle verantwortlich sind, nicht sonderlich effektiv zu verhindern. Eine Möglichkeit, schnell wachsende und bösartige Tumore in Zukunft rechtzeitig zu erkennen, sind sogenannte Biosensoren, mit denen Patienten sich regelmäßig selbst testen oder in Form von Implantaten sogar dauerhaft überwachen können. Das mag wie Science-Fiction klingen – ist für viele Diabetiker aber bereits heute schon Alltag. Dazu werden kleine Sensoren am Oberarm oder am Bauch in das Unterhautfettgewebe eingesetzt, wo sie kontinuierlich den Zuckerspiegel im Gewebe messen und diese Daten über einen Transmitter auf der Haut an Empfangsgeräte, Smartphones oder Insulinpumpensysteme senden.

Der Vorteil solcher Sensoren ist, dass sie wichtige Stoffwechseldaten in »Echtzeit« übertragen und dadurch eine kontinuierliche Überwachung ermöglichen. Werden bestimmte zuvor definierte Messwerte überschritten, schlagen sie Alarm oder veranlassen selbstständig eine Insulingabe[398]. Über die Zeit erlauben sie es sogar, Trendanalysen zu erstellen – das heißt, sie dokumentieren den Verlauf der Messungen und machen somit auch sehr langsame, allmähliche Veränderungen sichtbar, die durch ihren schleichenden Verlauf sonst möglicherweise übersehen würden. Es ist vorstellbar, dass Biosensoren in Zukunft noch andere Dinge erkennen und messen werden als Blutzuckerwerte, wie beispielsweise:

- tumorspezifische Proteine.
- DNA-Mutationen, die in einer bestimmten Komposition auf ein Tumorwachstum hinweisen.
- Veränderungen in der Chromosomenanzahl.
- bestimmte microRNAs, die Aufgaben bei der Regulation von Genaktivitäten spielen, welche bei Krebserkrankungen außer Kontrolle geraten können.
- sogenannte Exosomen – kleine membranumhüllte Partikelchen,

die von Zellen in das Gewebe abgesondert werden und Informationen wie Proteine und mRNAs enthalten.
- bestimmte Stoffwechselprodukte, die darauf hinweisen, dass irgendwo im Körper ein gefährliches krebstypisches *Metabolic Reprogramming* stattfindet.

Stoffwechselprodukte aus Blut- oder Gewebeproben können heutzutage mit Instrumenten namens Massenspektrometern nachgewiesen werden, die in fast jedem klinischen Labor stehen[390]. Neben Blut und Urin können diese Massenspektrometer auch andere Körperflüssigkeiten auf verdächtige Veränderungen hin untersuchen. In einer Studie konnte die massenspektrometrische Untersuchung von Proteinen in der Tränenflüssigkeit bei Frauen Brustkrebs nachweisen. Dafür wurden zuvor die Proteine in der Tränenflüssigkeit von Frauen mit oder ohne Brustkrebs bestimmt und mithilfe eines Computer-Algorithmus ausgewertet[399]. In einer anderen Studie konnten Speichelproben verwendet werden, um ein orales Plattenepithelkarzinom nachzuweisen, eine gefährliche Krebserkrankung der Mundschleimhaut, die durch Rauchen, hohen Alkoholkonsum oder eine HPV-Infektion gefördert wird[390, 400]. Viele Jahrzehnte lang wurde außerdem versucht, eine häufige Art von Gehirntumoren bei Babys mit einem einfachen Windeltest zu detektieren, der anschlägt, wenn bestimmte Stoffwechselprodukte, die für diese Krebsart (Neuroblastom) charakteristisch sind, im Urin vorhanden sind[401]. Leider stellten sich diese Stoffwechseltests als zu ungenau heraus. Aber es ist denkbar, dass wir eines Tages bessere »Stoffwechsel-Marker« und genauere Urintests entwickeln, die beispielsweise einmal im Monat angewandt, auf bösartige Veränderungen des Stoffwechsels hinweisen.

Es existieren noch tausende weitere Ansätze, wie man die Früherkennung zukünftig erleichtern und verbessern kann. Es ist natürlich nicht möglich, all diese Ansätze hier zu erklären oder auch nur zu erwähnen. Hier soll nur gezeigt werden, dass die Erforschung möglicher Methoden zur Früherkennung keineswegs abgeschlossen ist. Es wird auf diesem Gebiet noch sehr viel Investition nötig sein. Aber wenn wir ausreichend Arbeitszeit, geistige Anstrengung und finanzielle Mittel aufbringen, können wir hier bahnbrechende Erfolge erzielen, die uns unserem Ziel von einem krebsfreien Leben einen entscheidenden und großen Schritt näherbringen.

Das Wichtigste in Kürze:

- Früherkennungs-Screening kann als stufenweiser Prozess durchgeführt werden, der mit günstigen und einfachen Tests beginnt, die bestimmte Anzeichen einer Krankheit bereits mit hoher Sensitivität erkennen.
- In den nachfolgenden Stufen folgen kostenintensivere Tests und Untersuchungen mit höherer Genauigkeit.
- Neuartige Bluttests könnten klassische Screeningmethoden schon sehr bald ergänzen.
- Mit ihrer Hilfe könnten wir die Behandlung von Patienten verbessern und den Verlauf einer Behandlung live beobachten. Sie werden uns erlauben, genauere Vorhersagen über den Krankheitsverlauf zu treffen und Patienten nach Abschluss der Behandlung regelmäßig auf Rückfälle zu überwachen.
- Neuartige Biosensoren, Implantate, Urin- oder Speicheltests werden, regelmäßig durchgeführt, es uns ermöglichen, Veränderungen des Stoffwechsels oder verdächtige Proteine, die auf einen Tumor hinweisen, frühzeitig zu identifizieren.

* * *

Personalisierte Medizin

Die Zukunft der Medizin liegt in der personalisierten Medizin, das ist immer häufiger zu hören. Aber was bedeutet dieser Begriff eigentlich? Und warum setzen alle so große Hoffnungen hinein, gerade im Zusammenhang mit Krebs?

»Personalisiert« bedeutet nichts anderes, als dass die Behandlung eines Patienten auf seine individuelle Erkrankung »maßgeschneidert« wird. Wenn man zum Arzt geht, bekommt man eigentlich immer eine Art personalisierte Medizin – denn je nach Vorerkrankungen, Alter, Geschlecht oder Gewicht, muss der Arzt bei jedem Patienten abwägen, womit er ihn am besten behandelt und wie er seine Medikamente dosiert. Davon bekommt man als Patient nicht immer etwas mit. Der Arzt erhält mit seinem geschulten Auge und aus den eventuell vorhandenen Akten schon einen Großteil der notwenigen Informationen, die er benötigt, um seine auf den einzelnen Patienten bezogenen Entscheidungen zu fällen.

Manchmal sind die Entscheidungen etwas komplexer, beispielsweise wenn unklar ist, um was für eine Art von Infekt es sich handelt, welches Antibiotikum geeignet ist oder ob eine Patientin beispielsweise schwanger ist oder nicht. In diesen Fällen werden vorab ein paar kurze Tests notwendig, um die Entscheidung zu erleichtern, die Heilungschancen zu verbessern und wirkungslose oder gar schädliche Behandlungen zu vermeiden. Auch in der Krebsmedizin gibt es schon heute Untersuchungen, deren Ziel es ist, die Art eines Tumors möglichst genau zu klassifizieren und zu bestimmen, wie weit eine Krebserkrankung bereits fortgeschritten ist. Trotzdem könnten wir Therapieerfolge und vor allem die Lebensqualität von Krebspatienten noch gewaltig verbessern, wenn wir diese »Personalisierung« auf die Spitze treiben, und zwar im wahrsten Sinne des Wortes. In diesem Kapitel erkläre ich, was personalisierte Medizin ist und warum wir sie brauchen, um Leben zu retten.

Das Ende einer Ära

Die meisten Menschen fürchten Krebs mehr als jede andere Krankheit[402]. Diese Angst hängt aber nicht nur mit der Krebserkrankung selbst zusammen. Mehr als bei jeder anderen Krankheit, die wir kennen, fürchten wir uns auch vor ihrer Therapie. Die Angst vor Krebs ist nicht nur eine Angst vor dem Sterben, sondern auch eine Angst vor dem, was Chemotherapie und Bestrahlungen in unseren Körpern anrichten. Und zu dieser Angst gesellt sich darüber hinaus ein starkes Gefühl der Ohnmacht, die wir angesichts dieser Krankheit empfinden, denn oft schlagen Chemotherapien, deren Nebenwirkungen wir durchleiden müssen, nicht einmal an.

Eine Studie aus dem Jahr 2004 kam zu dem Schluss, dass klassische Chemotherapien nur einen geringen Einfluss auf das Überleben von Krebspatienten haben: Insgesamt machte ihr Mitwirken an der Gesamtüberlebenszeit von Krebspatienten in den USA nur etwas mehr als vier Prozent aus[403]. Eine andere Studie aus dem Jahr 2001 ergab, dass Krebsmedikamente bei 75 Prozent aller Patienten unwirksam sind[404]. Trotzdem galten Chemotherapien lange Zeit als Behandlungsstandard für sehr viele unterschiedliche Krebsarten und waren auch die einzige Therapie, die uns überhaupt zur Verfügung stand[405]. Diese Medikamente, die auch heute noch breitflächig eingesetzt werden, stammen jedoch aus einer Zeit, in der wir Krebs viel weniger verstanden haben, als es heute der Fall ist.

In den 1960er-Jahren nahmen Krebserkrankungen in den USA signifikant zu. Man hatte noch keine wirksamen Medikamente gegen Krebs gefunden, weshalb die Besorgnis in der Bevölkerung wuchs und das Drängen der Ärzte immer lauter wurde. Nachdem auch prominente Aktivisten begannen, sich für eine bessere Krebsmedizin einzusetzen, geriet die Regierung zunehmend unter Druck und der damalige Präsident Richard Nixon setze das Thema Krebs auf seine Agenda. Einen Tag vor Weihnachten, am 23. Dezember 1971, unterzeichnete Nixon einen neuen Gesetzesentwurf, der eine nationale Strategie zur Bekämpfung von Krebs enthielt, und rief den *War on Cancer* aus – den Kampf gegen Krebs[406]. Die finanziellen Mittel für die Krebsforschung sollten stark erhöht, neue Forschungszentren gegründet und die Zusammenarbeit von wissenschaftlichen Institutionen verbessert werden. Zusätzlich wurden Förderungspreise für besonders vielversprechende Ansätze ausgelobt.

Mit ähnlicher Entschlossenheit, mit der man es bei dem berühmten Manhattan-Projekt geschafft hatte, einem der teuersten wissenschaftlichen und militärischen Projekte des 20. Jahrhunderts, die ersten Atombomben zu bauen, bevor die Nazis dieses Ziel erreichten, sagte man nun dem Krebs den Kampf an. Mit einem gewaltigen finanziellen Aufwand und einem gnadenlosen *Brute-Force-*Ansatz wollte man Krebs in die Knie zwingen. Dies führte zu einem landesweiten *Run on Cancer*, einem Forschungswettlauf, bei dem Millionen von Substanzen auf ihre Fähigkeit getestet wurden, das Wachstum von Krebszellen zu unterbinden[407].

Zur damaligen Zeit war es üblich, Wirkstoffe auf ihre Fähigkeit hin zu untersuchen, das Wachstum von Krebszellen, die in der Zellkulturschale wuchsen, zu unterbinden. Dabei handelte es sich meist um einfache Wirkstoffe, die nicht spezifisch für Krebszellen waren, sondern das Wachstum aller sich aktiv vermehrender Körperzellen verhinderten und zu deren Absterben führten. Die Kunst bestand also hauptsächlich darin, »Zellgifte« zu identifizieren, die ein einigermaßen akzeptables »Schaden-Nutzen-Verhältnis« aufwiesen, sprich: hauptsächlich die Krebszellen am Wachstum hinderten oder töteten, aber für den Körper des Patienten gerade noch erträglich waren, zumindest kurzzeitig[407]. Dieses Wirkprinzip ist der Grund, warum Chemotherapie auch heute noch mit so vielen schweren Nebenwirkungen verbunden ist wie Schleimhautentzündungen, Übelkeit, Erbrechen, Immunschwäche oder Haarausfall. In den letzten Jahren hat sich die Situation dank großer Fortschritte in der Molekularbiologie, insbesondere in der Gensequenzierung, ein wenig verbessert. Für viele Krebsarten haben wir große Fortschritte gemacht, wenn auch nur sehr langsam.

Die Zulassung des Wirkstoffes Imatinib (Handelsname Gleevec) zur Behandlung einer Form von Blutkrebs, der Chronisch Myeloischen Leukämie (CML), im Jahr 2001 war ein großer Schritt in

Richtung Zukunft, denn Imatinib war kein unspezifisches Zellgift mehr, sondern einer der ersten zielgerichteten Wirkstoffe in der Onkologie. Weil Imatinib sich gegen eine Genmutation namens BCR-ABL richtet, die nur in den Blutkrebszellen vorkommt und deren bösartiges Wachstum steuert, wirkt es deutlich »präziser« auf Krebszellen als klassische chemotherapeutische Wirkstoffe[408]. Zugegeben, auch Imatinib hat Nebenwirkungen, doch fallen diese deutlich geringer aus als bei früheren Therapien.

Für viele Krebsarten wie Leukämie, Darm- oder Brustkrebs haben wir inzwischen wirksamere Medikamente als noch vor ein oder zwei Jahrzehnten. Vom reinen »Austesten« sind wir in die Phase der gezielten Entwicklung übergegangen. Inzwischen versuchen wir, Krebszellen zu verstehen, bevor wir sie angreifen. Nicht immer sind die genetischen Veränderungen, die das Wachstum der Krebszellen antreiben, so charakteristisch für eine Krebserkrankung wie im Fall von CML. Um alle Krebserkrankungen ebenso effizient und präzise anzugreifen wie beispielsweise CML, müssten wir für jeden einzelnen Tumor herausfinden, wo seine molekularen und genetischen Schwachstellen liegen. Erst dann können wir das Zeitalter hinter uns lassen, in dem wir an unserer Unwissenheit und der Unwirksamkeit von Krebstherapien gelitten haben. Und weil wir dann weniger Zeit mit misslungen Therapien verlieren werden, werden wir auch wesentlich mehr Krebserkrankungen in den Griff bekommen, bevor sie aufgrund ihrer enormen Anzahl an genetischen Veränderungen und Komplexität unheilbar geworden sind.

Der erste Schritt besteht darin, dass wir lernen, jede Krebserkrankung erst einmal richtig zu klassifizieren – denn nur dann können wir die richtigen Medikamente auswählen oder entwickeln, um sie zu besiegen. Genau das ist das Ziel der personalisierten Medizin, die eine neue Ära in der Krebsmedizin einleiten wird. Die Pläne sind da, die Zentren sind gegründet. Jetzt muss gehandelt werden.

Genes first! Warum Gene für die richtige Behandlung wichtig sind

Heutzutage klassifizieren und behandeln wir Krebserkrankungen immer noch hauptsächlich nach dem Organ, in dem sie auftreten. Die Wahl der Medikamente hängt also in erster Linie davon ab, ob es sich beispielsweise um Darm-, Brust-, oder Leberkrebs handelt. Dabei wissen wir eigentlich längst, dass Krebserkrankungen sich nicht nur von Organ zu Organ, sondern auch innerhalb eines Organs und sogar von Patient zu Patient sehr stark unterscheiden können – und zwar aufgrund der unzähligen genetischen und molekularen Veränderungen, die sie im Laufe ihrer Entstehung erworben haben. Zwei Patienten mögen »dieselbe« Krebserkrankung haben, etwa Darmkrebs, trotzdem können sich ihre Tumore unterschiedlich verhalten und verschieden auf Therapien ansprechen.

In den ersten beiden Teilen dieses Buches habe ich erklärt, was krebsfördernde Einflüsse sind und warum sie die Krebsentstehung fördern. Sie ermöglichen das Überleben und Wachstum von Zellen mit genetischen Schädigungen unabhängig von der Ursache dieser genetischen Veränderungen. Das Vermeiden krebsfördernder Einflüsse ist daher von oberster Priorität, um Krebserkrankungen möglichst effizient zu verhindern.

Wenn es aber bereits zu einer Krebserkrankung gekommen ist, drehen sich diese Prioritäten plötzlich um. Um einen Krebspatienten möglichst effektiv zu behandeln, muss man in erster Linie wissen, welche genetischen Veränderungen die Tumorzellen in seinem Körper bereits erworben haben – egal auf welche Weise sie entstanden sind. Denn nur wenn man diese Veränderungen innerhalb eines Tumors kennt und versteht, was sie bewirken, kann man vorhersehen, ob ein Patient durch eine bestimmte Therapie geheilt wird oder nicht.

Ein Beispiel ist die Behandlung von Darmtumoren mit Cetuximab, einem Antikörper, der an den sogenannten EGF-Rezeptor auf der Oberfläche von Krebszellen bindet. Normalerweise wird dieser Rezeptor nur aktiviert, wenn ein Wachstumsfaktor an ihn andockt. Bei ungefähr 25 bis 80 Prozent aller Darmtumore jedoch ist der EGF-Rezeptor aufgrund einer genetischen Veränderung krankhaft überaktiviert, was die Krebszellen unabhängig von Wachstumsfaktoren zur Vermehrung antreibt. Indem der Antikörper an diesen überaktivierten Rezeptor bindet, blockiert er ihn. Bei Patienten, deren Krebszellen einen überaktivierten EGF-Rezeptor auf ihrer Oberfläche tragen, kann Cetuximab daher das Krebswachstum sehr effizient aufhalten. Seltsamerweise reagieren aber nicht alle Patienten mit einer solchen aktivierenden Mutation im EGF-Rezeptor auf die Therapie mit diesem Medikament. Der Grund dafür ist, dass fortgeschrittene Krebserkrankungen meistens mehrere genetische Veränderungen aufweisen – sogar innerhalb desselben Signalwegs. Weil ein Teil der Patienten bereits weitere aktivierende Mutationen angesammelt hat, die den Signalweg innerhalb der Zelle und »unterhalb« des EGF-Rezeptors betreffen, ist die Blockierung des Rezeptors mit Cetuximab bei ihnen wirkungslos[409].

Nachgeschaltete Mutationen innerhalb eines Signalwegs können uns also wichtige Hinweise über mögliche Resistenzen einer Krebserkrankung gegenüber Krebsmedikamenten liefern und werden daher als »Resistenzmarker« bezeichnet. Wenn der behandelnde Arzt diese genetischen Veränderungen und die molekularen Zusammenhänge nicht kennt, wird er nicht verstehen, warum ein Medikament wie Cetuximab bei einigen Patienten wirkt und bei anderen nicht. Er wird es also allen EGF-Rezeptor-positiven Patienten verschreiben, auch denen, deren Tumorwachstum es nicht verlangsamen kann. Trotzdem werden die Patienten die Nebenwirkungen und einen erheblichen Zeitverlust erleiden.

Es gibt mittlerweile unzählige Beispiele für Medikamente, wo man ähnlich wie im Fall von Cetuximab schon im Vorfeld entscheiden könnte, ob eine Therapie sinnvoll ist oder nicht. Nur wenn man die genetischen Veränderungen kennt, die zu einer Krebserkrankung führen, und versteht, was sie bewirken, kann man den Effekt einer Therapie vorhersagen. Und nur mit diesem Wissen können wir für jeden Patienten die richtige Behandlung auswählen oder neue zielgerichtete Therapien entwickeln.

Die erste vollständige Sequenzierung eines menschlichen Genoms Anfang des Jahrtausends, die uns die genaue Reihenfolge aller DNA-Bausteine lieferte, verursachte noch Kosten in Milliardenhöhe. Heute können moderne Hochdurchsatz-Sequenziermaschinen bis zu 18 000 Genome pro Jahr sequenzieren – und das zu einem Preis von jeweils nur wenigen hundert Euro[410]. Dank dieser neuen Technologien wäre es heute schon vor einer Behandlung möglich, die Besonderheiten von Tumoren zu bestimmen und die vielversprechendsten Angriffsziele auszuwählen.

Unsere wachsende Anzahl an Erfolgen im Kampf gegen Krebs verdanken wir unserem immer besser werdenden Verständnis der molekularen Abläufe innerhalb von Krebszellen. Trotzdem werden auch heute noch viele Krebspatienten mit Medikamenten behandelt, von denen schon vorher bekannt ist, dass sie nur bei etwa 30 Prozent der Patienten wirken, manchmal sogar bei noch weniger. Wir nehmen diese schlechten Zahlen weiterhin in Kauf, weil sie oftmals unsere einzige Hoffnung auf Heilung von Erkrankungen sind, die wir noch immer nicht ausreichend verstanden oder untersucht haben. Dabei könnten wir unserem Ziel, Krebs zu besiegen, schon heute deutlich näher sein, als wir es sind.

Jahrhundertelang scheiterte die Menschheit an der enormen Komplexität von Krebserkrankungen. Egal wie genial unsere Ideen und Erfindungen waren, es gab immer Krebszellen, die nicht oder nicht mehr auf diese Medikamente oder Behandlungen reagierten. Aber jetzt hat sich etwas Entscheidendes geändert.

Zum ersten Mal in der Menschheitsgeschichte sind wir der Komplexität von Krebserkrankungen gewachsen, wenn nicht sogar überlegen. Der Grund ist, dass wir plötzlich eine KI an unserer Seite haben, die uns dabei helfen wird, genetische Daten auf die Schwachstellen von Krebserkrankungen hin zu untersuchen und für jeden Patienten die geeignetsten Medikamente auszuwählen.

Wissensgenerierendes Lernen

Nicht alle Mutationen, die Krebszellen im Laufe ihrer Entstehung ansammeln, tragen auch zu ihrem Wachstum bei. Unter hunderten sogenannter Beifahrer-Mutationen, die einfach nur »mitfahren« – beziehungsweise bei jeder Zellteilung »mitvermehrt« werden, finden sich nur wenige gefährliche Driver-Mutationen, die das Krebswachstum entscheidend vorantreiben und bösartige Wachstumsprogramme steuern. Nicht nur die Anzahl, sondern auch die Art dieser Mutationen variiert von Patient zu Patient und von Tumor zu Tumor erheblich. Das ist der Grund, warum bisherige Therapien bei manchen Patienten wirken und bei anderen leider nicht.

Der erste Schritt zur Heilung von Krebs besteht also darin, erst einmal alle Driver-Mutationen zu identifizieren und zu verstehen, die in Krebszellen auftreten können. Jeder Patient müsste eine genaue genetische und molekulare Analyse seines Tumorgewebes und seiner Blutprobe erhalten. Die Ergebnisse dieser Analysen sowie Informationen über den Krankheitsverlauf und den Behandlungserfolg werden wir in *Machine-Learning*-Algorithmen einspeisen, deren Aufgabe es ist, wiederkehrende Muster in den Daten zu erkennen. Wenn eine bestimmte Genmutation beispielsweise wiederholt mit einem schweren Verlauf und Therapieresistenzen einhergeht, könnte es sich dabei um eine gefährliche Driver-Mutation handeln.

Bei zukünftigen Patienten, in deren Tumoren wir dieselbe Genmutation finden, wüssten wir dank dieses neuen computergenerierten Wissens schon von vornherein, womit wir es zu tun haben. Andersherum könnten wir bei Tumoren, deren genetische Signatur einen sehr langsamen und gutartigen Verlauf erwarten lässt, auf eine Therapie verzichten und den Tumor weiter beobachten.

Wie in anderen Bereichen auch, lernt die KI in der Medizin anhand von Daten, die wir zuvor in Datenbänke eintragen. Ein einfaches Beispiel ist die Erkennung von schwarzem Hautkrebs über sogenannte *Deep-Learning*-Algorithmen. Diese Computer-Algorithmen wurden zuvor anhand einer Datenbank trainiert, die sowohl Bilder von gesunden als auch krebsartigen Muttermalen inklusive der dazugehörigen

Patientendaten enthielt. Inzwischen ist die Einschätzung solcher Algorithmen vergleichbar, wenn nicht sogar besser als die eines Hautarztes. KI-Systeme ersetzen keine menschlichen Entscheidungen, aber sie sind unterstützende Werkzeuge, um Diagnosen zu verbessern.

Moderne Genanalysen und KI werden uns dabei helfen, es mit dieser hochkomplexen, aggressiven Erkrankung aufzunehmen, indem sie jene genetischen Veränderungen identifizieren, die deren Verlauf beeinflussen und als Angriffspunkte für neue zielgerichtete Therapien dienen können. Das Ganze wird aber nicht in einer fernen und unbekannten Zukunft geschehen, sondern der Wandel vollzieht sich jetzt. Was sich inzwischen unaufhaltsam anbahnt, ist ein echter Paradigmenwechsel. Wir als Gesellschaft haben den Auftrag, diese medizinische Revolution so schnell wie möglich voranzutreiben, damit Patienten so bald wie möglich von unserem neuen Wissen und den daraus resultierenden neuen Therapiemöglichkeiten profitieren.

Top-down oder *bottom-up*?

Es gibt zwei Möglichkeiten, einen solchen Wandel durchzusetzen. Die erste nennt sich *Top-down* und bedeutet, dass die Regierung eines Landes eine nationale Strategie entwickelt und dafür sorgt, dass jeder Patient Zugang zu einer genetischen Behandlung erhält, unabhängig davon, wo er lebt, wie er versichert ist oder in welcher Klinik er behandelt wird. Diese Strategie hat sich, wo immer sie zur Anwendung kam, bisher als sehr langsam und schwierig erwiesen.

Die zweite Strategie ist eine sogenannte *Bottom-up*-Strategie. Hierbei beginnen einzelne Regionen mit der Umsetzung einer wichtigen Veränderung und strahlen sie dann immer weiter aus, bis sie das ganze Land auf Bundesebene erfasst[411]. Obwohl dieser Weg schwieriger klingt, hat er sich bereits mehrfach als schneller und effizienter erwiesen, insbesondere in Ländern, die wie Deutschland ein regional organisiertes Gesundheitssystem haben, zum Beispiel in Norwegen oder Schweden[412, 413].

Auch in Deutschland wird die personalisierte Medizin im Moment über ein solches *Bottom-up*-Verfahren etabliert. Begonnen hat dieses

Verfahren mit einer regionalen Initiative in Baden-Württemberg. Hier wurde der Grundstein der personalisierten Medizin am Universitätsklinikum in Tübingen (UKT) gelegt, das bis heute nicht nur als eines der ersten, sondern auch als eines der bedeutendsten Zentren für Personalisierte Medizin (ZPM) gilt. Den Leiter dieses Zentrums, Prof. Malek, habe ich Ihnen bereits zu Beginn von Teil III vorgestellt. Er und der damalige leitende ärztliche Direktor des UKT, Prof. Dr. Michael Bamberg, haben dieses Zentrum gemeinsam geplant und initiiert.

Sie haben auch veranlasst, dass am UKT schon seit vielen Jahren Patientendaten gesammelt und in Datenbänken zusammengetragen werden, damit wir aus ihnen lernen können, was die individuell besten Behandlungswege sind. Um schnell zu neuen Einsichten zu gelangen, sind diese Daten aber nicht ausreichend – nicht einmal an einem großen Universitätsklinikum wie in Tübingen, wo pro Jahr fast eine halbe Million Patienten behandelt werden. Weil Krebserkrankungen extrem heterogen sind und sehr viele unterschiedliche genetische Veränderungen aufweisen können, handelt es sich bei jedem einzelnen Tumor sozusagen um eine seltene genetische Erkrankung. Um schnell und effizient zu lernen, wie man diese am besten behandelt, brauchen wir Zugriff auf so viele Patientendaten wie möglich.

In Baden-Württemberg gründeten daher die vier Zentren für Personalisierte Medizin (ZPM) an den Universitätskliniken Tübingen, Heidelberg, Freiburg und Ulm ein gemeinsames Netzwerk. Inzwischen wurde es deutschlandweit auf 27 Standorte an Universitätskliniken ausgeweitet und zu einem deutschlandweiten »Deutschen Netzwerk für Personalisierte Medizin« (DNPM) zusammengeschlossen. Auf diesen Zusammenschluss auf Bundesebene, der in ähnlicher Weise derzeit auch in vielen anderen Ländern dieser Welt stattfindet, wird als nächstes eine Vernetzung auf europäischer und auf internationaler Ebene folgen.

Die *Bottom-up*-Strategie ist deshalb so erstaunlich erfolgreich, weil es den Tübinger Initiatoren schon sehr früh gelang, eine Einigung mit den gesetzlichen Krankenkassen in Deutschland zu erreichen, durch die eine Finanzierung dieser neuen Form von Medizin möglich wurde. Es wurden außerdem Bedingungen ausgehandelt, unter denen die Krankenkassen die Behandlung von Krebspatienten auch dann bezahlen, wenn sie mit einem Medikament geschieht, das nicht oder noch nicht für diese spezielle Krebsart zugelassen ist. Aktuell wird dieses Verfahren nur für Krebspatienten finanziert, bei denen bisherige Therapien versagt haben oder keine alternative Behandlungsmöglichkeit zur Verfügung steht. Das Ziel ist es jedoch, dass in Zukunft jeder Krebspatient von einer solchen individualisierten Therapie profitieren kann. In Gestalt der Krankenkassen sitzen bereits die wichtigsten Verbündeten mit im Boot.

Salomonische Entscheidungen in Zeiten der Genetik

ZPMs sind keine Kliniken. Sie sind neue klinische Strukturen, die der Entscheidungsfindung und der Forschung dienen. Sie erheben, analysieren, ordnen und interpretieren Daten und generieren neues Wissen.

Das Herzstück der personalisierten Medizin sind die sogenannten Molekularen Tumorboards (MTBs). Die MTBs sind anders als gewöhnliche Tumorboards, die an Kliniken oder onkologischen Zentren als Gremien oder in sogenannten »Fallkonferenzen« zusammenkommen. Zwar wird in beiden Fällen die Behandlung von Krebspatienten besprochen und entschieden, allerdings sind die MTBs hochgradig interdisziplinär und enthalten neben Ärzten unterschiedlichster Fachrichtungen auch Molekularbiologen, Genetiker und Bioinformatiker. Die interdisziplinären Boards diskutieren gemeinsam die klinischen Daten und molekularen Befunde, um zusätzliche zielgerichtete Therapiemöglichkeiten für Tumorpatienten zu finden, für die es bisher keine geeignete Behandlung gab – oder deren medizinische Optionen bereits ausgeschöpft sind (»austherapiert«)[414].

An jedem ZPM erhalten jährlich bis zu 1000 Patienten eine fortschrittliche molekulare Charakterisierung ihrer Tumore und eine interdisziplinäre Beratung durch ein MTB, was bei über 80 Prozent der Patienten eine molekular geleitete Therapieempfehlung möglich macht. Über die Finanzierung dieser Behandlungsempfehlungen wird bei den Krankenkassen in einem neuen beschleunigten *Fast-Track*-Verfahren entschieden. Ein Großteil wurde in der Vergangenheit von den Krankenkassen bewilligt. Studien haben inzwischen gezeigt, dass individuelle Therapien, die von den MTBs ausgesprochen werden, einen deutlichen Überlebensvorteil für Krebspatienten bedeuten[415, 416].

Die Ausweitung der personalisierten Medizin auf alle Krebspatienten wird momentan noch durch begrenzte finanzielle Mittel, limitierte Kapazitäten zur Genanalyse und den Mangel an Experten in den MTBs gebremst. Theoretisch könnten wir mit der Infrastruktur und den KI-assistierten Diagnosetools der ZPMs aber für alle Krebspatienten individualisierte Therapieentscheidungen treffen.

Die Vorteile für die individuelle Therapie liegen auf der Hand. Dieses neu generierte Wissen bedeutet in manchen Fällen zudem, dass keine Behandlung notwendig wird, wenn nämlich alles darauf hinweist, dass der Tumor gutartig ist und nur langsam wächst. Auf diese Weise könnten wir in Zukunft Überbehandlungen verhindern, die häufig im Zusammenhang mit Früherkennungs-Screenings wie der Mammographie auftreten.

Lassen die genetischen Daten hingegen einen bösartigen Verlauf erahnen, hängt die Entscheidung davon ab, ob die genetischen Marker bekannt sind und wir bereits über etablierte Medikamente verfügen, die auf diese Marker abzielen. Falls die Krebserkrankung bösartig ist, aber noch keine etablierten Medikamente vorhanden sind, muss zuerst geklärt werden, ob die Möglichkeit für einen sogenannten *off-label-use* besteht – das heißt, für die Zweckentfremdung eines Medikaments, das bereits für die Behandlungen anderer Erkrankungen zugelassen ist.

Falls dies nicht der Fall ist, muss Krebspatienten der Zugang zu klinischen Studien erleichtert werden, die neue Medikamente untersuchen und bei ihrem persönlichen Mutationsprofil eine Heilung bewirken könnten. Hier können Online-Plattformen helfen, die Patienten anhand ihrer genetischen Mutationen für klinische Studien rekrutieren[417]. Behandelnde Ärzte würden dann nicht nur schneller geeignete klinische Studien für ihre Patienten finden, sondern deren Organisatoren würden auch einfacher an Studienteilnehmer gelangen und von den Ergebnissen einer größeren Anzahl an Mitwirkenden profitieren.

In schweren Fällen werden die MTBs ihren Patienten auch einen Verzicht auf Therapie nahelegen müssen, wenn die genetischen, molekularen und pathologischen Untersuchungen ergeben, dass keine der verfügbaren Therapien funktionieren wird und keine geeigneten klinischen Studien existieren. In diesem Fall wird die Lebensqualität – im Gegensatz zur bis heute vorherrschenden Praxis – endlich einen Vorrang vor dem Austesten erfolgloser Behandlungen bekommen. Die Patienten müssen nicht länger unter den Nebenwirkungen einer Therapie leiden, die keine Aussicht auf Heilung hat.

Aber auch in diesen schweren Fällen werden die Daten dem wissenschaftlichen Fortschritt dienen. In der personalisierten Medizin sind Patienten nicht mehr nur Empfänger von Medizin, sondern im Rahmen einer datengetriebenen individualisierten Medizin werden sie zu »Spendern« lebenswichtiger Daten und Informationen. Die »Vision« der ZPMs besteht darin, alle Behandlungsdaten zu erfassen und zum Nutzen des nächsten Patienten einzusetzen. In diesem Netzwerk-Gedanken ist jeder Patient ein direkter Teil des Fortschritts. Dieses Ziel kann allerdings nur unter Einhaltung strengster Datenschutzregeln erreicht werden, denn Vertrauen ist natürlich die Voraussetzung für die Bereitschaft von Patienten, der Nutzung ihrer Daten zuzustimmen und ihre genetischen Daten zu teilen.

Alle ZPMs nutzen daher eine gemeinsame Datencloud, in der die Patientendaten anonymisiert und »dezentralisiert« gespeichert werden. Das bedeutet, die Daten werden an dem Ort gespeichert, an dem sie erhoben werden. Wenn ein Krebspatient an einem ZPM behandelt wird, kann das MTB in anonymisierter Form eine Anfrage an diese Datencloud stellen und Informationen darüber erhalten, welche Therapie bei Patienten mit ähnlichen genetischen Voraussetzungen am besten funktioniert hat. Auf diese Weise können alle ZPMs von dem gemeinsam gesammelten Wissen profitieren, ohne dass hochsensible, persönliche genetische Daten die sichere Krankenhausumgebung verlassen müssen.

Grenzenlose Präzision

Der Präzision einer personalisierten Medizin sind theoretisch keine Grenzen gesetzt. Denn nicht nur mit jedem einzelnen Patienten vergrößern sich unser Wissen und die Genauigkeit unserer Vorhersagen, sondern auch mit allen weiteren Daten, die wir über einen Tumor oder seine Wachstumsumgebung sammeln. Mutationen sind nicht die einzige Informationsquelle über den Verlauf einer Krebserkrankung, auch veränderte Genaktivitäten infolge epigenetischer Veränderungen entscheiden darüber, wie schnell sie voranschreitet und wie sie sich entwickelt.

Inzwischen können wir nicht nur das »Epigenom« von Zellen untersuchen, wie man die Gesamtheit aller epigenetischen Informationen einer Zelle nennt, sondern auch die Art und Anzahl aller Proteine bestimmen, die in einer Krebszelle tatsächlich hergestellt werden (»Proteom«). Wir können den Stoffwechsel von Krebszellen untersuchen, um ihn präzise mit Medikamenten zu blockieren, oder um den Patienten Empfehlungen für die Ernährung auszusprechen. Und wir können die Art und Anzahl der Immunzellen bestimmen, die innerhalb eines Tumors vorkommen.

Von vielen Tumoren, insbesondere im Magen-Darm-Trakt, ist bekannt, dass sie neben Immun-, Fett- und Bindegewebszellen auch eine Vielzahl an Mikroben enthalten. Innerhalb eines Tumors können diese Mikroben nicht nur krebsfördernde Entzündungen anfeuern, sondern auch die Wirksamkeit von Krebsmedikamenten herabsetzen, wenn sie diese verstoffwechseln, bevor sie von den Krebszellen aufgenommen werden. Anhand der Mikroben, die innerhalb eines Tumors nachgewiesen werden, könnte zukünftig in manchen Fällen beispielsweise eine Antibiotika-Therapie vor der Chemotherapie sinnvoll sein und empfohlen werden, um die Heilungschancen zu verbessern.

Außerdem ist bekannt, dass manche Mikrobenarten eine starke immunstimulatorische Wirkung besitzen. In anderen Fällen könnte daher die gezielte Injektion bestimmter Mikrobenstämme in einen Tumor dazu beitragen, die Immunantwort auf Krebszellen zu verbessern, falls diese Mikrobenstämme in vorherigen Untersuchungen wiederholt mit einem gutartigeren Verlauf oder einer verbesserten Immunantwort auf Krebszellen assoziiert wurden.

Den Möglichkeiten, die sich durch das Sammeln von Daten und *Machine-Learning* ergeben, sind theoretisch keine Grenzen gesetzt. Gleichzeitig werden sich durch die KI-assistierte Analyse unserer Daten und das Verständnis, das wir daraus gewinnen, aber auch völlig neue Forschungsmöglichkeiten ergeben. Während wir beobachten und lernen, generieren wir unaufhörlich neues Wissen. Und damit neue Möglichkeiten der Therapie.

Neue Therapien dank personalisierter Medizin

Das neue Wissen, das uns die KI-assistierte personalisierte Medizin liefert, wird die Krebsforschung enorm beschleunigen. Selbst langjährige und teure klinische Zulassungsstudien für neue Medikamente könnten in Zukunft durch sie erleichtert und verkürzt werden, weil klinische Studien mit realen Patienten aufgrund unserer großen Datenmengen vermehrt durch Computersimulationen ersetzt oder vervollständigt werden können. Beispielsweise wurde das Alter für den Beginn der Darmspiegelung in den USA aufgrund einer solchen Computersimulation auf 45 Jahre gesenkt, weil diese Simulation ergab, dass ein früherer Beginn der Darmspiegelung einen eindeutigen Nutzen in Form von gewonnen Lebensjahren für die Bevölkerung bedeutet[418]. Nachträgliche Beobachtungs-Studien haben diese Vorhersagen, wie wir im vorherigen Kapitel erfahren haben, mittlerweile bestätigt. Bei Anwendung traditioneller Methoden wäre das Alter für den Beginn der Darmspiegelung in den USA vermutlich immer noch dasselbe wie jahrzehntelang zuvor.

Die personalisierte Medizin wird wissenschaftliche Innovationen beschleunigen. Dies gilt für alle Therapieformen. Aber es gibt eine, die in besonderem Maße von der Personalisierung profitieren wird: die Immuntherapie. Dazu zählen alle Techniken, die in irgendeiner Weise die Fähigkeit des Immunsystems verbessern, Krebszellen zu erkennen und zu töten. Eine solche Behandlung kann aber nur funktionieren, wenn es irgendeine Besonderheit auf einer Krebszelle gibt, die unser Immunsystem als fremdartig oder krank erkennen kann.

Der erste und entscheidende Schritt fast aller Immuntherapien besteht also darin, geeignete Antigene zu identifizieren. Wenn die Antigene, auf die das Immunsystem gerichtet werden soll, vorab bekannt sind, spricht man von einer zielgerichteten Immuntherapie. Dazu zählen beispielsweise die neue mRNA-Vakzinierungstechnik oder die sogenannte CAR-T-Zell-Therapie, die momentan insbesondere zur Behandlung von Blutkrebs eingesetzt wird. Gezielte Immuntherapien haben den Vorteil, dass sie hochpräzise nur auf die veränderten Oberflächenstrukturen der Krebszellen einwirken, die zuvor in genetischen oder molekularen Untersuchungen identifiziert wurden. Dies ist aktuell noch sehr aufwendig und teuer, insbesondere im Vergleich zu weniger zielgerichteten Ansätzen der Immuntherapie wie beispielsweise der In-situ-Vakzinierung.

Die Methode der In-situ-Vakzinierung beruht auf einer hochinteressanten Beobachtung. Gelegentlich kommt es nach der Bestrahlung eines Tumors vor, dass in den darauffolgenden Wochen nicht nur der bestrahlte Tumor schrumpft, sondern auch Metastasen, die weit vom Bestrahlungsort entfernt in anderen Organen und Geweben des Körpers eines Patienten liegen. Die Tatsache, dass Bestrahlungen in seltenen Fällen auch zu einem Rückgang von entfernten Metastasen führen können, bedeutet, dass das Absterben von Krebszellen im bestrahlten Tumorgewebe theoretisch ausreichend ist, um eine effiziente Immunantwort auf Krebszellen zu induzieren. Die absterbenden Krebszellen setzen eine Vielzahl an potentiellen Tumor-Antigenen in das Gewebe frei, die vom Immunsystem als fremdartig erkannt und daraufhin im gesamten Körper bekämpft werden[419].

Bei der In-situ-Vakzinierung versucht man dieses Prinzip zu nutzen und injiziert vor einer Bestrahlung unterschiedliche Kombinationen von immunstimulatorischen Substanzen in das Innere eines Tumors. Dadurch soll die Wahrscheinlichkeit erhöht werden, dass das Immunsystem durch fremdartige »Selbst-Antigene« aktiviert wird, die beim Absterben der Krebszellen freigesetzt werden. Wie alle Formen der Immuntherapie, die versuchen, die Aktivierbarkeit des Immunsystems unspezifisch zu erhöhen, bergen solche Ansätze jedoch die Gefahr von Überreaktionen des Immunsystems und können als Auslöser bleibender Autoimmunerkrankungen fortwirken.

Personalisierte Immuntherapien versuchen dieses Problem zu umgehen, indem sie vorab jene Tumorantigene identifizieren, die für die Krebszellen eines Patienten charakteristisch sind, um den Körper gezielt nur gegen diese Tumorantigene zu immunisieren.

Bei der neuartigen mRNA-Immunisierung zum Beispiel wird das Tumorgewebe auf genetische Veränderungen hin untersucht, die mit hoher Wahrscheinlichkeit eine robuste Immunantwort auf den Tumor induzieren. Die Bauanleitung für 20 bis 40 der vielversprechendsten Tumorantigene wird dann als mRNA in den Körper des Patienten injiziert, wo sie von Muskel- und Bindegewebszellen in der Region der Einstichstelle in genau die Proteinbausteine umgewandelt wird, auf die das Immunsystem abgerichtet werden soll. Dieser zielgerichtete Ansatz hat sich in einer Vielzahl an Studien bereits als sehr effizient erwiesen[420]. Aber auch dieser Ansatz wird nur im Zusammenspiel mit der Sammlung und Auswertung von genetischen Daten im Rahmen der personalisierten Medizin funktionieren. Ohne dieses generierte Wissen fehlt uns einfach die entscheidende Information, worauf wir das Immunsystem eines Patienten abrichten sollen – oder wir müssen als Nebenwirkungen gefährliche Überreaktionen und Autoimmunerkrankungen in Kauf nehmen. Kurz: Die Heilung von Krebs durch maßgeschneiderte Immuntherapien kann nur im Rahmen einer personalisierten Krebsmedizin funktionieren.

Dasselbe gilt auch, wenn wir die bereits etablierte und hochwirksame CAR-T-Zell-Therapie auf andere Krebserkrankungen als Leukämie ausweiten. Bei dieser Therapieform werden in einem besonderen Verfahren T-Zellen aus dem Blut der Krebspatienten isoliert und im Labor gentechnisch so bearbeitet, dass sie nach Wiedereinführung in den Körper wie Auftragskiller die Krebszellen attackieren. In vielen Fällen sind die Patienten dadurch nicht nur geheilt, sondern auch langfristig vor Rückfällen geschützt, da Immunzellen die besondere

Gabe besitzen, ein »immunologisches Gedächtnis« auszubilden. Sie verweilen in unseren Geweben und können selbst nach Jahrzehnten noch reaktiviert werden, wenn sie auf ihr passendes Antigen treffen. Aber auch die CAR-T-Zell-Therapie ist für bestimmte Leukämieformen nur deshalb so außerordentlich erfolgreich, weil Blutzellen sehr genau bekannte und einzigartige Antigene auf ihrer Oberfläche tragen, die das Immunsystem erkennen und angreifen kann. Auch bei diesem Therapieansatz also ist der alles entscheidende Faktor, dass wir vorher schon wissen, auf welche Antigene wir die CAR-T-Zellen des Patienten abrichten sollen.

Die nächste Stufe: Personalisierte Prävention

Ein Großteil aller Ausgaben im Gesundheitswesen wird noch immer in die Reparatur von Erkrankungen investiert. Aber auch in der Forschung, und ganz besonders in der Krebsforschung, liegt der Fokus aktuell noch eindeutig auf der Heilung bereits entstandener Krebserkrankungen. Die Meisterleistung einer personalisierten Medizin wird jedoch darin bestehen, dass wir Mittel und Wege finden, die Krebsentstehung so früh wie möglich zu unterbinden.

Wenn wir das Thema Krebsprävention wirklich angehen wollen, benötigen wir einen sehr gut durchdachten und umfassenden Ansatz. Wir müssen die Grundlagenforschung verstärken, um noch unbekannte Krebsrisiken zu ergründen und bekannte Risiken besser zu verstehen. Außerdem brauchen wir mehr klinische Studien, die untersuchen, wie sich die Krebsentstehung mit möglichst einfachen Verhaltensänderungen verlangsamen ließe.

Um keine weitere Zeit mehr zu verlieren, sollten wir so bald wie möglich damit anfangen, die Öffentlichkeit darüber aufzuklären, wie Krebserkrankungen entstehen und wie man sich vor ihnen schützen kann. Dazu werden wir die Hilfe einer neuen Generation von professionellen Präventions- und Kommunikations-Experten benötigen, die uns bei dieser Öffentlichkeitsarbeit unterstützen und die Dringlichkeit des Themas Krebsprävention an Schulen, Unternehmen und in die Medien tragen. Und zu guter Letzt benötigen wir auch geeignete Anlaufstellen, an denen ratsuchende Bürger wissenschaftlich fundierte Informationen zum Thema Prävention finden und sich zu ihrem persönlichen Krebsrisiko beraten lassen können.

Um Krebserkrankungen zukünftig effizienter zu verhindern, hat das Deutsche Krebsforschungszentrum (DKFZ) gemeinsam mit der Deutschen Krebshilfe daher im Herbst 2019 das Nationale Krebspräventionszentrum in Heidelberg gegründet. Dies ist eine Pioniereinrichtung auf dem Campus des DKFZ und soll unterschiedliche Themengebiete wie Präventionsforschung, Aus- und Weiterbildung sowie Öffentlichkeitsarbeit und Politikberatung unter einem Dach vereinen[421]. Außerdem soll sich an diesem Zentrum jeder Bürger in der »Präventionssprechstunde« einer sogenannten Präventionsambulanz über sein persönliches Krebsrisiko aufklären und dazu beraten lassen können[422].

Das Präventionszentrum ist die konsequente Weiterentwicklung der Grundidee einer personalisierten Medizin, die nicht erst dann eingreift, wenn es bereits zu spät ist, sondern schon vorher, wenn Krebserkrankungen noch ihre größten Heilungschancen besitzen. Ähnlich wie die personalisierte Medizin soll die Revolution in der Prävention von einer regionalen Initiative ausgehen, in diesem Fall Heidelberg, die nach und nach Kooperationspartner in ganz Deutschland findet, bis die *bottom-up*-Strategie oben angekommen ist und jeder Bürger überall in Deutschland den Zugang zu einer persönlichen Risikoeinschätzung und einem auf sein individuelles Krebsrisiko zugeschnittenen Präventionsplan erhält.

Ebenso wie in der personalisierten Medizin sind die Informationen, die zur Erstellung eines persönlichen Risikoprofils verwendet werden können, nahezu unbegrenzt, solange sie in irgendeiner Weise das Krebsrisiko beeinflussen. Beispielsweise können Informationen über das Alter, Geschlecht, Körpergewicht und die Körpergröße eines Patienten, seine Sport- und Ernährungsgewohnheiten, sowie Informationen über Rauchen, Alkoholkonsum, Anzahl von Schwangerschaften, entzündliche Vorerkrankungen, Stoffwechselstörungen wie

Diabetes oder die Einnahme von hormonellen Verhütungsmitteln oder Hormonersatztherapien nach den Wechseljahren in die Risikobewertung einfließen. Ergänzt werden können diese Informationen durch neue genetische, epigenetische und metabolische Marker, die sich im Rahmen des wissensgenerierenden Lernens an den ZPMs als Indikatoren für einen schlechteren Verlauf oder ein höheres Krebsrisiko erwiesen haben.

Doch es gibt auch Grenzen. Unabhängig davon, wie vielversprechend ein solches Präventionskonzept ist, muss es finanzierbar sein – das heißt, es muss von den gesetzlichen Krankenkassen unterstützt werden. Diese Bedingung bezieht sich nicht nur auf die Infrastruktur und Analysen, die notwendig sind, um für jeden Patienten ein solches persönliches Risikoprofil zu erstellen, sondern auch auf die Therapien, Kurse oder Screenings, die wir im Rahmen einer »risikoadaptierten« Krebsprävention anbieten können.

Aber die Investition in die Prävention rechnet sich – auch für die Krankenkassen. Diese werden in besonderem Maße von risikoadaptierten Präventionsstrategien profitieren, deren Ziel es ist, Patienten mit einem besonders hohen Risiko aus der Masse herauszufiltern. So werden Gelder im Gesundheitswesen gespart, durch eine Umverteilung der Ressourcen, die die breitflächige Anwendung teurer Präventionsmaßnahmen wie Screenings auf junge und risikoarme Bevölkerungsgruppen vermeidet. Hinzu kommt, dass viele der Verhaltensänderungen, die zur Krebsprävention empfohlen werden, auch das Risiko für andere chronische und kostenintensive Erkrankungen in unserer Gesellschaft, wie Herz-Kreislauf-Erkrankungen, Stoffwechselstörungen oder Demenz, nachweislich reduzieren.

Raucherentwöhnungen, Ernährungsberatungen, Kurse zur Gewichtsreduktion oder engmaschigere Früherkennungsuntersuchungen sind nur einige der Methoden, die im Rahmen einer personalisierten und risikoadaptierten Prävention zum Einsatz kommen werden. Dabei stehen die Chancen gut, dass in den nächsten Jahren noch eine ganz andere, völlig neuartige Form der Krebsprävention Realität werden kann – die sogenannte Chemoprävention.

Chemoprävention

Für Patienten mit einem sehr hohen Krebsrisiko werden wir in Zukunft abwägen, ob sie von einer prophylaktischen Einnahme bestimmter Medikamente profitieren. Dieser Ansatz ist trotz vielversprechender Daten für Wirkstoffe wie Aspirin oder Metformin problematisch, weil die Akzeptanz für Medikamente mit Nebenwirkungen bei gesunden Personen meistens sehr gering ist. Nicht zu Unrecht: Eine gesunde Lebensweise ist der Einnahme von Medikamenten grundsätzlich vorzuziehen. Aber wo eine solche Lebensweise nicht möglich ist oder ihre Effekte aufgrund eines genetischen Risikos nicht ausreichen, kann der Einsatz von Medikamenten sinnvoll sein und die gesundheitlichen Risiken mehr als wettmachen. Einige Kandidaten, die möglicherweise schon in naher Zukunft als »Chemopräventiva« Einsatz finden werden, möchte ich Ihnen am Ende dieses Kapitels kurz vorstellen.

Alle diese Medikamente haben gemeinsam, dass sie bereits eine Zulassung für andere Erkrankungen besitzen und ihre Nebenwirkungen bereits sehr umfangreich erforscht wurden.

Ganz oben auf der Liste potentieller Chemopräventiva, die schon bald bei Hochrisikopatienten zum Einsatz kommen könnten, steht Aspirin. Die starke krebshemmende Wirkung von Aspirin haben wir bereits in Teil II kennengelernt – insbesondere mit Blick auf das Darmkrebsrisiko, das durch eine regelmäßige niedrigdosierte Aspirineinnahme um 20 bis 30 Prozent reduziert werden kann. Metaanalysen von 118 Beobachtungsstudien mit rund einer Viertelmillion Krebspatienten zeigen, dass Aspirin das Sterberisiko bei 18 unterschiedlichen Krebsarten um circa 20 Prozent reduziert[423].

Die Schutzwirkung von Aspirin ist für Darmkrebs besonders ausgeprägt, wobei Aspirin die Krebssterblichkeit durch allgemeinere Mechanismen zu reduzieren scheint. Es wurde gezeigt, dass Aspirin die Bildung von Metastasen und das Risiko für Thrombosen und Embolien reduziert, die häufiger im Zusammenhang mit Krebserkrankungen auftreten. Aspirin senkt außerdem das Sterberisiko von Patienten mit »Lynch Syndrom«, einer relativ häufigen genetischen Erkrankung, die durch einen angeborenen DNA-Reparatur-Defekt verursacht wird und etwa 0,35 Prozent der Bevölkerung betrifft[424]. Patienten mit Lynch Syndrom haben ein deutlich erhöhtes Risiko für bestimmte Krebsarten, insbesondere für Darmkrebs. Daher wird Patienten mit einem Lynch Syndrom in England bereits seit mehreren Jahren die Einnahme von Aspirin zu Vorbeugungszwecken empfohlen[423].

Aber kann man Aspirin auch anderen Risikogruppen empfehlen, wie beispielsweise übergewichtigen männlichen Rauchern, die viel verarbeitete Fleischwaren essen, gesüßte Getränke trinken und wenig oder gar keinen Sport treiben? Immerhin gibt es ja Nebenwirkungen.

Es stimmt, dass Aspirin das Risiko für Magen-Darm-Blutungen erhöht. Allerdings wurde in umfangreichen Metaanalysen bisher kein erhöhtes Risiko für fatale, das heißt tödliche, Magen-Darm-Blutungen im Zusammenhang mit Aspirin dokumentiert und keiner der Studienautoren erwähnte Gehirnblutungen unter den Aspirin-Patienten, die sie im Rahmen ihrer Untersuchungen verfolgten[425].

Wenn man die positiven Eigenschaften von Aspirin in Risikogruppen mit seinen Nachteilen abwiegt, scheint ein präventiver Einsatz von Aspirin durchaus gerechtfertigt zu sein. Diese Empfehlung trifft in besonderem Maße auf ärmere Länder und Entwicklungsländer zu, in denen Krebserkrankungen in der Regel erst viel später erkannt und behandelt werden als bei uns. Die WHO weist darauf hin, dass Krebserkrankungen in ärmeren Ländern zum Zeitpunkt der Diagnose oftmals schon metastasiert und unheilbar sind[423].

Einer von sechs Menschen weltweit stirbt an Krebs. Das macht pro Jahr mehr als zehn Millionen Todesfälle aus, wovon etwa 70 Prozent in Länder mit einem niedrigen bis mittleren Einkommen fallen. Die Zahl der Krebstodesfälle, die sich weltweit durch eine Chemoprävention mit Aspirin verhindern ließe, dürfte also enorm sein[423]. Aktuelle Daten rechtfertigen, dass wir das Thema Aspirin noch einmal neu diskutieren.

Eine weitere Klasse von effektiven Chemopräventiva gegen Brustkrebs sind die »Selektiven Östrogen-Rezeptor-Modulatoren«, auch SERMs genannt *(selective estrogen receptor modulators).* Das Besondere an diesen Wirkstoffen, zu denen auch Tamoxifen und Raloxifen gehören, ist, dass sie die Wirkung von Östrogen in verschiedenen Geweben unterschiedlich modulieren. Im Brustgewebe unterbinden sie die Aktivität des Östrogenrezeptors, während sie in anderen Geweben, beispielsweise im Knochen, eine östrogenähnliche Wirkung zeigen. SERMs sind daher seit langem zur Behandlung von Osteoporose zugelassen, weil sie wie natürliches Östrogen die Knochendichte erhöhen.

Aufgrund ihrer östrogenhemmenden Wirkung im Brustgewebe sind sie seit einigen Jahren auch zugelassen, um das Brustkrebsrisiko bei Patientinnen mit erhöhtem Risiko zu reduzieren. Große klinische Studien in der Phase III haben gezeigt, dass SERMs wie Tamoxifen das Risiko für Östrogenrezeptor-positiven Brustkrebs um bis zu 48 Prozent reduzieren können[349]. Noch bessere Ergebnisse erzielten sogenannte Aromatase-Inhibitoren, die die Herstellung von Östrogen durch das Enzym Aromatase im Fettgewebe unterbinden[426]. Bei Frauen nach den Wechseljahren, die ein erhöhtes Brustkrebsrisiko haben, konnte der Aromatase-Inhibitor Examestane die jährliche Inzidenz von invasivem Brustkrebs um 65 Prozent senken und die von Östrogenrezeptor-positivem Brustkrebs sogar um 73 Prozent[349].

Auch das Diabetes Medikament Metformin und der mTOR-Inhibitor Rapamycin besitzen eine starke krebshemmende Wirkung. Diabetiker, die langjährig Metformin einnehmen, haben im Vergleich zu jenen, die andere Diabetes-Medikamente einnehmen, ein deutlich reduziertes Risiko, an Pankreas-, Leber-, Darm-, Lungen- oder Brustkrebs zu erkranken[349]. Allerdings sind die Wirkungen von Metformin bei jungen, gesunden und insbesondere nicht-diabetischen Menschen bisher noch unzureichend untersucht und verstanden. So gibt es Hinweise darauf, dass Metformin die positiven gesundheitlichen Auswirkungen von Sport zunichtemachen könnte[29]. Eine gesunde Lebensweise ist daher immer einer medikamentösen Prävention vorzuziehen. Die Auswertung der TAME-Studie (*Targeting Aging with Metformin)*, die die Auswirkungen von Metformin auf das Altern und die Entstehung altersbedingter Krankheiten untersucht, wird uns dabei helfen, unsere Wissenslücken zu schließen.

Ein weiteres Beispiel ist der viel diskutierte Anti-Aging Wirkstoff

Rapamycin, der den krebsfördernden mTOR-Signalweg innerhalb von Körperzellen hemmt. Zurzeit wird er allerdings zur Unterdrückung von Abstoßungsreaktionen nach einer Nierentransplantation eingesetzt. Er besitzt also auch eine starke immun-modulatorische Wirkung, deren Auswirkungen bei einer langjährigen Einnahme in jungen und gesunden Patienten bisher ebenfalls nur unzureichend verstanden sind. Immerhin ließ sich bei Organempfängern, die langjährig Rapamycin einnehmen, ein reduziertes Krebsrisiko beobachten [427].

Fazit: Die Auswertung klinischer Studien und die Daten, die wir im Rahmen einer personalisierten Medizin sammeln, werden uns in Zukunft dabei helfen, Risikopatienten zu identifizieren, die von dem Einsatz chemopräventiver Medikamente profitieren könnten.

Das Wichtigste in Kürze

- Klassische Chemotherapien sind ungerichtete »Zellgifte«, die nicht nur Krebszellen, sondern alle schnell wachsenden Körperzellen angreifen, wodurch ihre schweren Nebenwirkungen zu erklären sind.
- Sinn und Zweck der personalisierten Medizin ist es, Therapien gezielter an die Besonderheiten von Krebserkrankungen anzupassen und die Behandlung erträglicher zu machen.
- Das setzt jedoch voraus, dass wir die Besonderheiten einer Krebserkrankung in jedem Patienten kennen und vorher herausfinden.
- Diese Besonderheiten können genetische Veränderungen sein, oder aber auch Veränderungen des Stoffwechsels, der Proteine und der näheren Wachstumsumgebung eines Tumors.
- Indem wir Daten sammeln, werden wir gleichzeitig immer mehr über Krebserkrankungen lernen.
- Mit dem Wissen, das wir gewinnen, werden wir neue Therapien entwickeln und die Prävention und Früherkennung von Krebs verbessern.

* * *

Gemeinsam gegen Krebs – Gesellschaft und Politik

Krebsprävention ist Teamarbeit

Die meisten Menschen sind an ihrer Gesundheit grundsätzlich interessiert. Woran es hapert, dafür etwas zu tun, ist meist nicht der Wille, sondern fehlende Zeit, mangelnde Aufklärung oder begrenzte finanzielle Möglichkeiten. Auf der anderen Seite sind es oft die größten Gesundheitsmuffel, die zu den dramatischsten Wandlungen fähig sind, wenn sie einmal erkannt haben, welche positiven Auswirkungen Sport oder Ernährung auf ihr körperliches und geistiges Wohlbefinden haben. Manchmal genügt nur ein kleines Schlüsselerlebnis, um die Lebensweise für immer in positiver Weise zu verändern.

Aber gleichgültig, wie motiviert wir sind, eine gesunde Lebensweise wird uns in unserer Gesellschaft, so wie sie heute ist, noch immer schwergemacht. Regelmäßig verzweifle ich im Supermarkt auf der Suche nach zuckerfreiem Müsli. Weil nahezu alles, was an fertigen Lebensmitteln und Getränken angeboten wird, mit süßen und künstlichen Geschmacksstoffen versehen ist, vom Kräutertee bis hin zur Sojamilch, so dass einem oft gar nichts anderes übrig bleibt, als Zucker zu sich zu nehmen – ob man will oder nicht.

Ähnliches gilt für Sport und Alkoholkonsum. Wer täglich Sport treibt, gilt leicht als »Spinner«, wer keinen Alkohol trinkt, als »Spaßbremse«. Dabei fällt allerdings auf, wie wandelbar solche gesellschaftlichen Standards sind. Es ist noch keine 20 Jahre her, da hatte es ein geradezu romantisches Flair, in einem Straßencafé zu sitzen und beim Zuschauen der Passanten eine Zigarette zu rauchen. Heute wirken Raucher irgendwie gestrig. Was in alten Filmen oder auf alten Bildern noch ein nostalgisches Flair haben mag, hat in der heutigen Realität jeden Charme verloren.

Dieser Imagewandel des Rauchens und der Raucher ist das Resultat eines ganzen Bündels gezielter Maßnahmen, von Aufklärungskampagnen sowie Besteuerung und Verbot von Tabakprodukten, die innerhalb weniger Jahre einen vor zwei Jahrzehnten noch unvorstellbaren Paradigmenwechsel bewirkt haben. Ich habe kürzlich meinen

Kindern auf YouTube eine alte Marlboro-Werbung gezeigt, weil sie mir nicht glauben wollten, dass Rauchen einmal »chic« war. Sie haben sich kaputtgelacht.

Das Beispiel Rauchen ist der Beweis, wie effektiv Präventionsmaßnahmen sein können und dazu beitragen, die Krebsraten zu senken und Todesfälle zu verhindern. Allerdings handelt es sich beim Rauchen um eine sehr offensichtliche und leicht nachvollziehbare Gesundheitsschädigung und Krebsursache. Für viele andere Verursacher hingegen sind die Zusammenhänge nicht ganz so einfach und deutlich zu erkennen. Aber eine Lektion, die wir am Beispiel Rauchen gelernt haben, lässt sich auch auf andere ungesunde und krebsfördernde Verhaltensweisen übertragen: Am besten ist es, man fängt erst gar nicht damit an.

Der Kampf gegen Krebs ist ein Kraftakt, den wir als Gesellschaft nur gemeinsam schaffen können. Veränderungen in der Lebensweise erfordern ein hohes Maß an Disziplin und fallen deshalb gemeinsam mit anderen Menschen erheblich leichter. Damit die Einführung neuer und gesünderer Alltagsgewohnheiten gelingt, müssen geeignete gesellschaftliche Rahmenbedingungen geschaffen werden. Politik, Schulen, Betriebe und Krankenkassen können an sehr vielen Stellen ansetzen und dabei helfen, sinnvolle Präventionsmaßnahmen so attraktiv und einfach wie möglich zu gestalten.

In diesem letzten Kapitel möchte ich ein paar Denkanstöße geben, wie wir bereits mit relativ einfachen und günstigen Mitteln erkennbare Erfolge erzielen können. Damit alle Bürger in unserer Gesellschaft von unserem neuen Wissen über Krebs profitieren, ist es wichtig, dass die daraus abgeleiteten Maßnahmen zur Gesundheitsförderung dort ansetzen, wo wir jeden Menschen unabhängig von seinem Einkommen und seinen besonderen Neigungen erreichen – also in Kitas, Schulen und am Arbeitsplatz. Weil die Krebsentstehung ein langjähriger Prozess ist, müssen wir so früh wie möglich mit der Prävention beginnen – sprich: lange bevor Menschen an Krebs erkranken, und – was die größte Herausforderung darstellen wird – lange bevor sie sich für dieses Thema überhaupt interessieren.

Früh übt sich, wer ein Meister werden will: Die Rolle der Schulen

Den Schulen wird eine wichtige Rolle dabei zukommen, die Gesundheitskompetenz in unserer Gesellschaft zu verbessern. Sie sind in doppelter Hinsicht »Erziehungsanstalten«, weil sie Kindern nicht nur Wissen, sondern auch Werte und Verhaltensweisen für ihr späteres Leben vermitteln. Sie können uns deshalb bei der Krebsprävention in gleich mehrfacher Weise unterstützen: erstens aktiv durch mehr Schulsport, zweitens durch Aufklärung in Form eines neuen Schulfachs, »Gesundheit«, und drittens in ihrer Vorbildfunktion durch das Essen, das sie am Schulkiosk oder in der Mensa anbieten. »Zuckerfreie Schulen« oder »Aktive Schulen« könnten Prädikate zur Auszeichnung solcher Bildungsstätten werden, die in der Gesundheitsförderung beispielhaft sind und bei Erlangung dieser Prädikate besondere Fördermittel erhalten. Konzepte, die in solcher Weise auf Schulebene ansetzen, wirken Ungleichheiten entgegen und sichern in unserer Gesellschaft den Schutz eines ihrer wichtigsten Güter: die Gesundheit unserer Kinder.

Die WHO empfiehlt für Kinder im schulfähigen Alter eine Stunde Bewegung am Tag. Eine Möglichkeit, diese Empfehlung umzusetzen, bestünde beispielsweise darin, ein morgendliches Sportritual in Kitas und Schulen einzuführen. Dabei sollte die Freude an der Bewegung im Vordergrund stehen und nicht die Notengebung. Auch Erwachsene, die regelmäßig Sport treiben, finden den größten Gefallen und Ausgleich häufig bei täglichen Routineübungen oder Laufrunden. Man könnte zum Beispiel an Schulen und Kitas eine tägliche »freie Bewegungsstunde« einplanen, idealerweise gleich in der ersten Stunde. In dieser Zeit dürften alle Kinder entweder Laufrunden absolvieren oder an einer Teamsportart wie Fußball oder Basketball teilnehmen. Dieser Ansatz hat den Vorteil, dass wir dafür keine zusätzlichen Lehrkräfte benötigen, da auch Klassenlehrer diese freien Laufrunden oder andere einfache Übungen beaufsichtigen könnten.

Wenn Schulen diese wichtige Aufgabe der Bewegungsförderung übernehmen, gleichen sie manche soziale Ungerechtigkeit aus, weil nicht alle Eltern über die nötigen Mittel verfügen, um ihren Kindern zeitlich aufwendige oder kostspielige Hobbys zu ermöglichen. Außerdem wirkt sich die zusätzliche sportliche Betätigung der Kinder vorteilhaft auf deren schulischen Erfolg aus. Unzählige Studien haben gezeigt, welch weitreichende Auswirkungen Bewegung auf das Konzentrations- und Lernverhalten von Kindern hat. Sport kann nicht nur die schulischen Leistungen verbessern, das Körpergewicht regulieren, Diabetes und Rückenschmerzen vorbeugen, sondern auch Stress und Leistungsdruck reduzieren und sogar die Performance von Schülern in IQ-Tests steigern[428–430]. Diese Effekte sind wenig überraschend, schließlich ist auch für Erwachsene seit langem bekannt, dass regelmäßige körperliche Aktivität dem kognitiven Verfall im Alter entgegenwirkt[431].

Ein morgendliches Sportritual, das schon in der Kindheit beginnt, könnte körperliche Betätigung ähnlich wie das Zähneputzen oder Händewaschen zu einer festen täglichen Routine machen, die Kinder in ihr späteres Erwachsenenleben mitnehmen können. Die Liste der gesundheitlichen Vorteile von Sport ist so lang, dass es geradezu verrückt wäre, darauf zu verzichten. Indem Sport unzählige Körperfunktionen optimiert, wirkt er vorbeugend gegen 35 chronische Krankheiten, darunter Herz-Kreislauf-Erkrankungen, Stoffwechselstörungen, Osteoporose, Durchblutungsstörungen, Demenz, Depressionen und Krebs[432].

Ein häufiges Problem in der Gesundheitserziehung von Kindern und Jugendlichen besteht darin, dass viele Schulen trotz ihres Vorbildcharakters ungesundes Essen anbieten. Staatliche Unterstützung kann hier für Abhilfe sorgen, indem Kindern Lunchpakete, in den Pausen, oder Mahlzeiten zu Mittag, mit gesünderen Zutaten angeboten werden. Auch die Zielsetzung von zuckerfreien Schulen wäre denkbar und sinnvoll. »Zuckerfreiheit« an Schulen mag schwierig bis unerreichbar klingen, aber die Tatsache, dass die meisten Kinder und ihre Eltern sogar die Einführung der »Handyfreiheit« an Schulen überlebt haben, gibt Grund zur Hoffnung, dass wir auch diese Hürde meistern werden.

Bildungsangebote

Neben einem verstärkten Sportangebot oder Zuckerfreiheit an Schulen könnte die Förderung der Gesundheitskompetenz auch direkt in das Lehrangebot aufgenommen werden. Einmal oder mehrmals die Woche könnte man im Rahmen einer neuen »Gesundheits-Stunde« erklären, wie der Körper funktioniert, welche Krankheiten es gibt, wie sie entstehen und was man selbst dagegen tun kann. Eine Vorstellung von der Arbeitsweise des Immunsystems ist hilfreich, um die Maßnahmen zur Krebsprävention zu verstehen und außerdem nachvollziehen zu können, warum Impfungen funktionieren. Selbst wenn man irgendwann in der Kollegstufe im Biologieunterricht lernt, was T-Zellen sind, weiß man deshalb noch lange nicht, was man selbst für eine gesunde Immunfunktion tun kann. Dabei könnte man schon kleinsten Kindern beibringen, was »gesundes Essen« ist, was Sport in unserem Körper bewirkt und wieso die Bakterien im Darm Ballaststoffe brauchen. Kinder haben eine blühende Fantasie und werden sich mit allen diesen Informationen deutlich leichter tun, als wir Erwachsenen denken.

Damit ein solcher aufklärerischer Ansatz gelingt, bräuchten wir allerdings zusätzliches Personal in Form von Gesundheitsexperten, die Lehrpläne zu Gesundheitsthemen erstellen und als kompetente Ansprechpartner an Schulen und in anderen Bildungseinrichtungen zur Verfügung stehen. Ein vorstellbarer Ansatz ist die Einführung von Schulkrankenschwestern in Deutschland, nach dem Vorbild anderer Länder wie den USA, Kanada, Finnland oder Schweden, die als Gesundheitsfachkräfte an Schulen zum Einsatz kommen – und übrigens natürlich auch männlich sein dürfen.

Self Care: Die Selbstfürsorge verbessern

In einigen Ländern, in denen Schulkrankenschwestern bereits tätig sind, haben diese auch die Aufgabe, Kinder mit gesundheitlichen Problemen ausfindig zu machen, sie zu beraten und bei der Verbesserung ihrer körperlichen und seelischen Gesundheit zu unterstützen. Sie machen also im Kleinen bereits genau das, was Präventionszentren im Großen anstreben: Sie sorgen für Aufklärung und identifizieren Mitglieder in einer Gemeinschaft, die bei der Selbstfürsorge Anleitung und Unterstützung benötigen. Im Zweifelsfall ziehen sie weitere Fachleute wie Ärzte oder Psychologen zu Rate und gewährleisten so, falls nötig, eine entsprechende weiterführende Behandlung.

Schulkrankenschwestern oder anders betitelte Gesundheitsexperten an Schulen fördern also bei jungen Menschen die Fähigkeit zur Selbstfürsorge. Sie sollen vermitteln, wie man sich proaktiv um seine eigene körperliche, geistige und emotionale Gesundheit kümmert[433]. Dieses Konzept beinhaltet in der Praxis unter anderem eine gesunde Ernährung, regelmäßige Bewegung und die Teilnahme an Vorsorgeuntersuchungen. Außerdem lernen Kinder auf diese Weise, wie man Gefühle erkennt, Stress bewältigt und sich Hilfe holt, wenn man allein nicht weiterweiß. Körperliches und seelisches Wohl sind nicht nur an sich wertvolle Güter, sondern auch wechselseitig eng miteinander verknüpft.

Natürlich sind auch über den Schulbereich hinaus Konzepte zur Stärkung der Selbstfürsorge denkbar. In Frage kommen Kurse zum Erwerb entsprechender Kompetenzen sowie Aufklärung zur Selbstfürsorge durch regelmäßige Informationen darüber, welche Unterstützungsleistungen von Seiten der staatlichen Gesundheitsbehörden und den Krankenkassen angeboten werden. Aber nicht nur Krankenkassen und der Staat vermögen in die Rolle von »Gesundheitssponsoren« zu schlüpfen, sondern auch Arbeitgeber, Ausbildungseinrichtungen, Volkshochschulen und Universitäten können solche Konzepte übernehmen und bei ihren Mitarbeiten und Studenten punkten, indem sie in deren Gesundheit und Wohlbefinden investieren.

Universitäten und Arbeitgeber

»Warum warst du nicht beim Super-Kondi?« Wer in Zürich studiert hat, kennt diese Frage. Als ich als Studentin an der ETH mit meiner Masterarbeit anfing, habe ich mich anfangs darüber gewundert.

Warum fragten mich alle danach und was war dieses seltsame »Super-Kondi« – bei dem offenbar alle begeistert mitmachten? »Bring morgen einfach mal dein Sportzeug mit, dann wirst du es erfahren«, lautete die Antwort meiner Kommilitonen.

Ich war zwei Jahre lang an der ETH in Zürich. Während dieser Zeit habe ich eine wichtige Lektion über die Schweiz gelernt: Wenn die Schweizer etwas machen, dann machen sie es richtig – das heißt: auf höchstem Niveau. Exzellenz und Präzision sind die Rohstoffe dieses Landes. Und entgegen dem verbreiteten Klischee sind sie dabei alles andere als langsam. Während wir noch diskutieren, was wir machen könnten, um die sportliche Betätigung junger Menschen zu verbessern, stehen in unserem Nachbarland seit mehr als zwei Jahrzehnten auf jedem Campus große und moderne Sportanlagen zur Benutzung bereit, in Zürich sogar direkt unterhalb der »Polyterrasse« vor dem historischen Hauptgebäude der ETH, das sich mit seiner imposanten Sandsteinfassade und der gewaltigen Kuppel über dem Zentrum der Zürcher Altstadt erhebt. Angesichts der Größe und Ausstattung dieser Sportanlagen würden die meisten deutschen Fitnessstudios vor Neid erblassen. Von morgens bis abends gibt es dort Kurse für Yoga, Pilates, Krafttraining, Ballett, Volleyball oder Squash. Fitnessgeräte wie Laufbänder und Cross-Trainer stehen ebenfalls zur Verfügung.

Die Königsdisziplin aber ist das sogenannte Super-Kondi, ein 55-minütiges Konditionstraining, das es in sich hat. Mehr als 300 Teilnehmer passen in die riesige Halle, in der es mehrmals täglich stattfindet. Konditionstraining heißt: Sprint, Liegestütze, Sprint, Kniebeugen, Rückwärtslauf, Hampelmann, Sprint, Liegestütze und so weiter und so fort. Am Ende verlässt man, an den Wänden nach Halt suchend oder krabbelnd, je nachdem, wie lange man schon dabei ist, die Halle. Teilnehmen können alle 80 000 Studenten und Mitarbeiter der beiden Universitäten plus mehrere tausend Mitarbeiter an den Universitätskliniken, die gemeinsam mehr als 20 Prozent der Gesamtbevölkerung Zürichs ausmachen.

Das Faszinierendste an diesem Konzept aber ist die Stellung, die das Training in der Arbeitswelt der Universitäten einnimmt. Fast jeder geht dorthin, egal ob Student, technischer Assistent oder Professor. Wer daran teilnimmt, »drückt sich nicht vor der Arbeit«, im Gegenteil – eher muss sich derjenige rechtfertigen, der sich diesem Angebot entzieht. Sport und der Erhalt der eigenen Gesundheit sind hier gewünschte Norm. Außerdem fördert gemeinsames Training das Gemeinschaftsgefühl der Teilnehmenden untereinander, es steigert das Wohlbefinden und nicht zuletzt die Verbundenheit mit der Universität, noch Jahrzehnte über die Studienzeit hinaus.

Ein günstiges und räumlich nahes Sportangebot ist jedoch kein Luxus, der nur Universitäten vorbehalten sein sollte. Ähnlich wie bei der Gewährleistung einer flächendeckenden Kinderbetreuung könnten Unternehmen und Betriebe dabei mitwirken, sich an Sporteinrichtungen zu beteiligen, die sie ihren Mitarbeitern zur Verfügung stellen. Damit möglichst viele Arbeitnehmer ein solches Angebot nutzen, ist es wichtig, dass es direkt vor Ort stattfindet. Sogar kleine Betriebe mit sehr geringen finanziellen Mitteln können beispielsweise Reckstangen für Klimmzüge in Türrahmen integrieren. Was in Studenten-WGs funktioniert, das geht auch im Büro. Der Fantasie bei der Umgestaltung sind keine Grenzen gesetzt.

Infrastruktur

Auch die Infrastruktur von Städten spielt für den Erfolg von Krebsprävention eine wichtige Rolle. Städte können beispielsweise Fitnesspfade und Joggingstrecken entlang von Wander- und Spazierwegen oder Flussläufen ausbauen. Es gibt die Möglichkeit, Treppen in ungenutzte Hänge zu bauen, die Sportwillige zum Hinauf- und Hinunterlaufen nutzen können. Man kann Spielplätze und Klettergerüste entlang von Wegen und in Wohngebieten einrichten und Sportgeräte und Fitnessanlagen zur kostenfreien Nutzung für jedermann in Parks und an Promenaden installieren.

Die Fahrradmobilität lässt sich erhöhen, indem man für ein funktionierendes Fahrradwegsystem innerhalb von Städten sorgt. Beispielsweise würde der Ausbau sicherer Radwege, von Autostraßen sicher abgegrenzt, Eltern die Entscheidung erleichtern, ihre Kinder mit dem Fahrrad zur Schule zu schicken. Auch Eltern haben meistens genügend andere Dinge zu tun, als den ganzen Tag ihren Nachwuchs mit dem Auto von A nach B zu kutschieren. Aber solange man dabei um das Leben seiner Kinder fürchten muss, wird man sich im Zweifelsfall immer für das Auto oder den Bus und somit gegen mehr Bewegung entscheiden. Wovon niemand profitiert.

Anreize schaffen

Krankenkassen können die Selbstfürsorge und das proaktive Verhalten ihrer Mitglieder verstärken, indem sie finanzielle Anreize schaffen oder Bonussysteme einführen. Gesundheitsfördernde Tätigkeiten wie die aktive Mitgliedschaft in einem Fitnessstudio, Sportverein oder die Teilnahme an Vorsorgeuntersuchungen und Schutzimpfungen können zum Sammeln von Bonuspunkten dienen, die man in Form einer Rückzahlung oder einer Kostenübernahme für eine andere selbstgewählte Tätigkeit erhält, die ebenfalls im Zusammenhang mit der Gesundheitsförderung steht, zum Beispiel einen Kochkurs, eine Osteopathiebehandlung oder einen Kurs zur achtsamkeitsbasierten Stressreduktion.

Von meiner Versicherung fand ich neulich einen Brief in der Post, der mich überraschte. Darin wurde mir ein günstigerer Tarif angeboten, in Form von einer Rückzahlung, da ich außerhalb der Vorsorge und Früherkennungsuntersuchungen so gut wie nie zum Arzt gehe. (Der Grund dafür ist zugegebenermaßen nicht, dass ich niemals krank bin, sondern die tiefsitzende Gewissheit, dass ein Arzt den Verlauf viraler Erkältungen sowieso nicht beeinflussen kann.) Bis zu 400 Euro bekommt man von dieser gesetzlichen Krankenkasse im Jahr zurückgezahlt, wenn keine teuren Arztbesuche oder Krankenhausaufenthalte anfallen. Zahnvorsorge, Impfungen und Früherkennung hingegen fallen allesamt in das Bonussystem[434].

Freie Zeit ist für viele Menschen extrem kostbar. Arbeitgeber könnten ihren Mitarbeitern die Teilnahme an Vorsorge- und Früherkennungsuntersuchungen erleichtern, indem sie ihnen speziell zu diesem Zweck unentgeltliche Urlaubstage zur Verfügung stellen. Positiver Nebeneffekt: Ein Arbeitnehmer fühlt sich wertgeschätzt, wenn sein Arbeitgeber nicht nur an seinen Leistungen interessiert ist, sondern auch an seinem Wohlbefinden – zumal kein Zweifel mehr daran besteht, dass das eine untrennbar mit dem anderen verknüpft ist.

Steuern und Verbote

Es gibt zwei Möglichkeiten, die Einführung gesunder Lebensweisen in unserer Gesellschaft zu beschleunigen: entweder durch Anreize und Belohnungen oder durch Steuern und Verbote. Ersteres scheint der angenehmere Weg zu sein, Letzteres oft der schnellere.

Das Beispiel Rauchen hat gezeigt, wie effektiv Verbote und gezielte Besteuerung einer krebsfördernden Lebensweise gegenwirken. Ebenso wie das Rauchen hat auch industrieller Zucker in unserer Ernährung keinerlei Vorteile oder gesundheitlichen Nutzen. Zigaretten und Rauchen sind nicht verboten. Auch Zucker muss man nicht verbieten. Aber wir können ihn besteuern und Werbung für stark gezuckerte Lebensmittel verbieten, insbesondere solche, die auf Kinder abzielt. Und man könnte darüber nachdenken, den Verkauf stark zuckerhaltiger Süßigkeiten an Kinder oder den Vertrieb an Institutionen zu verbieten, die in unserer Gesellschaft einen Vorbildcharakter haben, wie beispielsweise Schulen, Krankenhäuser oder Uni-Mensen. Schließlich ist ja auch noch nie jemand auf die Idee gekommen, an einem Schulkiosk den Verkauf von Alkohol und Zigaretten zu erlauben.

Zusätzlich könnte man Warnhinweise auf Lebensmitteln einführen, die einen bestimmten Anteil an Zucker oder sonstigen gesundheitsgefährdenden Inhaltsstoffen übersteigen. Auf diese Weise ließe sich verhindern, dass wir Verbraucher von scheinbar gesund aussehenden oder irreführenden Verpackungen und Labeln wie »fettfrei« in die Irre geführt werden. Wenn ein Produkt »fettfrei« ist, aber dafür sehr viel Zucker enthält, ist es weder gesund noch kalorienarm.

Ein regelmäßiger hoher Zuckerkonsum verursacht Übergewicht,

Insulinresistenzen, Stoffwechselstörungen, Heißhungerattacken und erhöht das Risiko für unzählige chronische Erkrankungen inklusive Krebs. Reiner Industriezucker sollte darum besteuert werden, damit seine Verwendung so teuer wird, dass der Verbraucher sich zweimal überlegt, ob er solche stark zuckerhaltigen Lebensmittel tatsächlich konsumieren will. In England wurde im Jahr 2018 eine Gebühr auf zuckerhaltige Getränke eingeführt. Die Folge davon war, dass die Rezeptur vieler Softdrinks von den Herstellern neu überarbeitet wurde – das heißt, ihr Zuckeranteil wurde gesenkt, um die entstandenen Kosten zu reduzieren. Insgesamt ging der Zuckerkonsum in den Ländern des Vereinigten Königreichs allein durch diese Abgabe auf zuckerhaltige Getränke schon kurz nach ihrer Einführung deutlich zurück[435]. Die neue Gebühr wurde fairerweise zwei Jahre vor ihrem Inkrafttreten angekündigt. Auf diese Weise hatten die Hersteller Zeit genug, um die Rezepturen ihrer Produkte den neuen Vorgaben anzupassen[436].

Eine begrüßenswerte Möglichkeit wäre es auch, wenn Hersteller gesüßter Lebensmittel die Flucht nach vorn antreten und die Gunst der Stunde nutzen würden. Sie könnten die Rezepturen ihrer Produkte ohne gesetzlichen Zwang neu überarbeiten und so einer immer gesundheitsbewussteren Kundschaft aus eigenem Antrieb und zum eigenen Vorteil im Wettbewerb gesündere Lebensmittel anbieten.

#Talkaboutcancer

Regelmäßig erschüttern Krebsmeldungen und Schicksale von Prominenten unsere Nachrichten. Solche Meldungen bewirken oft kurzzeitig, dass mehr über Krebs gesprochen wird. Sie erinnern uns daran, dass in unserer Welt trotz allem medizinischen Fortschritt noch immer eine Krankheit wütet, vor der niemand – ob alt oder jung, arm oder reich – sicher ist. Bedauerlicherweise geraten dabei essentielle Informationen und die notwendige Aufklärungsarbeit häufig in den Hintergrund. Wichtig im Sinne der Prävention wäre es, insbesondere mit Blick auf jüngere Menschen, zu wissen, ob eine Krebserkrankung beispielsweise HPV-bedingt ist, durch eine chronische Begleiterkrankung wie Morbus Crohn oder Ulcerative Colitis begünstigt oder ihr Ausbruch durch eine angeborene Genmutation wie BRCA1/2 bzw. das Lynch-Syndrom beschleunigt wurde. Angelina Jolie und Michael Douglas sind seltene Beispiele für prominente Betroffene, die sich bewusst dazu entschieden haben, sensible Informationen öffentlich zu machen, um über Krebserkrankungen aufzuklären und anderen Menschen Mut zu machen, ebenfalls alte Tabus hinter sich zu lassen.

»Krebs betrifft uns alle« – diese Aussage ist keine leere Floskel, sondern ein Fakt. Die Krebsentstehung ist ein normaler Prozess, der in jedem Menschen abläuft. Wenn wir das einmal verstanden haben, wird Krebs automatisch einen anderen Stellenwert in unserer Gesellschaft gewinnen. Es reicht darum nicht aus, dass wir uns nur dann mit den Themen Entstehung, Prävention und Früherkennung beschäftigen, wenn gerade der Fall eines Prominenten ein Schlaglicht darauf wirft. Diese Themen sollten ebenso essentieller wie selbstverständlicher Bestandteil der allgemeinen Selbst- und Gesundheitsfürsorge werden.

Soziale Medien haben sich dabei zu einem wichtigen und einflussreichen Kanal entwickelt, über den sich Betroffene, Ärzte, Prominente, Gesundheitsexperten und Wissenschaftler begegnen und austauschen können. In der Prävention können wir Social Media zu unserem Zwecke nutzen. Wenn wir uns die Mühe machen, mit der Hilfe von Medienprofis Inhalte zu kreieren, die deutlich machen, wie wichtig die Krebsprävention ist und weshalb sie unsere Allgemeingesundheit so nachhaltig verbessert, dass sie uns sogar langsamer altern lässt, könnten wir die größten Erfolge unserer Präventionsarbeit in den sozialen Medien erzielen.

Instagram, Facebook, TikTok & Co. sind aber nicht nur wichtige Plattformen für Gesundheits- und Präventionsexperten, sondern auch für Betroffene und deren Angehörige. Wer etwa in jungen Jahren an Krebs erkrankt, steht damit in seinem Freundes- oder Bekanntenkreis meist allein – mit der Folge, dass er sich entsprechend einsam und verlassen fühlt. Aber dieses Gefühl täuscht. Hinter Hashtags wie #krebskrank verbirgt sich eine riesige Gemeinschaft von Menschen mit ähnlichen Erfahrungen. Solche Gemeinsamkeit verbindet.

Wenn wir in den sozialen Medien sehen, wie viele Menschen Krebs heimgesucht hat, und mit welcher Willenskraft und Energie diese betroffenen Menschen und ihre Angehörigen den Kampf gegen Krebs angenommen haben und niemals aufgeben werden, bevor wir diese Krankheit endlich besiegt haben, werden wir erkennen, dass die Parole »Gemeinsam gegen Krebs« längst mehr ist als der Ausdruck einer verzweifelten Hoffnung. Er ist vielmehr zum Leitsatz eines groß angelegten Feldzugs geworden, mit einem präzisen und ausdifferenzierten Schlachtplan, der den Sieg über den Krebs aus dem Reich der Utopie in das Reich des Möglichen und Machbaren überführt.

Machen wir uns auf den Weg, ihn umzusetzen!

Das Wichtigste in Kürze

- Gesund zu leben und sich gesund zu ernähren, fällt in unserer heutigen Gesellschaft sehr schwer.
- Schulen können schon den Jüngsten unserer Gesellschaft Gesundheitswissen vermitteln und bei der Einführung gesunder Verhaltensweisen helfen.
- Risikokandidaten könnten wir schon im Kindes- und Jugendalter identifizieren und ihnen rechtzeitig Hilfe und Betreuung anbieten, sozialen Benachteiligungen gegenwirken und die Selbstfürsorge der Kinder und Jugendlichen stärken.
- Wir können Schulen, Unternehmen und Betriebe, die sich in besonderem Maße für die Gesundheit ihrer Schüler oder Mitarbeiter einsetzen, mit Auszeichnungen und Fördermitteln belohnen und sie so bei der Propagierung der Selbstfürsorge unterstützen.
- Sportangebote müssen so günstig und attraktiv wie möglich sein, um Aufwand und Überwindung gering zu halten und alle Zielgruppen zu erreichen.
- Der Ausbau sicherer, von Straßen abgegrenzter Fahrrad- und Schulwege kann einen wichtigen Beitrag zu mehr Bewegung leisten.
- Bonussysteme, Rückzahlungen oder Vergütungen können ebenfalls dazu beitragen, dass Menschen für ihre Gesundheit aktiv werden.

- Arbeitgeber könnten ihren Mitarbeitern ein bis zwei bezahlte Arbeitstage im Jahr für Vorsorgeuntersuchungen zur Verfügung stellen, die nur anfallen, wenn sie auch genutzt werden.
- Steuern und Werbeverbote für zuckerhaltige Lebensmittel können helfen, den Zuckerkonsum in der Gesellschaft zu senken und Hersteller dazu anregen, ihre Rezepturen zu verbessern.
- Klare Warnhinweise auf Lebensmitteln können Kunden die Entscheidung für eine gesunde Ernährungsweise erleichtern.
- Wir müssen mehr und anders über Krebs reden. Wir alle sind gefragt, an der Umsetzung unserer gemeinsamen Ziele zu arbeiten.

---

* * *

DIE VISION ZERO VON KREBS

»Visionen machen Unmögliches denkbar und Denkbares möglich «[437]. Dies gilt auch für unsere hier vorgetragene Vision – die Vision Zero von Krebs. Sie ist, daran kann kein Zweifel bestehen, eine höchst anspruchsvolle Zielsetzung. Doch schon heute verfügen wir über die nötigen Voraussetzungen, um sie morgen Wirklichkeit werden zu lassen.

Dabei gehen wir von einer neuen Definition von Krebs aus. Sie besagt: Krebs ist keine Krankheit, sondern Teil des menschlichen Lebens, ein natürlicher Alterungsprozess, der in uns allen von Geburt an abläuft. Er tritt erst dann als Krankheit in Erscheinung, wenn innere oder äußere krebsfördernde Faktoren wie chronische Entzündungen, angeborene Reparaturdefekte, erhöhte Zellteilungsraten oder krebsfördernde Hormone und Stoffwechselstörungen ins Spiel treten und die dem Körper innewohnenden Alterungsprozesse eines Gewebes radikal beschleunigt werden, mit der Folge, dass in den betroffenen Geweben das Zellwachstum außer Kontrolle gerät. Dieser Prozess kann prinzipiell in jedem Organ und Gewebe auftreten. Doch er kann auch, und das ist unsere große Chance, durch unsere Einflussnahme signifikant verlangsamt werden. Früh erkannt, ist heute sogar eine akute Krebserkrankung, dank moderner Operations- und Bestrahlungstechniken und immer gezielter angreifenden molekularen und immunbasierten Therapien, sehr gut heilbar.

Fast alle Krebserkrankungen sind das Produkt innerer **und** äußerer Faktoren. Die inneren sind unsere Gene, unser Stoffwechsel und die unseren Geweben inhärenten Zellteilungsraten. Sie gemeinsam bestimmen, wie groß unser Gefährdungsrisiko ist. Auf diese naturgegebenen Faktoren, die im Schnitt nur einen sehr geringen Beitrag zum Ausbruch aller Krebserkrankungen leisten, haben wir keinen Einfluss. Ganz anders sieht es hingegen mit den äußeren Faktoren aus. Auf diese können wir dank der neuesten Erkenntnisse der wissenschaftlichen Forschung sehr großen Einfluss nehmen. In Kombination mit den enormen Fortschritten in der Krebsforschung und insbesondere den Möglichkeiten der personalisierten Medizin können wir dafür sorgen, dass »Krebs« in nicht mehr ferner Zukunft nur noch ein Sternzeichen sein wird.

#KrebsSollteNurEinSternzeichenSein

Unter diesem Hashtag befinden sich in den sozialen Medien zahllose Einträge. Sie alle verbindet eine gemeinsame Hoffnung: diejenige auf das Ende von Krebs.

Aber kann dies mehr sein als nur ein schöner Traum?

Um im Bild zu bleiben: Das Licht, das ein Sternbild aussendet, braucht aufgrund der großen Entfernung zur Erde viele Millionen Jahre, bis es bei uns ankommt. Wenn es uns erreicht, entspricht das, was wir zu sehen glauben, jedoch schon lange nicht mehr der Wirklichkeit. Vielmehr sehen wir Bilder weit entfernter Welten in einer genauso weit entfernten Vergangenheit – und diese noch dazu an einem ganz anderen Ort, als wir dachten. Denn im Laufe der Jahrmillionen, in denen das Licht zu uns unterwegs war, sind die Sterne selbst durch die zunehmende Ausdehnung des Universums immer weiter von uns fortgewandert.

Ganz ähnlich verhält es sich mit unserer bisherigen Erfahrung von Krebs. Seit Menschengedenken galt er als unbesiegbare Krankheit, und wenn wir ihn entdeckten und zu behandeln begannen, hatte er sich oft schon sehr stark verändert und seine Zellen waren unaufhörlich weitermutiert und gewachsen, und manche hatten ihren Ursprungsort längst verlassen. Mit dem Ergebnis, dass wir ihm mit unseren Therapien verzweifelt hinterherjagten und dabei doch allzu oft ohnmächtig mitansehen mussten, wie er uns mehr und mehr davoneilte.

Ein Blick in die Zukunft

Jahrhundertelang, bis in unsere Tage, bedeutete der Befund von Krebs für unzählige Menschen Angst, Schmerz oder gar Tod. Doch eine Zeitenwende bahnt sich an, und schon in 50, 70 oder 100 Jahren werden wir voller Mitleid zurückblicken auf unsere Gegenwart, in der wir Krebserkrankungen noch immer mit Chemotherapien behandeln, ohne Rücksicht auf den speziellen Tumortyp und seine molekularen Besonderheiten. Wir werden dabei dasselbe Mitleid empfinden, mit dem wir heute an die Zeiten denken, als Menschen in großen Zahlen an den Folgen von Tuberkulose oder Syphilis starben, weil es noch keine wirksamen Antibiotika gab. So wie wir heute auf diese Epoche zurückblicken, werden wir die Zeiten betrachten, in denen wir keine KI und keine Machine-Learning-Algorithmen besaßen, in der wir jeden Tumor blindlings herausgeschnitten haben, ohne zu wissen, ob er je bösartig werden wird oder nicht. Möglicherweise werden wir dann sogar Mittel und Wege gefunden haben, das Leben unserer Stammzellen zu verlängern, unsere Immunfunktion im Alter zu erhalten oder seneszente Zellen regelmäßig aus unserem Körper zu entfernen.

Heute stehen wir an der Schwelle zu dieser neuen Zeit, wir haben das Tor zur Zukunft aufgestoßen und sind bereit, hindurchzuschreiten. In nur wenigen Jahrzehnten werden wir Krebs ganz anders begegnen als noch heute. Jeder Patient wird von seinem genetischen Krebsrisiko ebenso genaue Kenntnis haben wie von den bereits diagnostizierten Krebsvorstufen in seinem Körper – der Schock, aus heiterem Himmel mit dem Befund einer tödlichen Krebserkrankung konfrontiert zu werden, bleibt ihm erspart. Sollte sich etwa bei dem sechsmonatigen Routinebluttest eines Patienten gezeigt haben, dass sich der Tumor in seiner Leber verändert hat, wird der Patient eine Klinik aufsuchen, wo der behandelnde Arzt umfangreiche Proben sammelt oder Aufnahmen des Tumors macht. Der Mediziner wird diese Gewebe- sowie Blut-, Speichel-, Stuhl- oder Urinproben zusammen mit den bildlichen Daten an ein Zentrum für Personalisierte Medizin senden, das über hochmoderne Analysemethoden verfügt.

In einem molekularen Tumorboard, das aus hochqualifizierten interdisziplinären Experten wie Pathologen, Genetikern und Bioinformatikern besteht, wird unter Hinzuziehung aller verfügbaren Daten dieses Patienten eine optimale Therapieentscheidung getroffen. Unterstützt wird der Expertenrat dabei von einer KI, die mithilfe von Machine-Learning-Algorithmen anhand weltweiten Patientendaten trainiert wurde. Nach Abschluss der Diagnose erhält der Betroffene eine auf seine individuellen genetischen Veränderungen angepasste molekulare Therapie mit möglichst geringen Nebenwirkungen sowie eine Immuntherapie, die ihn langfristig vor Rückfällen schützen wird. Dieser Patient muss keine Angst mehr haben, weder vor der Krebserkrankung selbst noch vor einer qualvollen Therapie.

Das Ende einer Angst

Nein, der Titel dieses Buches ist kein leeres Versprechen, sondern eine konkrete Utopie. Und es ist an uns, hier und jetzt, sie Wirklichkeit werden zu lassen.

Die Geschichte hat oft genug gezeigt, dass wir Menschen in der Lage sind, Unmögliches denkbar und Denkbares möglich zu machen. Zur Verwirklichung unserer Vision Zero von Krebs bedarf es jedoch einer konzertierten Anstrengung: von der Wissenschaft in ihrer gesamten Breite und Tiefe, von jedem einzelnen von uns in seinem persönlichen Verhalten sowie von Politik und Gesellschaft, um die nötigen Finanzmittel wie auch die erforderlichen institutionellen und rechtlichen Rahmenbedingungen zu gewährleisten. In einem sich immer weiter entwickelnden Dreiklang von »Krebs verstehen«, »Krebs verhindern« und »Krebs besiegen«.

Wenn wir diese gemeinsame Anstrengung entschlossen in Angriff nehmen und meistern, können wir unsere Angst vor dem »König der Krankheiten« endlich hinter uns lassen und das Buch unheilbarer Krebserkrankungen für immer schließen.

DANKE

»Wir alle sind Zwerge auf den Schultern von Riesen.« Diese Metapher gilt auch und besonders in der Wissenschaft. Ohne die unermüdliche Arbeit vieler Generationen von Wissenschaftlern, Ärzten und Aufklärern wären wir heute nicht in der Lage, ein so gewagtes und herausforderndes Ziel wie die Vision Zero von Krebs ins Auge zu fassen. Mein Dank gilt daher außer Einzelpersonen ausdrücklich auch allen wissenschaftlichen Institutionen, Vereinen und sonstigen »Riesen«, die den Weg dazu bereitet haben.

Insbesondere danke ich allen Akteuren der »Nationalen Dekade gegen Krebs« sowie dem Verein »Vision Zero Oncology«, die eine Vision miteinander teilen: eine Welt, in der kein Mensch mehr an Krebs sterben muss.

Ich danke Herrn Prof. Jürgen Riemann, dem Gründer und Vorstandsvorsitzenden der Stiftung LebensBlicke, für seinen unermüdlichen Einsatz zur Verbesserung der Darmkrebsfrüherkennung in Deutschland und für die von ihm initiierte Dialogreihe »Talk about Cancer«.

Ich danke Jenny Dreyer-Gsell für ihren Einsatz in der Deutschen Krebsstiftung, in der Stiftung LebensBlicke, in der Initiative Cancer-Survivor und, gemeinsam mit ihrem Mann Gisbert Dreyer, in der Dreyer-Stiftung, in der sie zusammen das Ziel verfolgen, unsere Welt Stück für Stück besser zu machen.

Ein besonderer Dank gilt Prof. Dr. Harald zur Hausen († 29. Mai 2023 in Heidelberg), der mich schon bei meinen ersten Schreibversuchen vor sechs Jahren unterstützte. Seine jahrzehntelange Arbeit gipfelte in der Entdeckung, dass Gebärmutterhalskrebs durch Viren verursacht wird. Damit legte er den Grundstein für die Vermeidung von

Millionen Krebserkrankungen weltweit, eine Leistung, für die er im Jahr 2008 mit dem Medizin-Nobelpreis geehrt wurde.

Ich danke Johannes Engelke, Editorial Director in der Verlagsgruppe Penguin Random House, und Gianna Slomka, Stellvertretende Programmleiterin Mosaik, dass sie meinem Thema diesen besonderen Platz in ihrem Verlagsprogramm eingeräumt haben. Gemeinsam mit meinen Agenten Markus Michalek und Roman Hocke von der Literaturagentur »AVA International« sowie meiner Lektorin Birthe Vogelmann haben sie dafür Sorge getragen, dass aus meinen Ideen ein Manuskript und aus diesem ein Buch werden konnte.

Dieses Buch ist nicht zuletzt das Verdienst vieler lieber Menschen, die mir im Hintergrund den Rücken freihielten. Ich danke meiner Familie, insbesondere meiner Mutter und Großmutter, dass sie uns seit Jahren auf so wundervolle, liebevolle und unersetzbare Weise mit unseren Kindern unterstützen. Meinem Vater danke ich außerdem dafür, dass er mir, heute wie damals, in Rat und Tat zur Seite steht, bei vielen Dingen, von denen ich überhaupt keine Ahnung habe. Dank auch allen meinen Freunden, die immer wieder dafür sorgten, dass ich trotz aller Arbeit an diesem Buch über den sonstigen Gang der Welt auf dem Laufenden blieb. Das gilt ganz besonders für Madlen Cloppenburg.

Ich danke Prof. Nisar Malek und Prof. Michael Bamberg für das Lesen des Manuskriptes, insbesondere des gesundheitspolitischen Teils. Gemeinsam haben sie dafür gesorgt, dass schon heute tausende Patienten in Deutschland Zugang zu einer personalisierten Krebsmedizin haben. Als ehemaliger Leiter des Uniklinikums, Präsident der Deutschen Krebsgesellschaft und Vorstandsvorsitzender der Deutschen Krebsstiftung hat Prof. Michael Bamberg maßgeblich dazu beigetragen, die Radioonkologie in Deutschland als eigenständiges Fach zu etablieren, die Strahlentherapietechnik zu verbessern und dadurch die Heilungschancen bei Krebs deutlich zu erhöhen.

Danke

Meinem Ehemann Mathias Heikenwälder danke ich dafür, dass er dieselben Visionen mit mir teilt und weiterdenkt. Als ewig sprudelnder Quell von Ideen, Anlaufstelle für alle unsere Wissenschaft betreffenden Fragen und letzter Fels in der Brandung, wenn die Dinge des Alltags mal wieder über uns zusammenzuschlagen drohen, ist er seit mehr als zehn Jahren stets an meiner Seite. Unseren Kindern Leopold, Ferdinand, Theresa und Laurenz danke ich dafür, dass sie die wundervollsten Kinder sind, die wir uns hätten vorstellen können.

Mein größter Dank gilt Peter Prange. Als wir uns vor drei Jahren in Tübingen erstmals trafen, war ich fest entschlossen, kein Buch mehr zu schreiben, und hätte uns das Schicksal nicht zusammengeführt, hätte ich wahrscheinlich dieses Buch nicht geschrieben. Weil er alle Ideen in Sekundenschnelle begreift, ich seinem Urteil blind vertraue und er meisterhaft schreiben kann, war die Arbeit an diesem Buch trotz aller Mühen, Zweifel und schlaflosen Nächte eine der größten Freuden und Herausforderungen in meinem Leben.

QUELLEN

1. Soerjomataram, I. and F. Bray, *Planning for tomorrow: global cancer incidence and the role of prevention 2020–2070.* Nature Reviews Clinical Oncology, 2021. **18**(10): p. 663–672.
2. WHO. *Preventing cancer.* 01.11.2024]; Available from: www.who.int/activities/preventing-cancer.
3. Tran, K.B., et al., *The global burden of cancer attributable to risk factors, 2010–19: a systematic analysis for the Global Burden of Disease Study 2019.* The Lancet, 2022. **400**(10352): p. 563–591.
4. Song, M., et al., *Cancer prevention: Molecular and epidemiologic consensus.* Science, 2018. **361**(6409): p. 1317–1318.
5. Ma, J., et al., *Temporal trends in mortality in the United States, 1969–2013.* Jama, 2015. **314**(16): p. 1731–1739.
6. Risques, R.A. and S.R. Kennedy, *Aging and the rise of somatic cancer-associated mutations in normal tissues.* PLOS Genetics, 2018. 14(1): p. e1007108.
7. Weinberg, R.A. and R.A. Weinberg, *The biology of cancer.* 2006: WW Norton & Company.
8. Bell, K.J., et al., *Prevalence of incidental prostate cancer: A systematic review of autopsy studies.* International journal of cancer, 2015. **137**(7): p. 1749–1757.
9. Wang, Y., et al., *The Dose-Response Associations of Sugar-Sweetened Beverage Intake with the Risk of Stroke, Depression, Cancer, and Cause-Specific Mortality: A Systematic Review and Meta-Analysis of Prospective Studies.* Nutrients, 2022. **14**(4): p. 777.
10. Bundesamt, S., *Gesundheitsausgaben nach Leistungsarten.* 2024.
11. Anderson, N.M. and M.C. Simon, *The tumor microenvironment.* Current Biology, 2020. **30**(16): p. R921-R925.
12. McCay, C.M., M.F. Crowell, and L.A. Maynard, *The effect of retarded growth upon the length of life span and upon the ultimate body size: one figure.* The journal of Nutrition, 1935. **10**(1): p. 63–79.
13. Keshavarz, M., et al., *Targeting the »hallmarks of aging« to slow aging and treat age-related disease: fact or fiction?* Molecular Psychiatry, 2023. **28**(1): p. 242–255.
14. Xie, K., et al., *Every-other-day feeding extends lifespan but fails to delay many symptoms of aging in mice.* Nature Communications, 2017. **8**(1): p. 155.
15. Kenyon, C.J., *The genetics of ageing.* Nature, 2010. **464**(7288): p. 504–12.
16. Ferrucci, L. and E. Fabbri, *Inflammageing: chronic inflammation in ageing, cardiovascular disease, and frailty.* Nature Reviews Cardiology, 2018. **15**(9): p. 505–522.
17. Kim, H.-M., et al., *Whole genome comparison of donor and cloned dogs.* Scientific Reports, 2013. **3**(1): p. 2998.
18. Burgstaller, J.P. and G. Brem, *Aging of Cloned Animals: A Mini-Review.* Gerontology, 2017. **63**(5): p. 417–425.

19. Solter, D., *Mammalian cloning: advances and limitations.* Nat Rev Genet, 2000. **1**(3): p. 199–207.
20. Wilmut, I., et al., *Viable offspring derived from fetal and adult mammalian cells.* Nature, 1997. **385**(6619): p. 810–813.
21. Sinclair, D.A. and M.D. LaPlante, *Lifespan: Why we age—And why we Don't have to.* 2019: Atria books.
22. Johnson, A.A., M.N. Shokhirev, and B. Shoshitaishvili, *Revamping the evolutionary theories of aging.* Ageing Res Rev, 2019. **55**: p. 100 947.
23. Bramble, D.M. and D.E. Lieberman, *Endurance running and the evolution of Homo.* Nature, 2004. **432**(7015): p. 345–352.
24. Mesa, N. *Can a human outrun a horse? Here's what it takes.* 2024 October 24, 2024 01.11.2024]; Available from: www.nationalgeographic.com/science/article/outrun-horse-ultramarathon-nicole-teeny.
25. Halsey, L.G. and C.M. Bryce, *Are humans evolved specialists for running in the heat? Man vs. horse races provide empirical insights.* Exp Physiol, 2021. **106**(1): p. 258–268.
26. Previc, F.H., *The dopaminergic mind in human evolution and history.* 2009: Cambridge University Press Cambridge.
27. Coon, E.A. and P.A. Low, *Chapter 43 – Thermoregulation in Parkinson disease*, in *Handbook of Clinical Neurology*, A.A. Romanovsky, Editor. 2018, Elsevier. p. 715–725.
28. Burke, M.K., et al., *Genome-wide analysis of a long-term evolution experiment with Drosophila.* Nature, 2010. **467**(7315): p. 587–590.
29. Brenner, C., *A science-based review of the world's best-selling book on aging.* Arch Gerontol Geriatr, 2023. **104**: p. 104 825.
30. MPG. *A model for ageing.* Max-Planck-Gesellschaft 2015 [cited Homepage; Available from: www.mpg.de/9352535/killifish-model-ageing.
31. Cui, R., et al., *Relaxed Selection Limits Lifespan by Increasing Mutation Load.* Cell, 2019. **178**(2): p. 385–399.e20.
32. Kooshesh, K.A., et al., *Health Consequences of Thymus Removal in Adults.* N Engl J Med, 2023. **389**(5): p. 406–417.
33. Miller, J., G. Grant, and F. Roe, *Effect of thymectomy on the induction of skin tumours by 3, 4-benzopyrene.* Nature, 1963. **199**(4896): p. 920–922.
34. Anderson, R., J. Howarth, and G. Troup, *Effects of whole-body irradiation on neonatally thymectomized mice. Incidence of benign and malignant tumors.* The American Journal of Pathology, 1978. **91**(2): p. 217.
35. Schmidt, M. and R.A. Good, *Transplantation of human cancers to nude mice and effects of thymus grafts.* Journal of the National Cancer Institute, 1975. **55**(1): p. 81–87.
36. Jacobsen, K., C. Povlsen, and J. Rygaard, *Effects of thymus grafts in nude mice transplanted with human malignant tumors.* Pathobiology, 1979. **47**(6): p. 409–429.
37. Shanley, D.P., et al., *An evolutionary perspective on the mechanisms of immunosenescence.* Trends Immunol, 2009. **30**(7): p. 374–81.
38. Palmer, S., et al., *Thymic involution and rising disease incidence with age.* Proc Natl Acad Sci U S A, 2018. **115**(8): p. 1883–1888.

39. Sifferlin, A., *Long-Life Secrets From The 115-Year-Old Woman.* Time Magazine, 2014.
40. Holstege, H., et al., *Somatic mutations found in the healthy blood compartment of a 115-yr-old woman demonstrate oligoclonal hematopoiesis.* Genome Res, 2014. **24**(5): p. 733–42.
41. Abkowitz, J.L., et al., *Evidence that the number of hematopoietic stem cells per animal is conserved in mammals.* Blood, The Journal of the American Society of Hematology, 2002. **100**(7): p. 2665–2667.
42. Collins, L., *Was Jeanne Calment the Oldest Person Who Ever Lived—or a Fraud?* The New Yorker, 2020.
43. Tomasetti, C. and B. Vogelstein, *Cancer etiology. Variation in cancer risk among tissues can be explained by the number of stem cell divisions.* Science, 2015. **347**(6217): p. 78–81.
44. Forbes, *Most cancers may be simply due to bad luck.* 2015.
45. Weinberg, C.R. and D. Zaykin, *Is Bad Luck the Main Cause of Cancer?* JNCI: Journal of the National Cancer Institute, 2015. **107**(7).
46. Wu, S. and Y. Hannun, *The importance of extrinsic factors in the development of cancers.* Mol Cell Oncol, 2016. **3**(3): p. e1143079.
47. de Martel, C., et al., *Global burden of cancer attributable to infections in 2018: a worldwide incidence analysis.* Lancet Glob Health, 2020. **8**(2): p. e180-e190.
48. Wu, S., et al., *Substantial contribution of extrinsic risk factors to cancer development.* Nature, 2016. **529**(7584): p. 43–7.
49. Vincze, O., et al., *Cancer risk across mammals.* Nature, 2022. **601**(7892): p. 263–267.
50. Seluanov, A., et al., *Mechanisms of cancer resistance in long-lived mammals.* Nat Rev Cancer, 2018. **18**(7): p. 433–441.
51. Zhang, Z., et al., *Increased hyaluronan by naked mole-rat Has2 improves healthspan in mice.* Nature, 2023. **621**(7977): p. 196–205.
52. Hanahan, D., E.F. Wagner, and R.D. Palmiter, *The origins of oncomice: a history of the first transgenic mice genetically engineered to develop cancer.* Genes & Development, 2007. **21**(18): p. 2258–2270.
53. Shalabi, S.F., et al., *Evidence for accelerated aging in mammary epithelia of women carrying germline BRCA1 or BRCA2 mutations.* Nat Aging, 2021. **1**(9): p. 838–849.
54. ICR, T.I.o.C.R., *Using cancer epidemiology to understand the causes of the disease: nineteenth century nuns and breast cancer.* 2013.
55. Morris, D.H., et al., *Determinants of age at menarche in the UK: analyses from the Breakthrough Generations Study.* Br J Cancer, 2010. **103**(11): p. 1760–4.
56. King, M.C., J.H. Marks, and J.B. Mandell, *Breast and ovarian cancer risks due to inherited mutations in BRCA1 and BRCA2.* Science, 2003. **302**(5645): p. 643–6.
57. CRUK, C.R.U., *Risks and causes of gallbladder cancer.* 2023.
58. Britt, K.L., J. Cuzick, and K.A. Phillips, *Key steps for effective breast cancer prevention.* Nat Rev Cancer, 2020. **20**(8): p. 417–436.
59. WHO, *Alkohol ist einer der größten Risikofaktoren für Brustkrebs.* 2021.
60. de Aguirre Neto, J.C., et al., *Retinoblastoma in children older than 5 years of age.* Pediatr Blood Cancer, 2007. **48**(3): p. 292–5.

61. Shankaran, V., et al., *IFNγ and lymphocytes prevent primary tumour development and shape tumour immunogenicity.* Nature, 2001. **410**(6832): p. 1107–1111.
62. Krynitz, B., et al., *Risk of skin cancer and other malignancies in kidney, liver, heart and lung transplant recipients 1970 to 2008--a Swedish population-based study.* Int J Cancer, 2013. **132**(6): p. 1429–38.
63. Salzberg, S.L., *Open questions: How many genes do we have?* BMC Biology, 2018. **16**(1): p. 94.
64. Lee, J.E. and M.-Y. Kim, *Cancer epigenetics: Past, present and future.* Seminars in Cancer Biology, 2022. **83**: p. 4–14.
65. Feinberg, A., *DNA methylation in cancer: three decades of discovery.* Genome Med, 2014. **6**(5): p. 36.
66. Feinberg, A.P. and B. Vogelstein, *Hypomethylation distinguishes genes of some human cancers from their normal counterparts.* Nature, 1983. **301**(5895): p. 89–92.
67. Takahashi, K. and S. Yamanaka, *A decade of transcription factor-mediated reprogramming to pluripotency.* Nature Reviews Molecular Cell Biology, 2016. **17**(3): p. 183–193.
68. Hanahan, D., *Hallmarks of Cancer: New Dimensions.* Cancer Discov, 2022. **12**(1): p. 31–46.
69. Drew, L., *Turning back time with epigenetic clocks.* Nature, 2022. **601**(7893): p. S20-s22.
70. Fahy, G.M., et al., *Reversal of epigenetic aging and immunosenescent trends in humans.* Aging Cell, 2019. **18**(6): p. e13028.
71. Marx, V., *Aging research comes of age.* Nat Methods, 2024. **21**(1): p. 11–15.
72. Lu, A.T., et al., *Universal DNA methylation age across mammalian tissues.* Nature Aging, 2023. **3**(9): p. 1144–1166.
73. Horvath, S., *DNA methylation age of human tissues and cell types.* Genome Biol, 2013. **14**(10): p. R115.
74. Horvath, S. and K. Raj, *DNA methylation-based biomarkers and the epigenetic clock theory of ageing.* Nature Reviews Genetics, 2018. **19**(6): p. 371–384.
75. Boege, Y., et al., *A Dual Role of Caspase-8 in Triggering and Sensing Proliferation-Associated DNA Damage, a Key Determinant of Liver Cancer Development.* Cancer Cell, 2017. **32**(3): p. 342–359.e10.
76. Fan, X., et al., *Epigenetic age acceleration of early stage hepatocellular carcinoma tightly associated with hepatitis B virus load, immunoactivation, and improved survival.* Cancer Biology & Therapy, 2020. **21**(10): p. 899–906.
77. Yu, M., et al., *Epigenetic Aging: More Than Just a Clock When It Comes to Cancer.* Cancer Research, 2020. **80**(3): p. 367–374.
78. Lucey, B.P., W.A. Nelson-Rees, and G.M. Hutchins, *Henrietta Lacks, HeLa cells, and cell culture contamination.* Archives of pathology & laboratory medicine, 2009. **133**(9): p. 1463–1467.
79. Neumann, B., *Geschichte der Medizin: Die unsterblichen Zellen der Henrietta Lacks.* Dtsch Arztebl International, 2010. **107**(48): p. A-2387-A-2389.
80. Callaway, E., *Deal done over HeLa cell line.* Nature, 2013. **500**(7461): p. 132–133.
81. Khan, F.A., *The immortal life of Henrietta Lacks.* The Journal of IMA, 2011. **43**(2): p. 93.

82. Burd, E.M., *Human papillomavirus and cervical cancer.* Clin Microbiol Rev, 2003. **16**(1): p. 1–17.
83. Singh, D., et al., *Global estimates of incidence and mortality of cervical cancer in 2020: a baseline analysis of the WHO Global Cervical Cancer Elimination Initiative.* Lancet Glob Health, 2023. **11**(2): p. e197-e206.
84. Shay, J.W. and W.E. Wright, *Telomeres and telomerase: three decades of progress.* Nature Reviews Genetics, 2019. **20**(5): p. 299–309.
85. Bell, R.J., et al., *Understanding TERT Promoter Mutations: A Common Path to Immortality.* Mol Cancer Res, 2016. **14**(4): p. 315–23.
86. Calado, R.T. and B. Dumitriu, *Telomere dynamics in mice and humans.* Semin Hematol, 2013. **50**(2): p. 165–74.
87. Vaiserman, A. and D. Krasnienkov, *Telomere Length as a Marker of Biological Age: State-of-the-Art, Open Issues, and Future Perspectives.* Front Genet, 2020. **11**: p. 630 186.
88. Blackburn, E. and E. Epel, *Die Entschlüsselung des Alterns: Der Telomer-Effekt-Von der Nobelpreisträgerin Elizabeth Blackburn.* 2017: Mosaik Verlag.
89. Gill, D., et al., *Multi-omic rejuvenation of human cells by maturation phase transient reprogramming.* Elife, 2022. **11**.
90. Marin, I., M. Serrano, and F. Pietrocola, *Recent insights into the crosstalk between senescent cells and CD8 T lymphocytes.* npj Aging, 2023. **9**(1): p. 8.
91. Franceschi, C., et al., *Inflammaging: a new immune–metabolic viewpoint for age-related diseases.* Nature Reviews Endocrinology, 2018. **14**(10): p. 576–590.
92. Herbig, U., et al., *Cellular Senescence in Aging Primates.* Science, 2006. **311**(5765): p. 1257–1257.
93. Walter, D., et al., *Exit from dormancy provokes DNA-damage-induced attrition in haematopoietic stem cells.* Nature, 2015. **520**(7548): p. 549–52.
94. IARC, *Europäischer Kodex zur Krebsbekämpfung* 2016.
95. Font-Burgada, J., B. Sun, and M. Karin, *Obesity and Cancer: The Oil that Feeds the Flame.* Cell Metab, 2016. **23**(1): p. 48–62.
96. Heikenwälder, H. and M. Heikenwälder, *Der moderne Krebs-Lifestyle und Umweltfaktoren als Risiko.* 2023: Springer.
97. Haub, M., *Controversies in health: What do we really know?* 2010.
98. K-State, *Marc Haub's Snack Food Diet.* 2010.
99. Park, M., *Twinkie diet helps nutrition professor lose 27 pounds.* CNN, 2010.
100. Hoption Cann, S.A., J.P. van Netten, and C. van Netten, *Acute infections as a means of cancer prevention: Opposing effects to chronic infections?* Cancer Detection and Prevention, 2006. **30**(1): p. 83–93.
101. Austin, C.P., et al., *The Knockout Mouse Project.* Nature Genetics, 2004. **36**(9): p. 921–924.
102. Xia, B., et al., *On the genetic basis of tail-loss evolution in humans and apes.* Nature, 2024. **626**(8001): p. 1042–1048.
103. Gregory, S.G., et al., *A physical map of the mouse genome.* Nature, 2002. **418**(6899): p. 743–750.
104. Most, J., et al., *Calorie restriction in humans: An update.* Ageing Research Reviews, 2017. **39**: p. 36–45.
105. Green, C.L., D.W. Lamming, and L. Fontana, *Molecular mechanisms of dietary*

restriction promoting health and longevity. Nat Rev Mol Cell Biol, 2022. **23**(1): p. 56–73.

106. Mattison, J.A., et al., *Caloric restriction improves health and survival of rhesus monkeys.* Nature Communications, 2017. **8**(1): p. 14 063.

107. Stonebarger, G.A., et al., *Amyloidosis increase is not attenuated by long-term calorie restriction or related to neuron density in the prefrontal cortex of extremely aged rhesus macaques.* Geroscience, 2020. **42**(6): p. 1733–1749.

108. Di Francesco, A., et al., *A time to fast.* Science, 2018. **362**(6416): p. 770–775.

109. Colman, R.J., et al., *Caloric restriction delays disease onset and mortality in rhesus monkeys.* Science, 2009. **325**(5937): p. 201–204.

110. Mitchell, S.J., et al., *Effects of sex, strain, and energy intake on hallmarks of aging in mice.* Cell metabolism, 2016. **23**(6): p. 1093–1112.

111. Mattison, J.A., et al., *Impact of caloric restriction on health and survival in rhesus monkeys from the NIA study.* Nature, 2012. **489**(7415): p. 318–321.

112. Rous, P., *THE INFLUENCE OF DIET ON TRANSPLANTED AND SPONTANEOUS MOUSE TUMORS.* J Exp Med, 1914. **20**(5): p. 433–51.

113. Lv, M., et al., *Roles of caloric restriction, ketogenic diet and intermittent fasting during initiation, progression and metastasis of cancer in animal models: a systematic review and meta-analysis.* PLoS One, 2014. **9**(12): p. e115147.

114. Weindruch, R., *Effect of caloric restriction on age-associated cancers.* Exp Gerontol, 1992. **27**(5–6): p. 575–81.

115. Hursting, S.D., et al., *Calorie restriction, aging, and cancer prevention: mechanisms of action and applicability to humans.* Annu Rev Med, 2003. **54**: p. 131–52.

116. Taylor, S.R., et al., *Developing dietary interventions as therapy for cancer.* Nat Rev Cancer, 2022. **22**(8): p. 452–466.

117. Gardner, E.M., *Caloric restriction decreases survival of aged mice in response to primary influenza infection.* J Gerontol A Biol Sci Med Sci, 2005. **60**(6): p. 688–94.

118. Kristan, D.M., *Calorie restriction and susceptibility to intact pathogens.* AGE, 2008. **30**(2): p. 147–156.

119. Ehninger, D., F. Neff, and K. Xie, *Longevity, aging and rapamycin.* Cellular and Molecular Life Sciences, 2014. **71**(22): p. 4325–4346.

120. Miller, R.A., et al., *Rapamycin, but not resveratrol or simvastatin, extends life span of genetically heterogeneous mice.* Journals of Gerontology Series A: Biomedical Sciences and Medical Sciences, 2011. **66**(2): p. 191–201.

121. Harrison, D.E., et al., *Rapamycin fed late in life extends lifespan in genetically heterogeneous mice.* nature, 2009. **460**(7253): p. 392–395.

122. Guevara-Aguirre, J., et al., *Growth hormone receptor deficiency is associated with a major reduction in pro-aging signaling, cancer, and diabetes in humans.* Science translational medicine, 2011. **3**(70): p. 70ra13–70ra13.

123. Eigenmann, J.E., D.F. Patterson, and E.R. Froesch, *Body size parallels insulin-like growth factor I levels but not growth hormone secretory capacity.* Acta Endocrinol (Copenh), 1984. **106**(4): p. 448–53.

124. Kenyon, C., *The plasticity of aging: insights from long-lived mutants.* Cell, 2005. **120**(4): p. 449–60.

125. Research., W.C.R.F.A.I.f.C. *Continuous Update Project: Diet, Nutrition, Physical Activity and the Prevention of Cancer. Summary of Strong Evidence.* 20.09.2024]; Available from: world cancer research fond expert summary 2018.
126. Hindhede, M., *The effect of food restriction during war on mortality in Copenhagen.* Journal of the American Medical Association, 1920. **74**(6): p. 381–382.
127. Strøm, A. and R.A. Jensen, *Mortality from circulatory diseases in Norway 1940–1945.* The Lancet, 1951. **257**(6647): p. 126–129.
128. Keys, A., et al., *The biology of human starvation.(2 vols).* 1950.
129. Kagawa, Y., *Impact of Westernization on the nutrition of Japanese: changes in physique, cancer, longevity and centenarians.* Preventive medicine, 1978. **7**(2): p. 205–217.
130. Dorling, J.L., et al., *Changes in body weight, adherence, and appetite during 2 years of calorie restriction: the CALERIE 2 randomized clinical trial.* Eur J Clin Nutr, 2020. **74**(8): p. 1210–1220.
131. Ravussin, E., et al., *A 2-Year Randomized Controlled Trial of Human Caloric Restriction: Feasibility and Effects on Predictors of Health Span and Longevity.* J Gerontol A Biol Sci Med Sci, 2015. **70**(9): p. 1097–104.
132. Longo, V.D. and L. Fontana, *Calorie restriction and cancer prevention: metabolic and molecular mechanisms.* Trends Pharmacol Sci, 2010. **31**(2): p. 89–98.
133. Fontana, L., et al., *Long-term effects of calorie or protein restriction on serum IGF-1 and IGFBP-3 concentration in humans.* Aging Cell, 2008. **7**(5): p. 681–7.
134. Lauby-Secretan, B., et al., *Body Fatness and Cancer--Viewpoint of the IARC Working Group.* N Engl J Med, 2016. **375**(8): p. 794–8.
135. González-Muniesa, P., et al., *Obesity.* Nature Reviews Disease Primers, 2017. **3**(1): p. 17 034.
136. Koch-Institut, R., *Dashboard zu Gesundheit in Deutschland aktuell – GEDA 2019/2020. Berlin.* 2022.
137. Li, Y., et al., *Consumption of sugar-sweetened beverages and fruit juice and human cancer: a systematic review and dose-response meta-analysis of observational studies.* J Cancer, 2021. **12**(10): p. 3077–3088.
138. Flegal, K.M., et al., *Association of all-cause mortality with overweight and obesity using standard body mass index categories: a systematic review and meta-analysis.* Jama, 2013. **309**(1): p. 71–82.
139. Bhaskaran, K., et al., *Association of BMI with overall and cause-specific mortality: a population-based cohort study of 3·6 million adults in the UK.* Lancet Diabetes Endocrinol, 2018. **6**(12): p. 944–953.
140. Prospective Studies, C., *Body-mass index and cause-specific mortality in 900 000 adults: collaborative analyses of 57 prospective studies.* The Lancet, 2009. **373**(9669): p. 1083–1096.
141. Aref, A.T., et al., *The inverse relationship between prostate specific antigen (PSA) and obesity.* Endocr Relat Cancer, 2018. **25**(11): p. 933–941.
142. Huang, D.Q., H.B. El-Serag, and R. Loomba, *Global epidemiology of NAFLD-related HCC: trends, predictions, risk factors and prevention.* Nat Rev Gastroenterol Hepatol, 2021. **18**(4): p. 223–238.
143. Llovet, J.M., et al., *Hepatocellular carcinoma.* Nature Reviews Disease Primers, 2021. **7**(1): p. 6.

144. Malek, N.P., et al., *Diagnose und Therapieoptionen beim hepatozellul‰ren Karzinom.* Dtsch Arztebl International, 2014. **111**(7): p. 101–106.
145. Foerster, F., et al., *NAFLD-driven HCC: Safety and efficacy of current and emerging treatment options.* Journal of Hepatology, 2022. **76**(2): p. 446–457.
146. Ghouri, Y.A., I. Mian, and J.H. Rowe, *Review of hepatocellular carcinoma: Epidemiology, etiology, and carcinogenesis.* J Carcinog, 2017. **16**: p. 1.
147. Lai, J.Y., et al., *Interferon therapy and its association with depressive disorders–A review.* Frontiers in Immunology, 2023. **14**: p. 1 048 592.
148. Zhao, H., et al., *Inflammation and tumor progression: signaling pathways and targeted intervention.* Signal Transduction and Targeted Therapy, 2021. **6**(1): p. 263.
149. Rothwell, P.M., et al., *Effect of daily aspirin on long-term risk of death due to cancer: analysis of individual patient data from randomised trials.* Lancet, 2011. **377**(9759): p. 31–41.
150. Grivennikov, S.I., F.R. Greten, and M. Karin, *Immunity, Inflammation, and Cancer.* Cell, 2010. **140**(6): p. 883–899.
151. Byun, J.S. and K. Gardner, *Wounds that will not heal: pervasive cellular reprogramming in cancer.* Am J Pathol, 2013. **182**(4): p. 1055–64.
152. Yang, H., Y.-H. Youm, and V.D. Dixit, *Inhibition of thymic adipogenesis by caloric restriction is coupled with reduction in age-related thymic involution.* The Journal of Immunology, 2009. **183**(5): p. 3040–3052.
153. Lagou, M.K. and G.S. Karagiannis, *Obesity-induced thymic involution and cancer risk.* Seminars in Cancer Biology, 2023. **93**: p. 3–19.
154. Seki, T., et al., *Brown-fat-mediated tumour suppression by cold-altered global metabolism.* Nature, 2022. **608**(7922): p. 421–428.
155. Keil, G., E. Cummings, and J.P. de Magalhães, *Being cool: how body temperature influences ageing and longevity.* Biogerontology, 2015. **16**(4): p. 383–97.
156. Conti, B., et al., *Transgenic mice with a reduced core body temperature have an increased life span.* Science, 2006. **314**(5800): p. 825–8.
157. Lee, H.J., et al., *Cold temperature extends longevity and prevents disease-related protein aggregation through PA28γ-induced proteasomes.* Nature Aging, 2023. **3**(5): p. 546–566.
158. Lee, P., et al., *Temperature-acclimated brown adipose tissue modulates insulin sensitivity in humans.* Diabetes, 2014. **63**(11): p. 3686–3698.
159. Shi, Y. and F.B. Hu, *The global implications of diabetes and cancer.* The lancet, 2014. **383**(9933): p. 1947–1948.
160. Straus, D.S., *Growth-stimulatory actions of insulin in vitro and in vivo.* Endocr Rev, 1984. **5**(2): p. 356–69.
161. Tomic, D., J.E. Shaw, and D.J. Magliano, *The burden and risks of emerging complications of diabetes mellitus.* Nature Reviews Endocrinology, 2022. **18**(9): p. 525–539.
162. Hopkins, B.D., M.D. Goncalves, and L.C. Cantley, *Insulin-PI3K signalling: an evolutionarily insulated metabolic driver of cancer.* Nat Rev Endocrinol, 2020. **16**(5): p. 276–283.
163. Wang, C., et al., *Increased risk of hepatocellular carcinoma in patients with diabetes mellitus: A systematic review and meta-analysis of cohort studies.* International Journal of Cancer, 2012. **130**(7): p. 1639–1648.

164. Huxley, R., et al., *Type-II diabetes and pancreatic cancer: a meta-analysis of 36 studies.* British Journal of Cancer, 2005. **92**(11): p. 2076–2083.
165. Jiang, Y., et al., *Diabetes mellitus and incidence and mortality of colorectal cancer: a systematic review and meta-analysis of cohort studies.* Eur J Epidemiol, 2011. **26**(11): p. 863–76.
166. De Bruijn, K.M., et al., *Systematic review and meta-analysis of the association between diabetes mellitus and incidence and mortality in breast and colorectal cancer.* Br J Surg, 2013. **100**(11): p. 1421–9.
167. Bensimon, L., et al., *Type 2 diabetes and the risk of mortality among patients with prostate cancer.* Cancer Causes Control, 2014. **25**(3): p. 329–38.
168. Giovannucci, E., et al., *Diabetes and cancer: a consensus report.* Diabetes Care, 2010. **33**(7): p. 1674–85.
169. Gallagher, E.J. and D. LeRoith, *Hyperinsulinaemia in cancer.* Nature Reviews Cancer, 2020. **20**(11): p. 629–644.
170. Baiges-Gaya, G., et al., *Combining Dietary Intervention with Metformin Treatment Enhances Non-Alcoholic Steatohepatitis Remission in Mice Fed a High-Fat High-Sucrose Diet.* Biomolecules, 2022. **12**(12).
171. Nguyen, H.-L., et al., *Obesity-associated changes in molecular biology of primary breast cancer.* Nature Communications, 2023. **14**(1): p. 4418.
172. Lee, K., et al., *The Impact of Obesity on Breast Cancer Diagnosis and Treatment.* Curr Oncol Rep, 2019. **21**(5): p. 41.
173. Watts, E.L., et al., *Circulating free testosterone and risk of aggressive prostate cancer: Prospective and Mendelian randomisation analyses in international consortia.* International Journal of Cancer, 2022. **151**(7): p. 1033–1046.
174. Xia, W., et al., *Obesity causes mitochondrial fragmentation and dysfunction in white adipocytes due to RalA activation.* Nature Metabolism, 2024. **6**(2): p. 273–289.
175. Park, H.-W., et al., *Pharmacological correction of obesity-induced autophagy arrest using calcium channel blockers.* Nature Communications, 2014. **5**(1): p. 4834.
176. Zhang, Y., J.R. Sowers, and J. Ren, *Targeting autophagy in obesity: from pathophysiology to management.* Nature Reviews Endocrinology, 2018. **14**(6): p. 356–376.
177. Mathew, R., V. Karantza-Wadsworth, and E. White, *Role of autophagy in cancer.* Nat Rev Cancer, 2007. **7**(12): p. 961–7.
178. Wong, C.C. and J. Yu, *Gut microbiota in colorectal cancer development and therapy.* Nature Reviews Clinical Oncology, 2023. **20**(7): p. 429–452.
179. Desai, M.S., et al., *A Dietary Fiber-Deprived Gut Microbiota Degrades the Colonic Mucus Barrier and Enhances Pathogen Susceptibility.* Cell, 2016. **167**(5): p. 1339–1353.e21.
180. Zhang, Y., et al., *Bacterial translocation and barrier dysfunction enhance colonic tumorigenesis.* Neoplasia, 2023. **35**: p. 100 847.
181. Grivennikov, S.I., et al., *Adenoma-linked barrier defects and microbial products drive IL-23/IL-17-mediated tumour growth.* Nature, 2012. **491**(7423): p. 254–8.
182. Chassaing, B., et al., *Dietary emulsifiers impact the mouse gut microbiota promoting colitis and metabolic syndrome.* Nature, 2015. **519**(7541): p. 92–6.

183. Reardon, S., *Food preservatives linked to obesity and gut disease.* Nature, 2015.
184. Panyod, S., et al., *Common dietary emulsifiers promote metabolic disorders and intestinal microbiota dysbiosis in mice.* Communications Biology, 2024. **7**(1): p. 749.
185. Sellem, L., et al., *Food additive emulsifiers and cancer risk: results from the French prospective NutriNet-Santé cohort.* European Journal of Public Health, 2022. **32**(Supplement_3).
186. Sellem, L., et al., *Food additive emulsifiers and cancer risk: Results from the French prospective NutriNet-Santé cohort.* PLoS Med, 2024. **21**(2): p. e1004338.
187. Fiolet, T., et al., *Consumption of ultra-processed foods and cancer risk: results from NutriNet-Santé prospective cohort.* BMJ, 2018. **360**: p. k322.
188. Lane, M.M., et al., *Ultraprocessed food and chronic noncommunicable diseases: A systematic review and meta-analysis of 43 observational studies.* Obes Rev, 2021. **22**(3): p. e13146.
189. Willyard, C., *The Colon Cancer Conundrum.* Nature, 2021.
190. Acosta-Rodríguez, V.A., et al., *Mice under Caloric Restriction Self-Impose a Temporal Restriction of Food Intake as Revealed by an Automated Feeder System.* Cell Metab, 2017. **26**(1): p. 267–277.e2.
191. Martel, J., et al., *Recent advances in the field of caloric restriction mimetics and anti-aging molecules.* Ageing Research Reviews, 2021. **66**: p. 101 240.
192. Pak, H.H., et al., *Fasting drives the metabolic, molecular and geroprotective effects of a calorie-restricted diet in mice.* Nat Metab, 2021. **3**(10): p. 1327–1341.
193. Nencioni, A., et al., *Fasting and cancer: molecular mechanisms and clinical application.* Nature Reviews Cancer, 2018. **18**(11): p. 707–719.
194. de Cabo, R. and M.P. Mattson, *Effects of Intermittent Fasting on Health, Aging, and Disease.* N Engl J Med, 2019. **381**(26): p. 2541–2551.
195. Safdie, F.M., et al., *Fasting and cancer treatment in humans: A case series report.* Aging (Albany NY), 2009. **1**(12): p. 988–1007.
196. de Groot, S., et al., *Effects of short-term fasting on cancer treatment.* Journal of Experimental & Clinical Cancer Research, 2019. **38**: p. 1–14.
197. Lee, C., et al., *Fasting cycles retard growth of tumors and sensitize a range of cancer cell types to chemotherapy.* Sci Transl Med, 2012. **4**(124): p. 124ra27.
198. Shi, Y., et al., *Starvation-induced activation of ATM/Chk2/p53 signaling sensitizes cancer cells to cisplatin.* BMC Cancer, 2012. **12**(1): p. 571.
199. Tiwari, S., N. Sapkota, and Z. Han, *Effect of fasting on cancer: A narrative review of scientific evidence.* Cancer Sci, 2022. **113**(10): p. 3291–3302.
200. Brown, K., et al., *Resveratrol for the Management of Human Health: How Far Have We Come? A Systematic Review of Resveratrol Clinical Trials to Highlight Gaps and Opportunities.* International Journal of Molecular Sciences, 2024. **25**(2): p. 747.
201. Ren, B., et al., *Resveratrol for cancer therapy: Challenges and future perspectives.* Cancer Letters, 2021. **515**: p. 63–72.
202. Berman, A.Y., et al., *The therapeutic potential of resveratrol: a review of clinical trials.* npj Precision Oncology, 2017. **1**(1): p. 35.
203. Weiskirchen, S. and R. Weiskirchen, *Resveratrol: How Much Wine Do You Have to Drink to Stay Healthy?* Adv Nutr, 2016. **7**(4): p. 706–18.

204. Turek, F.W., et al., *Obesity and metabolic syndrome in circadian Clock mutant mice.* Science, 2005. **308**(5724): p. 1043–5.
205. Arble, D.M., et al., *Circadian timing of food intake contributes to weight gain.* Obesity (Silver Spring), 2009. **17**(11): p. 2100–2.
206. Mindikoglu, A.L., et al., *Intermittent fasting from dawn to sunset for 30 consecutive days is associated with anticancer proteomic signature and upregulates key regulatory proteins of glucose and lipid metabolism, circadian clock, DNA repair, cytoskeleton remodeling, immune system and cognitive function in healthy subjects.* J Proteomics, 2020. **217**: p. 103 645.
207. Stenvers, D.J., et al., *Circadian clocks and insulin resistance.* Nature Reviews Endocrinology, 2019. **15**(2): p. 75–89.
208. Marinac, C.R., et al., *Prolonged Nightly Fasting and Breast Cancer Prognosis.* JAMA Oncol, 2016. **2**(8): p. 1049–55.
209. Acosta-Rodríguez, V., et al., *Circadian alignment of early onset caloric restriction promotes longevity in male C57BL/6J mice.* Science, 2022. **376**(6598): p. 1192–1202.
210. Farvid, M.S., et al., *Consumption of red meat and processed meat and cancer incidence: a systematic review and meta-analysis of prospective studies.* European Journal of Epidemiology, 2021. **36**(9): p. 937–951.
211. Chen, J., et al., *SAR1B senses leucine levels to regulate mTORC1 signalling.* Nature, 2021. **596**(7871): p. 281–284.
212. Kuznia, S., et al., *Efficacy of vitamin D(3) supplementation on cancer mortality: Systematic review and individual patient data meta-analysis of randomised controlled trials.* Ageing Res Rev, 2023. **87**: p. 101 923.
213. Chao, A., et al., *Meat Consumption and Risk of Colorectal Cancer.* JAMA, 2005. **293**(2): p. 172–182.
214. Ley, R.E., et al., *Evolution of mammals and their gut microbes.* Science, 2008. **320**(5883): p. 1647–51.
215. Bogolyubova, A., *Human oncogenic viruses: old facts and new hypotheses.* Molecular Biology, 2019. **53**(5): p. 767–775.
216. Lu, W., et al., *Dairy products intake and cancer mortality risk: a meta-analysis of 11 population-based cohort studies.* Nutrition journal, 2016. **15**: p. 1–11.
217. WCRF/AICR, *meat fish and diary products and the risk of cancer.* World Cancer Research Fund/American Institue for Cancer Research, 2018.
218. Jin, S. and Y. Je, *Dairy Consumption and Total Cancer and Cancer-Specific Mortality: A Meta-Analysis of Prospective Cohort Studies.* Adv Nutr, 2022. **13**(4): p. 1063–1082.
219. Koletzko, B., et al., *Optimized protein intakes in term infants support physiological growth and promote long-term health.* Semin Perinatol, 2019. **43**(7): p. 151 153.
220. Ren, Q., et al., *The Association of Formula Protein Content and Growth in Early Infancy: A Systematic Review and Meta-Analysis.* Nutrients, 2022. **14**(11).
221. Lovell, A.L., et al., *Protein Intake, IGF-1 Concentrations, and Growth in the Second Year of Life in Children Receiving Growing Up Milk – Lite (GUMLi) or Cow's Milk (CM) Intervention.* Front Nutr, 2021. **8**: p. 666 228.
222. Who, J., *Protein and amino acid requirements in human nutrition.* World Health Organization technical report series, 2007(935): p. 1.

223. Lönnerdal, B., et al., *Longitudinal evolution of true protein, amino acids and bioactive proteins in breast milk: a developmental perspective.* The Journal of nutritional biochemistry, 2017. **41**: p. 1–11.
224. Solon-Biet, S.M., et al., *The ratio of macronutrients, not caloric intake, dictates cardiometabolic health, aging, and longevity in ad libitum-fed mice.* Cell Metab, 2014. **19**(3): p. 418–30.
225. Levine, M.E., et al., *Low protein intake is associated with a major reduction in IGF-1, cancer, and overall mortality in the 65 and younger but not older population.* Cell Metab, 2014. **19**(3): p. 407–17.
226. Bose, S., A.E. Allen, and J.W. Locasale, *The Molecular Link from Diet to Cancer Cell Metabolism.* Molecular Cell, 2020. **78**(6): p. 1034–1044.
227. Erickson, N., et al., *Systematic review: isocaloric ketogenic dietary regimes for cancer patients.* Med Oncol, 2017. **34**(5): p. 72.
228. Weber, D.D., et al., *Ketogenic diet in the treatment of cancer – Where do we stand?* Mol Metab, 2020. **33**: p. 102–121.
229. Steck, S.E. and E.A. Murphy, *Dietary patterns and cancer risk.* Nat Rev Cancer, 2020. **20**(2): p. 125–138.
230. Caso, J., et al., *The effect of carbohydrate restriction on prostate cancer tumor growth in a castrate mouse xenograft model.* Prostate, 2013. **73**(5): p. 449–54.
231. Co-operation, N.
232. BZfE, B.f. E., *Was kann die Neue Nordische Diät?*
233. McGee, S.L. and M. Hargreaves, *Exercise adaptations: molecular mechanisms and potential targets for therapeutic benefit.* Nat Rev Endocrinol, 2020. **16**(9): p. 495–505.
234. World Health, O., *Global health risks: mortality and burden of disease attributable to selected major risks.* 2009, World Health Organization: Geneva.
235. Rock, C.L., et al., *American Cancer Society guideline for diet and physical activity for cancer prevention.* CA: a cancer journal for clinicians, 2020. **70**(4): p. 245–271.
236. Diao, X., et al., *Physical activity and cancer risk: a dose-response analysis for the global burden of disease study 2019.* Cancer Communications, 2023. **43**(11): p. 1229–1243.
237. Friedenreich, C.M., H.K. Neilson, and B.M. Lynch, *State of the epidemiological evidence on physical activity and cancer prevention.* Eur J Cancer, 2010. **46**(14): p. 2593–604.
238. McTiernan, A., et al., *Physical Activity in Cancer Prevention and Survival: A Systematic Review.* Med Sci Sports Exerc, 2019. **51**(6): p. 1252–1261.
239. Moore, S.C., et al., *Association of leisure-time physical activity with risk of 26 types of cancer in 1.44 million adults.* JAMA internal medicine, 2016. **176**(6): p. 816–825.
240. Friedenreich, C.M., et al., *Physical Activity and Cancer Outcomes: A Precision Medicine Approach.* Clinical Cancer Research, 2016. **22**(19): p. 4766–4775.
241. Fiuza-Luces, C., et al., *The effect of physical exercise on anticancer immunity.* Nature Reviews Immunology, 2024. **24**(4): p. 282–293.
242. Koelwyn, G.J., et al., *Exercise-dependent regulation of the tumour microenvironment.* Nat Rev Cancer, 2017. **17**(10): p. 620–632.

243. Fontana, A., et al., *Reduction of leptin levels during acute exercise is dependent on fasting but not on caloric restriction during chronic exercise: A systematic review and meta-analysis.* PLoS One, 2023. **18**(11): p. e0288730.
244. Thompson, H.J., et al., *Wheel Running–Induced Changes in Plasma Biomarkers and Carcinogenic Response in the 1-Methyl-1-Nitrosourea–Induced Rat Model for Breast Cancer.* Cancer Prevention Research, 2010. **3**(11): p. 1484–1492.
245. Pedersen, L., et al., *Voluntary Running Suppresses Tumor Growth through Epinephrine- and IL-6-Dependent NK Cell Mobilization and Redistribution.* Cell Metab, 2016. **23**(3): p. 554–62.
246. Koivula, T., et al., *The effect of acute exercise on circulating immune cells in newly diagnosed breast cancer patients.* Sci Rep, 2023. **13**(1): p. 6561.
247. Duggal, N.A., et al., *Can physical activity ameliorate immunosenescence and thereby reduce age-related multi-morbidity?* Nat Rev Immunol, 2019. **19**(9): p. 563–572.
248. Ceci, C., et al., *Impact of Physical Exercise on Melanoma Hallmarks: Current Status of Preclinical and Clinical Research.* J Cancer, 2024. **15**(1): p. 1–19.
249. Holmen Olofsson, G., et al., *High Intensity Aerobic exercise training and Immune cell Mobilization in patients with lung cancer (HI AIM)—a randomized controlled trial.* BMC Cancer, 2022. **22**(1): p. 246.
250. Djurhuus, S.S., et al., *Exercise training to increase tumour natural killer-cell infiltration in men with localised prostate cancer: a randomised controlled trial.* BJU international, 2023. **131**(1): p. 116–124.
251. Huang, Y., et al., *Vascular normalization as an emerging strategy to enhance cancer immunotherapy.* Cancer Res, 2013. **73**(10): p. 2943–8.
252. Jain, R.K., *Normalization of tumor vasculature: an emerging concept in antiangiogenic therapy.* Science, 2005. **307**(5706): p. 58–62.
253. Di Francescomarino, S., et al., *The effect of physical exercise on endothelial function.* Sports medicine, 2009. **39**: p. 797–812.
254. Magnussen, A.L. and I.G. Mills, *Vascular normalisation as the stepping stone into tumour microenvironment transformation.* British Journal of Cancer, 2021. **125**(3): p. 324–336.
255. Ballard-Barbash, R., et al., *Physical activity, biomarkers, and disease outcomes in cancer survivors: a systematic review.* Journal of the National Cancer Institute, 2012. **104**(11): p. 815–840.
256. Holmen Olofsson, G., et al., *Exercise Oncology and Immuno-Oncology; A (Future) Dynamic Duo.* International Journal of Molecular Sciences, 2020. **21**(11): p. 3816.
257. Pérez, V.I., et al., *The overexpression of major antioxidant enzymes does not extend the lifespan of mice.* Aging Cell, 2009. **8**(1): p. 73–5.
258. Bjelakovic, G., et al., *Mortality in randomized trials of antioxidant supplements for primary and secondary prevention: systematic review and meta-analysis.* Jama, 2007. **297**(8): p. 842–57.
259. Bjelakovic, G., et al., *Antioxidant supplements for prevention of mortality in healthy participants and patients with various diseases.* Cochrane database of systematic reviews, 2012(3).
260. Ristow, M., et al., *Antioxidants prevent health-promoting effects of physical*

exercise in humans. Proceedings of the National Academy of Sciences, 2009. **106**(21): p. 8665–8670.
261. Bjørnsen, T., et al., *Vitamin C and E supplementation blunts increases in total lean body mass in elderly men after strength training.* Scandinavian journal of medicine & science in sports, 2016. **26**(7): p. 755–763.
262. Gaskill, B.N., et al., *Heat or insulation: behavioral titration of mouse preference for warmth or access to a nest.* PLoS One, 2012. **7**(3): p. e32799.
263. Smith, D.L., et al., *Benefits of calorie restriction in mice are mediated via energy imbalance, not absolute energy or protein intake.* GeroScience, 2024. **46**(5): p. 4809–4826.
264. Lee, S.J. and C. Kenyon, *Regulation of the longevity response to temperature by thermosensory neurons in Caenorhabditis elegans.* Curr Biol, 2009. **19**(9): p. 715–22.
265. Moore, J.X., et al., *Exploring racial disparities on the association between allostatic load and cancer mortality: A retrospective cohort analysis of NHANES, 1988 through 2019.* SSM Popul Health, 2022. **19**: p. 101 185.
266. Batty, G.D., et al., *Psychological distress in relation to site specific cancer mortality: pooling of unpublished data from 16 prospective cohort studies.* bmj, 2017. **356**.
267. Dai, S., et al., *Chronic Stress Promotes Cancer Development.* Front Oncol, 2020. **10**: p. 1492.
268. Kiecolt-Glaser, J.K., et al., *Hostile marital interactions, proinflammatory cytokine production, and wound healing.* Archives of general psychiatry, 2005. **62**(12): p. 1377–1384.
269. Takahashi, A., et al., *Aggression, social stress, and the immune system in humans and animal models.* Frontiers in Behavioral Neuroscience, 2018. **12**: p. 338 283.
270. Dhabhar, F.S., *Enhancing versus Suppressive Effects of Stress on Immune Function: Implications for Immunoprotection versus Immunopathology.* Allergy Asthma Clin Immunol, 2008. **4**(1): p. 2–11.
271. Dhabhar, F.S., *Effects of stress on immune function: the good, the bad, and the beautiful.* Immunol Res, 2014. **58**(2–3): p. 193–210.
272. Vignjević Petrinović, S., et al., *Interplay between stress and cancer—a focus on inflammation.* Frontiers in Physiology, 2023. **14**: p. 1 119 095.
273. Hassan, S., et al., *Behavioral stress accelerates prostate cancer development in mice.* J Clin Invest, 2013. **123**(2): p. 874–86.
274. Arif, M., et al., *Benefits of β-blockers in cancer treatment.* Oncology in Clinical Practice, 2023. **19**(2): p. 90–100.
275. Peixoto, R., M.d.L. Pereira, and M. Oliveira, *Beta-blockers and cancer: where are we?* Pharmaceuticals, 2020. **13**(6): p. 105.
276. Blanc-Lapierre, A., M.-C. Rousseau, and M.-E. Parent, *Perceived workplace stress is associated with an increased risk of prostate cancer before age 65.* Frontiers in oncology, 2017. **7**: p. 269.
277. Fischer, A., A. Ziogas, and H. Anton-Culver, *Perception matters: Stressful life events increase breast cancer risk.* Journal of psychosomatic research, 2018. **110**: p. 46–53.

278. Mohan, A., I. Huybrechts, and N. Michels, *Psychosocial stress and cancer risk: a narrative review.* European Journal of Cancer Prevention, 2022. **31**(6): p. 585–599.
279. O'Connor, D.B., J.F. Thayer, and K. Vedhara, *Stress and health: A review of psychobiological processes.* Annual review of psychology, 2021. **72**(1): p. 663–688.
280. Epel, E., et al., *Can meditation slow rate of cellular aging? Cognitive stress, mindfulness, and telomeres.* Annals of the new York Academy of Sciences, 2009. **1172**(1): p. 34–53.
281. Sayadi, A.R., et al., *The effect of mindfulness-based stress reduction (MBSR) training on serum cortisol levels, depression, stress, and anxiety in type 2 diabetic older adults during the COVID-19 outbreak.* J Med Life, 2022. **15**(12): p. 1493–1501.
282. Zarifsanaiey, N., et al., *The effects of mindfulness training on the level of happiness and blood sugar in diabetes patients.* Journal of Diabetes & Metabolic Disorders, 2020. **19**: p. 311–317.
283. Hosseini, S.S., et al., *Effectiveness of mindfulness-based therapy on resilience, psychological well-being, and blood sugar levels in patients with type II diabetes.* Razavi International Journal of Medicine, 2021. **9**(2): p. 74–80.
284. Atherton, O.E., et al., *Personality correlates of risky health outcomes: Findings from a large Internet study.* Journal of Research in Personality, 2014. **50**: p. 56–60.
285. Graham, E.K., et al., *Personality predicts mortality risk: An integrative data analysis of 15 international longitudinal studies.* Journal of Research in Personality, 2017. **70**: p. 174–186.
286. John, O.P., R.W. Robins, and L.A. Pervin, *Handbook of personality: Theory and research.* 2010: Guilford Press.
287. Turiano, N.A., et al., *Personality and the leading behavioral contributors of mortality.* Health Psychology, 2015. **34**(1): p. 51.
288. Smith, T.W., *Personality as risk and resilience in physical health.* Current directions in psychological science, 2006. **15**(5): p. 227–231.
289. Kemeny, M.E., *The psychobiology of stress.* Current directions in psychological science, 2003. **12**(4): p. 124–129.
290. Searle, B.J. and M.R. Tuckey, *Differentiating challenge, hindrance, and threat in the stress process*, in *The Routledge companion to wellbeing at work.* 2017, Routledge. p. 25–36.
291. Medic, G., M. Wille, and M.E. Hemels, *Short-and long-term health consequences of sleep disruption.* Nature and science of sleep, 2017: p. 151–161.
292. Schernhammer, E., et al., *The association between night shift work and breast cancer risk in the Finnish twins cohort.* Eur J Epidemiol, 2023. **38**(5): p. 533–543.
293. Schernhammer, E.S., et al., *Night-Shift Work and Risk of Colorectal Cancer in the Nurses' Health Study.* JNCI: Journal of the National Cancer Institute, 2003. **95**(11): p. 825–828.
294. Papantoniou, K., et al., *Rotating night shift work and colorectal cancer risk in the nurses' health studies.* Int J Cancer, 2018. **143**(11): p. 2709–2717.
295. Zhang, Y. and K. Papantoniou, *Night shift work and its carcinogenicity.* The Lancet Oncology, 2019. **20**(10): p. e550.

296. Humans, I.W.G.o.t.I.o.C.H.t., *IARC Monographs on the Identification of Carcinogenic Hazards to Humans*, in *Night Shift Work*. 2020, International Agency for Research on Cancer
© International Agency for Research on Cancer, 2020. For more information contact publications@iarc.fr.: Lyon (FR).
297. Hutson, M., *When sleep becomes a nightmare! Are you stumbling around like a zzz's-deprived zombie? Wake up to the importance of getting enough shut-eye!* Choices/Current Health, 2013. **28**(6): p. 4–13.
298. Khan, Z., A. Sankari, and P.C. Bollu, *Fatal Familial Insomnia*, in *StatPearls*. 2024, StatPearls Publishing
Copyright © 2024, StatPearls Publishing LLC.: Treasure Island (FL).
299. Irwin, M.R., *Why sleep is important for health: a psychoneuroimmunology perspective*. Annual review of psychology, 2015. **66**(1): p. 143–172.
300. Houshyari, M. and F. Taghizadeh-Hesary, *The Metastatic Spread of Breast Cancer Accelerates during Sleep: How the Study Design can Affect the Results*. Asian Pac J Cancer Prev, 2023. **24**(2): p. 353–355.
301. Collins, K.P., et al., *Sleep duration is associated with survival in advanced cancer patients*. Sleep medicine, 2017. **32**: p. 208–212.
302. Panel, C.C., et al., *Recommended amount of sleep for a healthy adult: a joint consensus statement of the American Academy of Sleep Medicine and Sleep Research Society*. Journal of Clinical Sleep Medicine, 2015. **11**(6): p. 591–592.
303. Cappuccio, F.P., et al., *Sleep duration and all-cause mortality: a systematic review and meta-analysis of prospective studies*. Sleep, 2010. **33**(5): p. 585–592.
304. Gallicchio, L. and B. Kalesan, *Sleep duration and mortality: a systematic review and meta-analysis*. Journal of sleep research, 2009. **18**(2): p. 148–158.
305. Diamantopoulou, Z., et al., *The metastatic spread of breast cancer accelerates during sleep*. Nature, 2022. **607**(7917): p. 156–162.
306. Barnes, B., et al., *Bericht zum Krebsgeschehen in Deutschland 2016*. 2016, Robert Koch-Institut.
307. Rosenberg, A., et al., *Self-exam is the most common method of breast cancer identification*. Journal of Clinical Oncology, 2007. **25**(18_suppl): p. 1543–1543.
308. Roth, M.Y., et al., *Self-detection remains a key method of breast cancer detection for U.S. women*. J Womens Health (Larchmt), 2011. **20**(8): p. 1135–9.
309. Plummer, M., et al., *Global burden of cancers attributable to infections in 2012: a synthetic analysis*. The Lancet Global Health, 2016. **4**(9): p. e609-e616.
310. Martinez, I., et al., *Human papillomavirus type 16 reduces the expression of microRNA-218 in cervical carcinoma cells*. Oncogene, 2008. **27**(18): p. 2575–2582.
311. de Martel, C., et al., *Worldwide burden of cancer attributable to HPV by site, country and HPV type*. Int J Cancer, 2017. **141**(4): p. 664–670.
312. Anand, P., et al., *Cancer is a preventable disease that requires major lifestyle changes*. Pharm Res, 2008. **25**(9): p. 2097–116.
313. Rumgay, H., et al., *Global burden of cancer in 2020 attributable to alcohol consumption: a population-based study*. The Lancet Oncology, 2021. **22**(8): p. 1071–1080.
314. Research, A.A.f.C. *PREVENTING CANCER: IDENTIFYING RISK FACTORS*. AACR Cancer Progress Report 2022 10.10.2024]; Available from:

https://cancerprogressreport.aacr.org/progress/cpr22-contents/cpr22-preventing-cancer-identifying-risk-factors/.
315. Franco, E.L., *Cancer causes revisited: human papillomavirus and cervical neoplasia*. 1995, Oxford University Press. p. 779–780.
316. Harper, D.M. and L.R. DeMars, *HPV vaccines – A review of the first decade.* Gynecologic Oncology, 2017. **146**(1): p. 196–204.
317. Robert Koch Institut, R. *Repräsentativbefragungen im Studienmodul 2 der Interventionsstudie zur Steigerung der HPV-Impfquoten in Deutschland (InveSt HPV)*. 2023 08.10.2024]; Available from: www.rki.de/DE/Content/Infekt/Impfen/Forschungsprojekte/InvestHPV/InveSt-HPV.html.
318. Robert Koch Institut, R. *Wie häufig ist eine HPV-Infektion?* 2022 12.09.2022 09.10.2024]; Available from: www.rki.de/SharedDocs/FAQ/Impfen/HPV/FAQ03.html.
319. Krebsregisterdaten, Z.f. *August 2017: Das Risiko für Magenkrebs sinkt – nicht nur in Deutschland.* 2017 01.08.2017 09.10.2024]; Available from: www.krebsdaten.de/Krebs/DE/Content/Publikationen/Kurzbeitraege/Archiv2017/2017_8_Thema_des_Monats_inhalt.html.
320. Wroblewski, L.E., R.M. Peek, Jr., and K.T. Wilson, *Helicobacter pylori and gastric cancer: factors that modulate disease risk.* Clin Microbiol Rev, 2010. **23**(4): p. 713–39.
321. Goullé, J.P. and L. Grangeot-Keros, *Aluminum and vaccines: Current state of knowledge.* Médecine et Maladies Infectieuses, 2020. **50**(1): p. 16–21.
322. Cleve, M., *What the lightning-fast quest for Covid vaccines means for other diseases.* Nature, 2021. **589**: p. 16–18.
323. Netea, M.G., et al., *Trained immunity: a tool for reducing susceptibility to and the severity of SARS-CoV-2 infection.* Cell, 2020. **181**(5): p. 969–977.
324. Macedo, A. and C. Febra, *Relation between BCG coverage rate and COVID-19 infection worldwide.* Medical hypotheses, 2020. **142**: p. 109 816.
325. Noale, M., et al., *The Association between Influenza and Pneumococcal Vaccinations and SARS-Cov-2 Infection: Data from the EPICOVID19 Web-Based Survey.* Vaccines, 2020. **8**(3): p. 471.
326. Laupèze, B., et al., *Vaccination as a preventative measure contributing to immune fitness.* npj Vaccines, 2021. **6**(1): p. 93.
327. Higgins, J.P., et al., *Association of BCG, DTP, and measles containing vaccines with childhood mortality: systematic review.* bmj, 2016. **355**.
328. Mina, M.J., et al., *Long-term measles-induced immunomodulation increases overall childhood infectious disease mortality.* Science, 2015. **348**(6235): p. 694–699.
329. Gabis, L.V., et al., *The myth of vaccination and autism spectrum.* European Journal of Paediatric Neurology, 2022. **36**: p. 151–158.
330. Bloom, D.E., D. Canning, and E.S. Shenoy, *The effect of vaccination on children's physical and cognitive development in the Philippines.* Applied Economics, 2012. **44**(21): p. 2777–2783.
331. Mohammed, S.A., et al., *Does Vaccination Increase the Risk of Autism Spectrum Disorder?* Cureus, 2022. **14**(8): p. e27921.
332. Qi, Q., et al., *Diversification of the antigen-specific T cell receptor repertoire*

after varicella zoster vaccination. Science translational medicine, 2016. **8**(332): p. 332ra46–332ra46.

333. Doherty, T.M., G. Del Giudice, and S. Maggi, *Adult vaccination as part of a healthy lifestyle: moving from medical intervention to health promotion.* Annals of medicine, 2019. **51**(2): p. 128–140.
334. Nielsen, P.R., et al., *Infections as risk factor for autoimmune diseases – A nationwide study.* Journal of Autoimmunity, 2016. **74**: p. 176–181.
335. Shannon-Lowe, C., A.B. Rickinson, and A.I. Bell, *Epstein–Barr virus-associated lymphomas.* Philosophical Transactions of the Royal Society B: Biological Sciences, 2017. **372**(1732): p. 20 160 271.
336. Bjornevik, K., et al., *Longitudinal analysis reveals high prevalence of Epstein-Barr virus associated with multiple sclerosis.* Science, 2022. **375**(6578): p. 296–301.
337. Robinson, W.H. and L. Steinman, *Epstein-Barr virus and multiple sclerosis.* Science, 2022. **375**(6578): p. 264–265.
338. Fujinami, R.S. and M.B. Oldstone, *Amino acid homology between the encephalitogenic site of myelin basic protein and virus: mechanism for autoimmunity.* Science, 1985. **230**(4729): p. 1043–1045.
339. Peng, K., et al., *Risk of autoimmune diseases following COVID-19 and the potential protective effect from vaccination: a population-based cohort study.* eClinicalMedicine, 2023. **63**.
340. Bonnington, S.N. and M.D. Rutter, *Surveillance of colonic polyps: Are we getting it right?* World J Gastroenterol, 2016. **22**(6): p. 1925–34.
341. Krebsgesellschaft. *Wichtige Warnsignale bei Krebs.* 2024 06.10.2024]; Available from: www.krebsgesellschaft.de/onko-internetportal/basis-informationen-krebs/vorsorge-und-frueherkennung/warnsignale.html.
342. Gesundheit, B.f. *Krebsfrüherkennung.* 2024 06.10.2024]; Available from: www.bundesgesundheitsministerium.de/krebsfrueherkennung.
343. BfS, *Das Mammographie-Screening-Programm in Deutschland.* Bundesamt für Strahlenschutz, 2024.
344. Krebsinformationsdienst, D., *Krebsvorsorge und Krebsfrüherkennung.* 2024.
345. Jeune, B., et al., *Jeanne Calment and her successors. Biographical notes on the longest living humans.* Supercentenarians, 2010: p. 285–323.
346. Quadbeck, M.B.u.E. *Spahn sieht gute Chancen, dass Krebs in 20 Jahren besiegt ist.* Vorsorge, Lebensweise und Forschung 2019 01.02.2019 15.10.2024]; Available from: https://rp-online.de/politik/deutschland/jens-spahn-sieht-gute-chancen-dass-krebs-in-20-jahren-besiegt-ist_aid-36306455.
347. Krebs, N.D.g. *Gemeinsam forschen gegen Krebs.* 15.10.2024]; Available from: www.dekade-gegen-krebs.de/de/wir-ueber-uns/die-mission/die-mission_node.html.
348. Bray, F., et al., *Global cancer statistics 2022: GLOBOCAN estimates of incidence and mortality worldwide for 36 cancers in 185 countries.* CA Cancer J Clin, 2024. **74**(3): p. 229–263.
349. Umar, A., B.K. Dunn, and P. Greenwald, *Future directions in cancer prevention.* Nature Reviews Cancer, 2012. **12**(12): p. 835–848.
350. Spix, C., et al., *Krebs im Kindes-und Jugendalter in Deutschland–ein Überblick.* 2023.

351. Krebsinformationsdienst, D. *Krebs bei Kindern und Jugendlichen.* 2023 18.10.2023]; Available from: www.krebsinformationsdienst.de/krebs-bei-kindern.
352. Gesundheit, B.f. *Gesundheits-Check-up.* 2024 21. August 2024 18.10.2024]; Available from: www.bundesgesundheitsministerium.de/checkup.html.
353. Ilic, D. and M.L. Misso, *Screening for testicular cancer.* Cochrane Database of Systematic Reviews, 2011(2).
354. Cheng, L., et al., *Testicular cancer.* Nature Reviews Disease Primers, 2018. **4**(1): p. 29.
355. di Martino, E., et al., *Incidence trends for twelve cancers in younger adults—a rapid review.* British Journal of Cancer, 2022. **126**(10): p. 1374–1386.
356. Voeltz, D., et al., *Trends in incidence and mortality of early-onset cancer in Germany between 1999 and 2019.* European Journal of Epidemiology, 2024. **39**(7): p. 827–837.
357. Tanaka, L.F., et al., *The rising incidence of early-onset colorectal cancer.* Deutsches Ärzteblatt International, 2023. **120**(5): p. 59.
358. Fiengo Tanaka, L., et al., *The Rising Incidence of Early-Onset Colorectal Cancer.* Deutsches Ärzteblatt International, 2023. **120**(5).
359. Evans, D.G., et al., *High likelihood of actionable pathogenic variant detection in breast cancer genes in women with very early onset breast cancer.* Journal of Medical Genetics, 2022. **59**(2): p. 115–121.
360. Huang, D.Q., et al., *Changing global epidemiology of liver cancer from 2010 to 2019: NASH is the fastest growing cause of liver cancer.* Cell Metabolism, 2022. **34**(7): p. 969–977.e2.
361. Huang, J., et al., *Worldwide Burden of, Risk Factors for, and Trends in Pancreatic Cancer.* Gastroenterology, 2021. **160**(3): p. 744–754.
362. Huang, J., et al., *Global incidence and mortality of breast cancer: a trend analysis.* Aging (Albany NY), 2021. **13**(4): p. 5748–5803.
363. Ferlay, J., et al., *Global cancer observatory: cancer today.* Lyon: International agency for research on cancer, 2020. **20 182 020.**
364. Ferlay, J., et al., *Global Cancer Observatory: Cancer Today (version 1.1).* Lyon, France: International Agency for Research on Cancer. Available from: https:// gco. iarc. who. int/today, accessed [DD Month YYYY].[Google Scholar], 2024.
365. Wang, L., et al., *Association of ultra-processed food consumption with colorectal cancer risk among men and women: results from three prospective US cohort studies.* Bmj, 2022. **378**: p. e068921.
366. Siegel, R.L., et al., *Colorectal cancer statistics, 2023.* CA: A Cancer Journal for Clinicians, 2023. **73**(3): p. 233–254.
367. National Highway Traffic Safety Administration, N. *NHTSA Launches Put the Phone Away or Pay Campaign; Releases 2023 Fatality Early Estimates.* 2024 19.10.2024]; Available from: www.nhtsa.gov/press-releases/2022-traffic-deaths-2023-early-estimates.
368. Vuik, F.E., et al., *Increasing incidence of colorectal cancer in young adults in Europe over the last 25 years.* Gut, 2019. **68**(10): p. 1820–1826.
369. Akimoto, N., et al., *Rising incidence of early-onset colorectal cancer – a call to action.* Nat Rev Clin Oncol, 2021. **18**(4): p. 230–243.

370. Hur, J., et al., *Sugar-sweetened beverage intake in adulthood and adolescence and risk of early-onset colorectal cancer among women.* Gut, 2021. **70**(12): p. 2330–2336.
371. Wolf, A.M., et al., *Colorectal cancer screening for average-risk adults: 2018 guideline update from the American Cancer Society.* CA: a cancer journal for clinicians, 2018. **68**(4): p. 250–281.
372. Peterse, E.F., et al., *The impact of the rising colorectal cancer incidence in young adults on the optimal age to start screening: microsimulation analysis I to inform the American Cancer Society colorectal cancer screening guideline.* Cancer, 2018. **124**(14): p. 2964–2973.
373. Schreuders, E.H., et al., *Colorectal cancer screening: a global overview of existing programmes.* Gut, 2015. **64**(10): p. 1637–1649.
374. Saraiva, M.R., I. Rosa, and I. Claro, *Early-onset colorectal cancer: A review of current knowledge.* World J Gastroenterol, 2023. **29**(8): p. 1289–1303.
375. You, Y.N., et al., *Young-onset colorectal cancer: is it time to pay attention?* Archives of internal medicine, 2012. **172**(3): p. 287–289.
376. Siegel, R.L., et al., *Global patterns and trends in colorectal cancer incidence in young adults.* Gut, 2019. **68**(12): p. 2179–2185.
377. Ladabaum, U., J. Shepard, and A. Mannalithara, *Adenoma and sessile serrated lesion detection rates at screening colonoscopy for ages 45–49 years vs older ages since the introduction of new colorectal cancer screening guidelines.* Clinical Gastroenterology and Hepatology, 2022. **20**(12): p. 2895–2904. e4.
378. Ma, W., et al., *Age at Initiation of Lower Gastrointestinal Endoscopy and Colorectal Cancer Risk Among US Women.* JAMA Oncology, 2022. **8**(7): p. 986–993.
379. Segev, L., et al., *The location of premalignant colorectal polyps under age 50: a further rationale for screening sigmoidoscopy.* International Journal of Colorectal Disease, 2020. **35**: p. 529–535.
380. Ugai, T., et al., *Is early-onset cancer an emerging global epidemic? Current evidence and future implications.* Nature Reviews Clinical Oncology, 2022. **19**(10): p. 656–673.
381. Autier, P. and M. Boniol, *Mammography screening: A major issue in medicine.* European Journal of Cancer, 2018. **90**: p. 34–62.
382. Zafrakas, M., et al., *Screening and Diagnostic Mammography During Pregnancy and Lactation: A Systematic Review of the Literature.* Cureus, 2024. **16**(8).
383. Organization, W.H., *WHO position paper on mammography screening.* 2014: World Health Organization.
384. Paci, E., *Summary of the evidence of breast cancer service screening outcomes in Europe and first estimate of the benefit and harm balance sheet.* Journal of medical screening, 2012. **19**(1_suppl): p. 5–13.
385. Marmot, M.G., et al., *The benefits and harms of breast cancer screening: an independent review.* British journal of cancer, 2013. **108**(11): p. 2205–2240.
386. Bundesausschuss, G. *Mammographie-Screening künftig auch für Frauen von 70 bis 75 Jahren – G-BA passt Früherkennungsprogramm an.* 2023 21.09.2023 20.10.2024]; Available from: www.g-ba.de/presse/pressemitteilungen-meldungen/1133/.

387. Rubin, R., *Despite New Recommendations, the Debate Over Mammography Guidelines Continues.* JAMA, 2024. **331**(22): p. 1877–1879.
388. Pashayan, N., et al., *Personalized early detection and prevention of breast cancer: ENVISION consensus statement.* Nature Reviews Clinical Oncology, 2020. **17**(11): p. 687–705.
389. Hense, H.-W. *Entwicklung der Krebsfrüherkennung in Deutschland.* in *Forum.* 2019. Springer.
390. Fitzgerald, R.C., et al., *The future of early cancer detection.* Nat Med, 2022. **28**(4): p. 666–677.
391. Ravitsky, V., et al., *The Emergence and Global Spread of Noninvasive Prenatal Testing.* Annual Review of Genomics and Human Genetics, 2021. **22**(Volume 22, 2021): p. 309–338.
392. Lenaerts, L., et al., *Comprehensive genome-wide analysis of routine non-invasive test data allows cancer prediction: A single-center retrospective analysis of over 85,000 pregnancies.* EClinicalMedicine, 2021. **35**.
393. Bianchi, D.W. and R.W. Chiu, *Sequencing of circulating cell-free DNA during pregnancy.* New England Journal of Medicine, 2018. **379**(5): p. 464–473.
394. Bianchi, D.W., et al., *Noninvasive prenatal testing and incidental detection of occult maternal malignancies.* Jama, 2015. **314**(2): p. 162–169.
395. Woo, S.M., et al., *Genomic Instability of Circulating Tumor DNA as a Prognostic Marker for Pancreatic Cancer Survival: A Prospective Cohort Study.* Cancers, 2021. **13**(21): p. 5466.
396. Zviran, A., et al., *Genome-wide cell-free DNA mutational integration enables ultra-sensitive cancer monitoring.* Nature medicine, 2020. **26**(7): p. 1114–1124.
397. Lennon, A.M., et al., *Feasibility of blood testing combined with PET-CT to screen for cancer and guide intervention.* Science, 2020. **369**(6499): p. eabb9601.
398. Nwokolo, M. and R. Hovorka, *The Artificial Pancreas and Type 1 Diabetes.* The Journal of Clinical Endocrinology & Metabolism, 2023. **108**(7): p. 1614–1623.
399. Böhm, D., et al., *Comparison of tear protein levels in breast cancer patients and healthy controls using a de novo proteomic approach.* Oncology reports, 2012. **28**(2): p. 429–438.
400. Wu, C.C., et al., *Saliva proteome profiling reveals potential salivary biomarkers for detection of oral cavity squamous cell carcinoma.* Proteomics, 2015. **15**(19): p. 3394–3404.
401. Berthold, F., et al., *Neuroblastoma Screening at 1 Year of Age: The Final Results of a Controlled Trial.* JNCI Cancer Spectrum, 2021. **5**(4).
402. UK, C.R. *People fear cancer more than other serious illness.* Health & Medicine 2011 15 August 2011 24.10.2024]; Available from: https://news.cancerresearchuk.org/2011/08/15/people-fear-cancer-more-than-other-serious-illness/.
403. Morgan, G., R. Ward, and M. Barton, *The contribution of cytotoxic chemotherapy to 5-year survival in adult malignancies.* Clinical oncology, 2004. **16**(8): p. 549–560.
404. Spear, B.B., M. Heath-Chiozzi, and J. Huff, *Clinical application of pharmacogenetics.* Trends in Molecular Medicine, 2001. **7**(5): p. 201–204.

405. Krzyszczyk, P., et al., *The growing role of precision and personalized medicine for cancer treatment.* Technology (Singap World Sci), 2018. **6**(3–4): p. 79–100.
406. NIH, N.C.I. *National Cancer Act of 1971.* 2021 February 2, 2021 24.10.2024]; Available from: www.cancer.gov/about-nci/overview/history/national-cancer-act-1971.
407. ARD. *Tele-Akademie SWR.* Prof. Dr. Nisar Malek – Tumor ist nicht gleich Tumor. 2019 08.12.2019; Available from: www.ardmediathek.de/video/tele-akademie/prof-dr-nisar-malek-tumor-ist-nicht-gleich-tumor/swr/Y3J-pZDovL3N3ci5kZS9hZXgvbzExODAzMjg.
408. Wong, S. and O.N. Witte, *The BCR-ABL story: bench to bedside and back.* Annu. Rev. Immunol., 2004. **22**(1): p. 247–306.
409. Karapetis, C.S., et al., *K-ras mutations and benefit from cetuximab in advanced colorectal cancer.* New England Journal of Medicine, 2008. **359**(17): p. 1757–1765.
410. Reuter, J.A., D.V. Spacek, and M.P. Snyder, *High-throughput sequencing technologies.* Mol Cell, 2015. **58**(4): p. 586–97.
411. Illert, A.L., et al., *The German Network for Personalized Medicine to enhance patient care and translational research.* Nature Medicine, 2023. **29**(6): p. 1298–1301.
412. Taskén, K., et al., *A national precision cancer medicine implementation initiative for Norway.* Nature Medicine, 2022. **28**(5): p. 885–887.
413. Fioretos, T., et al., *Implementing precision medicine in a regionally organized healthcare system in Sweden.* Nature Medicine, 2022. **28**(10): p. 1980–1982.
414. Schmitt, F., M. Bitzer, and N.P. Malek, *Zentren für Personalisierte Medizin (ZPM).* Forum, 2024. **39**(1): p. 28–32.
415. Bitzer, M., et al., *Next-generation sequencing of advanced GI tumors reveals individual treatment options.* JCO Precision Oncology, 2020. **4**: p. 258–271.
416. Missios, P., et al., *Präzisionsmedizin in der GI-Onkologie–ein Update vom ZPM Tübingen.* Zeitschrift für Gastroenterologie, 2023. **61**(08): p. KV237.
417. Freiburg, U. *QuickQueck Studiensuche.* 23.10.2024]; Available from: www.quickqueck.de/home/.
418. Phillips, C.J. and R.E. Schoen, *Screening For Colorectal Cancer in the Age of Simulation Models: A Historical Lens.* Gastroenterology, 2020. **159**(4): p. 1201–1204.
419. Drew, L., *Turning tumours against themselves.* Nature, 2024. **629**(8014): p. S10-s12.
420. Lorentzen, C.L., et al., *Clinical advances and ongoing trials of mRNA vaccines for cancer treatment.* The Lancet Oncology, 2022. **23**(10): p. e450-e458.
421. Baumann, M., et al., *Das Nationale Krebspräventionszentrum.* Der Onkologe, 2022. **28**(1): p. 62–68.
422. DKFZ. *Nationales Krebspräventionszentrum.* 28.10.2024]; Available from: www.dkfz.de/de/nationales-krebspraeventionszentrum/nationales-krebspraeventionszentrum.php.
423. Elwood, P., et al., *Aspirin and cancer treatment: systematic reviews and meta-analyses of evidence: for and against.* British Journal of Cancer, 2024. **130**(1): p. 3–8.

424. Burn, J., et al., *Cancer prevention with aspirin in hereditary colorectal cancer (Lynch syndrome), 10-year follow-up and registry-based 20-year data in the CAPP2 study: a double-blind, randomised, placebo-controlled trial.* The Lancet, 2020. **395**(10240): p. 1855–1863.
425. Elwood, P.C., et al., *Systematic review and meta-analysis of randomised trials to ascertain fatal gastrointestinal bleeding events attributable to preventive low-dose aspirin: no evidence of increased risk.* PLoS One, 2016. **11**(11): p. e0166166.
426. Bradley, R., et al., *Aromatase inhibitors versus tamoxifen in premenopausal women with oestrogen receptor-positive early-stage breast cancer treated with ovarian suppression: a patient-level meta-analysis of 7030 women from four randomised trials.* The Lancet Oncology, 2022. **23**(3): p. 382–392.
427. Lopez-Soler, R.I., et al., *Sirolimus use improves cancer-free survival following transplantation: A single center 12-year analysis.* Transplantation Reports, 2020. **5**(2): p. 100 040.
428. Latino, F. and F. Tafuri, *Physical Activity and Cognitive Functioning.* Medicina, 2024. **60**(2): p. 216.
429. Bidzan-Bluma, I. and M. Lipowska, *Physical Activity and Cognitive Functioning of Children: A Systematic Review.* International Journal of Environmental Research and Public Health, 2018. **15**(4): p. 800.
430. Khadem, A., et al., *The relationship between food habits and physical activity and the IQ of primary school children.* Journal of Health, Population and Nutrition, 2024. **43**(1): p. 29.
431. Pedersen, B.K., *Physical activity and muscle–brain crosstalk.* Nature Reviews Endocrinology, 2019. **15**(7): p. 383–392.
432. McGee, S.L. and M. Hargreaves, *Exercise adaptations: molecular mechanisms and potential targets for therapeutic benefit.* Nature Reviews Endocrinology, 2020. **16**(9): p. 495–505.
433. Maughan, E.D., et al., *Framework for 21st Century School Nursing Practice: National Association of School Nurses.* NASN School Nurse, 2016. **31**(1): p. 45–53.
434. Barmer. *Unsere Geld-zurück-Tarife.* 2024 30.10.2024]; Available from: www.barmer.de/unsere-leistungen/beitraege-tarife/geld-zurueck-tarife.
435. Taylor, L., *UK sugar tax led to fall in consumption in children and adults.* BMJ, 2024. **386**: p. q1518.
436. Jones, C.M., *The UK sugar tax – a healthy start?* British Dental Journal, 2016. **221**(2): p. 59–60.
437. Magyar, K.M. and P. Prange, *Zukunft im Kopf.* Wege zum visionären Unternehmen. Freiburg im Breisgau, 1993.
438. López-Otín, C., Blasco, M. A., Partridge, L., Serrano, M., & Kroemer, G. (2023). Hallmarks of aging: An expanding universe. *Cell, 186*(2), 243-278

REGISTER

N

O

P

R